Notfallpsychiatrie und Krisenintervention

Herausgegeben von
H. Katschnig
C. Kulenkampff
AKTION PSYCHISCH KRANKE

Tagungsberichte
Band 14

Notfallpsychiatrie und Krisenintervention

Tagungsbericht

Herausgegeben von H. Katschnig
C. Kulenkampff
AKTION PSYCHISCH KRANKE

Tagungsberichte
Band 14

1987
Rheinland-Verlag GmbH · Köln
in Kommission bei
Dr. Rudolf Habelt GmbH · Bonn

Gefördert durch das Bundesministerium für Jugend, Familie, Frauen und Gesundheit

© Rheinland-Verlag GmbH · Köln 1987

Rheinland-Verlag- und Betriebsgesellschaft
des Landschaftsverbandes Rheinland mbH
Abtei Brauweiler, 5024 Pulheim 2
Alle Rechte vorbehalten
Gestaltung: Norbert Radtke
Umschlaggestaltung: Renate Triltsch · Köln
Gesamtherstellung: ICS Communikations-Service GmbH,
Bergisch Gladbach
ISBN 3-7927-0952-X

Inhalt

- Vorwort 7
- W. Picard
  Begrüßung 8
- H. Katschnig und T. Konieczna
  Notfallpsychiatrie und Krisenintervention:
  Überblick über Versorgungsprobleme 9
- H. Häfner u. Rössler
  Die Begriffe des psychiatrischen Notfalls und der Krise 31
- Diskussion I 51

Spezialisierte Dienste und Einrichtungen: ambulant/mobil 63

- G. Sonneck
  Telefonisch und ambulante Krisenintervention
  am Kriseninterventionszentrum in Wien 65
- A. Spengler
  Der mobile psychiatrische Notdienst in Hamburg 74
- A. Uchtenhagen
  Der mobile psychiatrische Notdienst in Zürich 85

Spezialisierte Dienste und Einrichtungen: stationär 95

- W. Feuerlein und Th. Bronisch
  Die Kriseninterventionsstation am Max-Planck-Institut
  für Psychiatrie 97
- M. Lindner
  Die Kriseninterventionsstation am Krankenhaus am Urban, Berlin . . 109
- Marianne Mützel
  Die Kriseninterventionsstation am Bezirkskrankenhaus Haar
  bei München 115
- H. Wedler
  Krisenintervention für Patienten nach Suizidversuch an
  der städtischen Klinik Darmstadt 123

- K. Böhme und Ch. Mundt
  Ein psychiatrischer Liaisondienst für Patienten nach Suizidversuch an einer internistsischen Universitätsklinik 131
- Diskussion II 141

Allgemeinpsychiatrische Notfall- und Krisenversorgung 149

- M. Bauer und W. Schölzel
  Notfallpsychiatrie und Krankenintervention der psychiatrischen Klinik am Stadtkrankenhaus Offenbach 151
- D. Trostdorf und H. K. Rose
  Notfallpsychiatrie und Krisenintervention im Rahmen des konsiliarpsychiatrischen Dienstes an der Medizinischen Hochschule Hannover 161
- H. Jacobi
  Möglichkeiten der Krisenintervention und Notfallpsychiatrie im Rahmen einer nervenärztlichen Praxis 170

Notfall- und Krisenversorgung im Rahmen einer sektorisierten Psychiatrie 175

- J. Kebbel
  Notfallpsychiatrie und Krisenintervention in einer Großstadt 177
- K. Nouvertné
  Notfallpsychiatrie und Krisenintervention in einer Kleinstadt 193
- M. von Cranach
  Notfallpsychiatrie und Krisenintervention auf dem Lande 214
- Diskussion III 223

Schlußveranstaltung **229**

- C. Kulenkampff
  Zusammenfassung und Ausblick 231
- Schlußdiskussion 236

Verzeichnis der Autoren und Diskussionsteilnehmer 250

Vorwort

Notfallpsychiatrie und Krisenintervention ist international in den letzten Jahren zunehmend als ein Problemgebiet innerhalb der Bestrebungen angesehen worden, ein ausgebautes System gemeindenaher Versorgung psychisch Kranker und Behinderter zu verwirklichen. Selbst in beispielhaft gut versorgten Gebieten ist die Frage des adäquaten und bedarfsgerechten Eingreifens in Situationen schwerster seelischer Belastung, die vom Betroffenen und seiner Umgebung nicht bewältigt werden können, selten in einer angemessenen Weise gelöst. Psychisch Kranke und ihre Angehörigen fühlen sich in solchen Situationen, vor allem nachts und an Wochenenden, allzu häufig alleingelassen.

Dieses Thema des bedarfsgerechten Helfens in Krisen und Notfällen hat die AKTION PSYCHISCH KRANKE auf einer Tagung aufgegriffen, um gemeinsam mit Fachleuten auf diesem Gebiet nach Lösungsmöglichkeiten und gangbaren Wegen zu suchen. Die im vorliegenden Band zusammengetragenen Referate und Diskussionen dieser Tagung zeigen eindrucksvoll die Vielfalt der Bemühungen auf dem Gebiet der Notfallpsychiatrie und Krisenintervention in der Bundesrepublik und dem deutschsprachigen Ausland. Deutlich wird dabei, daß eine einheitliche goldene Regel zur Verwirklichung eines bedarfsgerechten Notfalldienstes auf diesem Gebiet angesichts der Komplexität der Probleme und der Vielfalt der regional unterschiedlichen Rahmenbedingungen und gesetzlichen Regelungen nicht gegeben werden kann.

Ebenso deutlich aber wird – und dies kann zur Ermutigung beitragen –, daß gerade der Mangel an einheitlichen Konzepten vor Ort zu einer Vielzahl an unterschiedlichen, eben an den lokalen Bedürfnissen ausgerichteten Initiativen und Diensten der Notfall- und Krisenhilfe geführt hat. Großstädte und Ballungsräume, kleinstädtische Siedlungsgebiete und dünn bevölkerte ländliche Gegenden haben mit viel Kreativität je eigene bedarfsgerechte Formen der Notfall- und Krisenintervention geschaffen. Es ist zu hoffen, daß der vorliegende Tagungsbericht seinen Beitrag zur weiteren Entfaltung solch fruchtbarer Initiative und Kreativität für die psychiatrische Notfallversorgung leisten wird.

Bonn/Wien, Dezember 1986   Die Herausgeber

Begrüßung:

W. Picard

Ich begrüße Sie herzlich zur Tagung der AKTION PSYCHISCH KRANKE über Notfallpsychiatrie und Krisenintervention. Ich begrüße besonders die Referenten unter uns und möchte gleich zu Beginn ein herzliches Wort des Dankes an Herrn Katschnig richten, den Leiter der Abteilung Sozialpsychiatrie an der Psychiatrischen Universitätsklinik Wien, der im wesentlichen diese Tagung vorbereitet hat. Ihm verdanken wir es, daß wir ein zwar dichtgedrängtes aber dadurch auch — so scheint es mir — ein Programm haben, das wirklich den gesamten Bereich der Notfallpsychiatrie und Krisenintervention abdeckt. Meine Hoffnung ist es dabei nicht, daß wir zu einer klaren Definition und Abgrenzung der beiden Begriffe kommen. Es schadet ja gar nichts, wenn, wie das weithin der Fall ist, in der Praxis beide Begriffe synonym verwandt werden, wenn auch vielleicht kleine differenzierende Unterschiede gemacht werden sollten. Denn das ist nicht der Sinn dieser Tagung, sondern vielmehr, daß wir uns mit einem Teilbereich der psychiatrischen Versorgung beschäftigen, der jedenfalls bei uns noch keine klaren Konturen gewonnen hat, der aber immer dringlicher ansteht und da oder dort ja auch schon eine alte Tradition hat, zum Beispiel in Amsterdam.

Ich meine, wir könnten im Laufe dieser anderthalb Tage einige Richtlinien oder Fingerzeige für den Ausbau dieser Versorgungsform erarbeiten anhand der Erfahrungen, die alle, die hier sprechen werden, gemacht haben. Eines jedenfalls ist sicher, daß Notfallpsychiatrie und Krisenintervention für eine vielleicht sogar etwas wachsende Zahl unserer Mitbürger oft von existentieller Bedeutung sind, weil sie sich plötzlich in einer Situation befinden, derer sie nicht mehr Herr zu werden in der Lage sind und wo sie nicht irgendwann sondern akut und zwar die richtige Hilfe brauchen. Diejenigen, die in diesem Bereich tätig sind, wissen welch hohe Anforderungen hier gestellt werden. Und diese hohen Anforderungen wollen wir auch heute an diese Tagung stellen.

Ich bin deshalb sehr dankbar, daß so viele Interesse an dem Thema nehmen und hoffe, daß wir zu einem guten Ergebnis kommen werden; und das kann nur heißen: wieder ein Stückchen weiterkommen bei der positiven Veränderung der Psychiatrie in der Bundesrepublik Deutschland.

Notfallpsychiatrie und Krisenintervention: Überblick über Versorgungsprobleme

H. Katschnig und T. Konieczna

1. Einleitung

Notfallpsychiatrie und Krisenintervention spielen sich an der Nahtstelle zwischen der Gesellschaft und dem psychiatrischen und psychosozialen Versorgungssystem ab — ähnlich wie Rehabilitation an einer solchen Nahtstelle angesiedelt ist. Die Sozialpsychiatrie hat sich zunächst dieser zweiten, offensichtlich einfacheren, Nahtstelle, der Rehabilitation, zugewandt und die Entwicklung von Notfall- und Kriseninterventionsdiensten vernachlässigt. Der Übergang aus der Psychiatrie zurück in die Gesellschaft ist heute in Form von psychiatrischen Rehabilitationseinrichtungen, von Wohnheim, Rehabilitationswerkstätten und Patientenclubs, in verschiedenen Ländern verblüffend ähnlich organisiert und strukturiert. Im Gegensatz dazu stellt die institutionelle Notfallpsychiatrie und Krisenintervention nicht nur im Ländervergleich, sondern auch innerhalb eines Landes, ja auch innerhalb einer Stadt ein sehr uneinheitliches Bild dar, und es ist schwierig, hinter den verschiedenen Einrichtungen und Diensten, die heute für diesen Zweck existieren, gemeinsame Grundprinzipien zu entdecken.

Eine umfassende Planung für Notfallpsychiatrie und Krisenintervention ist fast noch nirgends zu beobachten. Hier dominiert noch die Initiative einzelner, die in ihrem eigenen Arbeitsbereich Lücken in der Versorgung auf diesem Gebiet entdeckt und Abhilfe geschaffen haben. Zweifellos ging ursprünglich die Initiative zur Schaffung psychiatrischer Rehabilitationseinrichtungen ebenfalls von Einzelpersonen an umschriebenen Orten aus, und vermutlich beginnen Innovationen auf dem Gebiet der psychiatrischen Versorgung immer auf diese Art und Weise. Es ist offenkundig erst ein spätes Stadium von Innovationen in der psychiatrischen Versorgung, wenn der „Fleckerlteppich" von Einzelinitiativen zu Plänen zusammengefaßt wird, die auch gesetzlich und finanziell abgesichert werden. So gesehen finden sich Notfallpsychiatrie und Krisenintervention noch in einem sehr frühen Entwicklungsstadium.

Dafür, daß dieses Gebiet relativ unterentwickelt ist, sprechen auch die terminologischen Unklarheiten, die uns bereits bei der Organisation dieser Tagung veranlaßt haben, die beiden Begriffe „Notfallpsychiatrie" und „Krisenintervention" gemeinsam zu verwenden. Im Beitrag von Häfner auf dieser Tagung wir deutlich gemacht, welche sprachliche Verwirrung auf diesem Gebiet immer noch herrscht.

Ein wesentliches Kennzeichen einer psychiatrischen oder psychosozialen Tätigkeit in diesem Feld besteht in der — vermeintlichen oder tatsächlichen

– Dringlichkeit einer Intervention. Die Notwendigkeit, oft mit einem nur sehr dürftigen Informationshintergrund, schwerwiegende Entscheidung über medizinische Maßnahmen, über den Verbleib in der natürlichen Umwelt oder die Aufnahme in stationäre psychiatrische Behandlung oder auch über die Einschaltung anderer Dienste und Einrichtungen treffen zu müssen, stellt sowohl an die einzelnen Mitarbeiter derartiger Dienste und Einrichtungen wie auch an die organisatorische Struktur Anforderungen, die schwer auf einen Nenner zu bringen sind.

Wir werden in diesem Beitrag versuchen, einige Grundprinzipien hinter dem bunten Bild, das Notfallpsychiatrie und Krisenintervention heute bieten, zu beschreiben und einige Dimensionen, die zum besseren Verständnis dieses komplizierten Gebietes beitragen, zu diskutieren. Im ersten Abschnitt werden wir uns zunächst mit der Frage beschäftigen, wie die Population derjenigen, die tatsächlich (oder vielleicht auch nur vermeintlich) sofortiges und unaufschiebbares professionelles Eingreifen in psychischen Leidenszuständen benötigen, charakterisiert und in planerisch relevante Subtypen unterteilt werden kann, d. h. wir werden uns mit dem *Bedarf an Notfallpsychiatrie und Krisenintervention* befassen. In einem zweiten Abschnitt gehen wir auf die *historischen bzw. ideologischen Wurzeln* der heute existierenden notfallpsychiatrischen und Kriseninterventionseinrichtungen ein, die bei lokalen Initiativen jeweils eine unterschiedliche Rolle gespielt haben und für das Verständnis der Arbeitsweise spezifischer Einrichtungen wichtig sind. In einem letzten Abschnitt werden wir ganz speziell auf die unterschiedlichen Kontaktmodalitäten der verschiedenen Typen von Diensten und Einrichtungen eingehen und analysieren, was es für den Klienten/Patienten bzw. für den Helfer jeweils bedeutet, wenn der Kontakt telefonisch stattfindet, wenn er in einer ambulanten Einrichtung aufgenommen wird, wenn mobile Dienste den Betroffenen in seiner natürlichen Umgebung aufsuchen und wenn schließlich der Betroffene im Rahmen notfallpsychiatrischer Maßnahmen aus seiner natürlichen Umgebung herausgenommen wird. Diese wesentlich an räumliche Strukturen gebundenen Kontaktmodalitäten werden wir unter der Überschrift *"Topologie der psychiatrischen Notfallversorgung"* diskutieren.

Wir werden uns im folgenden auch auf eine im Auftrag der Weltgesundheitsorganisation zunächst von *Cooper (1979)* und dann von *Katschnig und Konieczna (in Druck)* durchgeführte Untersuchung über notfallpsychiatrische und Kriseninterventionseinrichtungen in 32 Städten bzw. Bezirken in 17 verschiedenen europäischen Ländern stützen. Die Beispiele, die wir zur Illustration verwenden, entstammen direkt dem Bericht über diese Studie (vgl. auch *Katschnig und Konieczna,* 1986).

Bedarf an Notfallpsychiatrie und Krisenintervention

Die Inanspruchnahme institutionalisierter und professioneller Hilfe ist nur eine von vielen Handlungsmöglichkeiten einer Person, die sich in einer seelisch belastenden Situation befinden. Neben den Versuchen die Situation unter Einbeziehung früherer Erfahrungen und des eigenen sozialen Netzwerkes zu meistern, neben der Möglichkeit, Angst und Unlust direkt — durch Alkohol, Selbstmedikation oder Drogen — zu reduzieren, gibt es auch die Möglichkeit, durch einen Suizidversuch an die Grenze der Bewältigbarkeit einer Situation zu gehen und damit gleichzeitig latente Ressourcen im sozialen Netzwerk doch noch zu mobilisieren. Der vollzogene Selbstmord ist gleichsam die extremste Form der „Bewältigung" von unerträglichen seelischen Leidenszuständen.

Institutionelle Hilfe in Anspruch zu nehmen, ist also nur eine von vielen Möglichkeiten, mit belastenden seelischen Notsituationen umzugehen. Welche dieser Möglichkeiten bei seelischen Krisen- und Notsituatinen gewählt wird, hängt nicht nur von der Schwere und von der Art der Psychopathologie ab, sondern sehr wesentlich auch von Persönlichkeits- und Umgebungsfaktoren. So konnte *Kreitmann* (1977) zeigen, daß sich die Population derer, die sich an einen Telefonnotruf wenden, derer, die einen Selbstmordversuch begehen, und derer, die infolge eines Suizides sterben, in wesentlichen soziodemographischen Merkmalen voneinander unterscheiden. Ob man sich an Institutionen um Hilfe wendet und an welche, ist offensichtlich das Resultat eines komplizierten Definitionsprozesses an dem die Betroffenen selbst, ihre nahe Umgebung, Helfer im Vorfeld, und erst zuletzt diejenigen Personen, die Notfallhilfe leisten, beteiligt sind. Nicht selten kommt es hier zu diskrepanten Definitionen und Einschätzungen; am häufigsten, weil der Betroffene nicht der Meinung ist, er benötige akute psychiatrische Hilfe, seine Umgebung und das professionelle Versorgungssystem aber von der Notwendigkeit einer Intervention überzeugt sind; für diesen Fall der Diskrepanz gibt es ja umfangreiche gesetzliche Regelungen (*Bauer & Berger*, 1986). Auch die umgekehrte diskrepante Einschätzung kommt vor, wie eine Untersuchung an einer Walk-in-Clinic in den USA zeigte (*Friedmann et al.*, 1982). Dort stellte sich heraus, daß bei jeder zweiten Person, die akut um fachliche Hilfe ersuchte, aus der Sicht der Fachleute die Dringlichkeit nicht gegeben war.

Für Planungszwecke sind diese allgemeinen Überlegungen, auf die wir später bei der Diskussion spezifischer Dienste und Einrichtungen noch zurückkommen werden, sehr wichtig, doch lassen sich aus ihnen keine unmittelbaren Schlüsse für den Bedarf an Notfallpsychiatrie und Krisenintervention ziehen. Für die Planung von Diensten und Einrichtungen empfielt es sich sich nach relativ klar umschriebenen Zielgruppen von potentiellen Klienten zu suchen, wobei im Auge zu behalten ist, daß es bei derartigen Typen natürlich mannigfache Überschneidungen gibt und eine Typologie von Klienten eine zwar notwendige, aber grobe Vereinfachung ist. Eine mehrdimensionale Beschreibung wäre wesentlich adäquater.

Mit dieser Einschränkung möchten wir hier drei Gruppen von Personen unterscheiden, auf deren spezifische Bedürfnisse Rücksicht genommen werden muß, wenn eine adäquate Planung im Bereich der Krisenintervention und Notfallpsychiatrie betrieben werden soll.

Die erste Gruppe umfaßt *Personen mit akuten psychiatrischen Krankheitsbildern endogener oder organischer Natur,* für deren adäquate Einschätzung und Behandlung relativ umfangreiche medizinische Kenntnisse erforderlich sind. Die Liste der möglichen somatischen Ursachen akuter psychiatrischer Zustandsbilder ist sehr lang und umfaßt beispielsweise Hypoglykämie, Cerebralsklerose, Hyperthyreose, Intoxikationen mit den verschiedensten Medikamenten und Substanzen usw. *Slaby* (1984) zählt allein für Angstzustände 39 somatische Ursachen auf und 13 körperliche Krankheiten bzw. somatische Faktoren, als mögliche Gründe für aggressives Verhalten. Zusätzlich zu dieser medizinischen Kompetenz bedarf es aber bei dieser Gruppe von Patienten auch eines hohen Ausmaßes an psychosozialer Interventionskompetenz. Erforderlich ist beispielsweise die Fähigkeit, den Kontakt mit einem schwer gestörten psychisch Kranken herzustellen, und Geschick im Umgang mit suizidalen Tendenzen und aggressivem Verhalten. Wichtig sind auch Kenntnisse der gesetzlichen Bestimmungen im Hinblick auf Zwangseinweisung und das Wissen um Einrichtungen, die als Alternative zur vollstationären psychiatrischen Behandlung in Frage kommen.

Zur zweiten Gruppe sind *Personen in akuten psychosozialen Krisensituationen* im Gefolge von schwer belastenden lebensverändernden Ereignissen zu zählen, vorwiegend im Anschluß an Verlustereignisse. Zu dieser Gruppe gehört der „ideale" Klient von Kriseninterventionsdiensten: jemand, der an sich seelisch gesund ist, durch ein katastrophales, von außen einwirkendes belastendes Ereignis aber in eine Krise gerät, aus der er mit Hilfe eines Fachmannes für Krisenintervention wieder so herausgeführt wird, daß er aus dieser Grenzsituation des möglichen Scheiterns sogar „gestärkt" hervorgeht. Diesen idealen Klienten gibt es nur ganz selten; in vielen Fällen von „psychosozialen Krisen" handelt es sich um Personen mit schon lange bestehenden chronischen psychosozialen Problemen und Persönlichkeitsstörungen, bei denen eine einfache Krisenintervention nicht zum Erfolg führt. Erwähnt werden muß hier auch, daß die Gleichung „psychosoziale Belastung = psychosoziale Krise" nicht automatisch stimmt und daß man sich als psychiatrischer Laie davor hüten muß, psychotische Episoden, die zeitlich eindeutig nach einer psychosozialen Belastung auftreten, als „psychosoziale Krise" zu deuten. Wie die Life-Event-Forschung gezeigt hat, können auch von der Psychiatrie als „endogen" angesehen psychotische Zustandsbilder durch derartige Belastungen ausgelöst werden (*Katschnig,* 1985).

Bei der dritten Gruppe von Personen, die heute zunehmend in notfallpsychiatrischen Diensten aufscheinen, handelt es sich um die zahlreichen *in der Gemeinde lebenden chronisch psychisch Kranken,* bei denen es schon durch relativ leichte Streßbelastungen zu Labilisierungszuständen und Rückfällen kommen kann, besonders dann, wenn die sozialen Unterstützungssysteme und die flankierenden Maßnahmen durch gemeindepsychiatrische Einrichtungen nicht funktionieren. Diese Gruppe wird laufend größer, zum Teil durch falsch verstandene, einseitig auf die Reduzierung oder sogar Abschaffung psychiatrischer Krankenhäuser ausgerichtete Reformbestrebungen, wobei Patienten und Familien oft sich selbst überlassen werden und mit der Krankheit nicht zu Rande kommen.

Zwar gibt es keine direkten Zahlen über die Größe dieser Populationen, jedoch lassen sich zumindest für die beiden letztgenannten Gruppen aus amerikanischen epidemiologischen Untersuchungen Schätzungen ableiten. *Klerman* (1985) gibt an, daß 25% der US-Amerikaner pro Jahr mindestens einmal unter so stark belastenden lebensverändernden Ereignissen leiden, daß sie zu potentiellen Klienten von Kriseninterventionszentren werden, und etwa ein halbes bis ein Prozent der Bevölkerung leidet in den USA an chronischen psychischen Krankheiten, die immer wieder zu Dekompensationszuständen führen könnten, die akute und dringliche Hilfe benötigen.

Es wurde schon darauf hingewiesen, daß es zwischen den genannten idealtypischen Gruppen Überschneidungen gibt. Darüber hinaus sind noch zwei speziell problematische Gruppen von hilfesuchenden Personen hervorzuheben, auf die in der Literatur zunehmend hingewiesen wird.

Zunächst die Gruppe derjenigen, die mit Hilfe der heute propagierten psychotherapeutischen Techniken ihre persönliche Zufriedenheit und ihr persönliches Glück vergrößern wollen (*Klerman,* 1985), schon bei relativ geringfügigen Problemen professionelle Hilfe suchen, dabei aber in eine zunehmende Abhängigkeit von professionellen Helfern geraten, mit einem gleichzeitigen Verkümmern sowohl der eigenen Selbsthilferesourcen als auch der Selbsthilfekräfte im umgebenden sozialen Netzwerk. In gewisser Weise gibt es diese Klientel nur deshalb, weil es Institutionen gibt, die derartige Dienste anbieten. Warnende Stimmen, man möge gerade die Dienste, um die es sich hier handelt, nicht allzu leicht zugänglich machen, und Versuche, diesem Trend zur Überversorgung entgegenwirken, sind in diese Richtung zu interpretieren (*Häfner & Helmchen,* 1978). Andererseits verlieren heute die traditionellen helfenden und stützenden Institutionen, wie Familie und Kirche, zunehmend an Bedeutung, so daß hier vermutlich ein gewisser Ersatz notwendig ist.

Über die zweite problematische Gruppe gibt es heute zunehmend Berichte aus notfallpsychiatrischen und Kriseninterventionseinrichtungen. Diese Berichte deuten darauf hin, daß sich in diesen Institutionen eine „chronische" Klientel zu sammeln beginnt, sogenannte „chronic crisis patients" (*Bassuk & Gerson,* 1980), oder „emergency room repeaters" (Walker, 1983); Personen, die aus den verschiedensten, zum Teil sehr komplizierten, persönlichkeitsbedingten, sozialpsychologischen und psychiatrischen Gründen, Notfalleinrichtungen immer wieder beanspruchen. *Groves* (1978) stellte eine Typologie dieser Personengruppe auf und unterscheidet „manipulative help rejectors" (Patienten, die ständig um Hilfe ersuchen, dann aber nicht mitarbeiten), „entitled demanders" (über ihr Recht auf Behandlung gut informierte Patienten, die alles besser wissen und die Hilfe erzwingen), „dependent clingers" (Personen, die den Arzt mit den immer gleichen

Problemen zu mehr und mehr Zuwendung „verführen") und „self-destructive deniers" (Patienten, die sich an die empfohlene Behandlung nicht halten und immer wieder im gleichen kritischen Zustand eingeliefert werden). Derartige Patienten „benötigen" offensichtlich die Notsituation zur Kontaktaufnahme, da sie Schwierigkeiten haben, zu Therapeuten unter normalen Bedingungen eine Beziehung herzustellen (*Häfner-Ranabauer & Günzler, 1984*). Freilich muß hier festgehalten werden, daß es diese Klientengruppe vermutlich nicht nur deshalb gibt, weil notfallpsychiatrische Einrichtungen ihre Dienste „anbieten" und damit eben einen Bedarf wekken, sondern weil viele dieser Personen tatsächlich der Hilfe bedürfen, sie aber in den üblichen Diensten nicht erhalten.

Historische und ideologische Wurzeln heutiger Dienste und Einrichtungen

1. Notfallpsychiatrie als Notfallmedizin

Seit es die Psychiatrie als medizinische Fachdisziplin gibt, wurden und werden akute psychiatrische Zustandsbilder und seelische Notsituationen, die der sofortigen Intervention bedürfen, „gemeindefern", in den in der Regel weit abgelegenen psychiatrischen Großkrankenhäusern versorgt. Delirium tremens, Verwirrtheitszustände bei seniler Demenz, Depressionen mit Suizidtendenzen und akute schizophrene Erregungszustände führten und führen in weiten Teilen Europas auch heute noch dazu, daß ein Patient mit oder ohne Zwischenschaltung allgemeinmedizinischer Einrichtungen von einem Rettungsdienst oder der Polizei zur Erstversorgung in eine psychiatrische Anstalt gebracht wird.

Diese traditionelle Art des Umganges mit psychiatrischen Notfällen im Rahmen der allgemeinen psychiatrischen Versorgung – die ganz in Analogie zur Versorgung medizinischer Notfälle an den (allerdings wesentlich gemeindenäher gelegen) internen Abteilungen von Allgemeinkrankenhäusern organisiert ist – wurde in Europa in den letzten Jahren punktuell durch spezialisierte Kriseninterventions- und psychiatrische Notfalldienste ergänzt. Das hauptsächliche Motiv für die Gründung dieser spezialisierten Dienste und Einrichtungen waren die Unzulänglichkeit des traditionellen psychiatrischen Versorgungssystems angesichts von akuten Krisen und Notfallsituationen und die Absicht, „es besser zu machen". Ob dies gelingt, wird später noch zu diskutieren sein. Auf jeden Fall ist hier bereits darauf hinzuweisen, daß die traditionelle Form der psychiatrischen Notfallversorgung, trotz der Vermehrung spezialisierter Dienste und Einrichtungen „in der Gemeinde", in weiten Teilen Europas heute noch vorherrschend ist.

Die Tendenz zu spezialisierten Kriseninterventions- und psychiatrischen Notfalldiensten hat sich erst in den vergangenen 15 Jahren deutlich abgezeichnet, wenngleich es in Europa auf diesem Gebiet vereinzelt schon sehr „alte" Institutionen gibt. So wurde bereits Ende der 30er Jahre von der Amsterdamer Stadtverwaltung ein mobiler psychiatrischer Notdienst eingerichtet, dessen erklärtes Ziel es war, psychiatrische Hospitalisierungen zu vermeiden, um die hohen Kosten der stationären psychiatrischen Behandlung zu senken (*Querido, 1986*). Schon 1947 wurde in Wien von *Ringel* (1953) die sogenannte „Lebensmüdenfürsorge" (heute „Kriseninterventionszentrum") eingerichtet, die sich speziell um Patienten nach einem Selbstmordversuch bemühte. Schließlich wurde am Maudsley Hospital in London bereits 1952 eine psychiatrische Notfallambulanz eingerichtet (*Meng Hooi Lim, 1983*).

Abgesehen von diesen wenigen Ausnahmen war es in Europa auf diesem Gebiet allerdings bis hin in die 70er Jahre eher still. Im Gegensatz dazu entwickelten sich in den USA schon relativ bald nach dem Zweiten Weltkrieg verschiedene ideologische Strömungen, die dann in den 70er Jahren auch in Europa für die Gründung spezialisierter Dienste ausschlaggebend wurden. Zu diesen ideologischen Wurzeln sind die Bewegung der *gemeindenahen Psychiatrie,* die Bewegung der *Suizidprävention* und schließlich die Krisentheorie mit der Technik der *Krisenintervention* zu zählen. Die Kenntnis dieser ideologischen Wurzeln erscheint wichtig, um die etwas verwirrende Szene und die unterschiedlichen und für Außenstehende oft schwer begreiflichen Zielsetzungen einzelner Institutionen besser zu verstehen.

2. Gemeindenahe Psychiatrie und Vermeidung der Hospitalisierung.

Bestrebungen, die psychiatrische Versorgung „gemeindenahe" zu gestalten haben sich gleichsam zwangsläufig ergeben, seit durch die Einführung der Neuroleptika in den klinischen Alltag psychiatrischer Krankenhäuser in den 50er Jahren psychisch Kranke zunehmend entlassen wurden und sich die psychiatrischen Krankenhäuser, vorwiegend in den USA, drastisch verkleinert haben. Viele Patienten, die früher ihr Leben in den Anstalten verbracht hatten, waren nun über lange Zeiträume „draußen", in der Gemeinde, und man mußte ihnen eben dort helfen. Diese pragmatische, fast erzwungene „gemeindenahe" Psychiatrie wurde jedoch bald ideologisch überformt und entwickelte sich zur Bewegung der „Community Psychiatry", die als eines ihrer wichtigsten Ziele die Vermeidung der psychiatrischen Hospitalisierung ansieht. Die Motive für dieses Ziel sind zahlreich: die Stigmatisierung psychisch Kranker durch einen Krankenhausaufenthalt zu verhindern, die Institutionalismuseffekte im Sinne einer zusätzlichen Schädigung psychisch Kranker in den überdimensionierten psychiatrischen Anstalten zu vermeiden, aber auch die Nutzung der „natürlichen", in der Gemeinde vorhandenen Ressourcen zur Bewältigung der Probleme des Patienten. Das amerikanische „Community Mental Health Center" Programm, das zur Zeit der Kennedy Administration initiiert wurde, sah die Einrichtungen von gemeindpsychiatrischen Zentren vor, die neben verschiedenen anderen Komponenten auch über einen rund um die Uhr funktionierenden psychiatrischen Notdienst verfügen mußten. Die leichte Erreichbarkeit von Hilfe im geographischen, zeitlichen, psychologischen und finanziellen Sinn, sollte ermöglichen, daß psychische Krankheiten frühzeitig, noch bevor sie sich zu hospitalisierungsbedürftigen Zuständen aufschaukeln, erfaßt und behandelt werden.

Das Motiv für die Errichtung mancher spezialisierter Einrichtungen der Notfallpsychiatrie, die wir heute in Europa vorfinden, etwa von Kriseninterventionsstationen, ist unter anderem das der Vermeidung der psychiatrischen Vollhospitalisierung gewesen. Auch Notschlafstellen im Sinn von informellen, leicht zugänglichen Übernachtungsmöglichkeiten für psychisch Kranke, etwa in gemeindepsychiatrischen Zentren, sind hier zu erwähnen. Tageskliniken wären für die Vermeidung der Vollhospitalisierung in der Akutsituation ebenfalls einsetzbar, doch werden sie heute überwiegend nur für rehabilitative Zwecke benützt. Die sich heute in Europa im Rahmen der Sektorisierung der psychiatrischen Versorgung zunehmend ausbreitenden gemeindepsychiatrischen Zentren, die − im Gegensatz zu den spezialisierten krisenInterventions- und Notfalleinrichtungen − sämtliche Komponenten eines psychiatrischen Versorgungssystems einschließlich der Notfallversorgung anbieten, sind von der Motivationslage ihrer Errichtung ebenfalls hierher zu zählen. Auf diese sektorisierte psychiatrische Versorgung wird weiter unten noch näher einzugehen sein.

Es gibt heute kaum Belege dafür, daß es in großem Maßstab gelingt, psychiatrische Hospitalisierungen zu vermeiden, wenngleich in Forschungsprojekten gezeigt werden konnte, daß es durch maximalen Einsatz möglich ist, psychiatrische Krankheitsverläufe ohne Hospitalisierung genau so günstig (bzw. ungünstig) zu beeinflussen wie bei einer Hospitalisierung (*Langsley,* 1980). Zum Teil ergibt sich die paradoxe Situation, daß dort, wo spezielle notfallpsychiatrische Dienste eingerichtet wurden, etwa in Bremen und Hamburg, die Hospitalisierungsraten sogar zugenommen haben (siehe die Beiträge von Kebbel und von Spengler in diesem Band). Auch darf man das Prinzip der Vermeidung der Hospitalisierung nicht auf die Spitze treiben und nicht übersehen, daß die entlastende Entlassung aus den Alltagsverpflichtungen durch eine vorübergehende „Übersiedlung" in ein Krankenhaus oder eine krankenhausähnliche Einrichtung in vielen Fällen durchaus zweckmäßig ist.

3. Suizidprävention

Die Bewegung der Suizidprävention wurde typischerweise von religiös motivierten Gruppierungen in der Gesellschaft vorangetrieben. Die im deutschen Sprachraum übliche Bezeichnung der „Telefonseelsorge" für Telefonnotanrufe mit primär suizidpräventiver Absicht zeugt von dieser historischen Tradition. Telefonnotrufe sind auf jeden Fall nützliche Einrichtungen in vorderster Front der psychosozialen Versorgung und erfüllen hier eine wichtige Funktion. Freilich ist heute weder belegt, daß sie in überwiegendem Maße von suizidgefährdeten Personen in Anspruch genommen werden − das Hauptkontingent der Motive für die Anrufe machen zwischenmenschliche Konflikte und Einsamkeit ohne Suizidtendenz aus −, noch daß sie eine suizidpräventive Wirkung haben. Suizidprävention als Motiv für die Schaffung eigener Dienste und Einrichtungen tritt angesichts der fehlenden Erfolge von „suizidpräventiven Maßnahmen" zunehmend in den Hintergrund. Die Kongresse der „Internationalen Vereinigung für Suizidverhütung" tragen etwa seit einigen Jahren die Bezeichnung „für Suizdverhütung und Krisenintervention". *Kiev* (1970) meint in einer Kritik der vorwiegend auf Telefonberatung spezialisierten amerikanischen Selbstmordverhütungszentren, Suizidprävention lasse sich nur durch aktiven Kontakt mit Risikopopulationen langfristig betreiben, etwa mit in Altersheimen lebenden Personen, mit chronisch Kranken und mit Alkoholikern. Suizidpräventiv in diesem Sinn ist jede gute und richtige Behandlung psychisch Kranker, etwa in einem modernen, gemeindenah organisierten psychiatrischen Versorgungssystem.

4. Krisentheorie und Krisenintervention

Eine weitere ideologische Wurzel der heute in Europa existierenden spezialisierten Einrichtungen stellen die Krisentheorie und die aus ihr abgeleitete Technik der Krisenintervention dar. Beide gehen selbst wieder auf verschiedene, zum Teil sehr unterschiedliche, historische Wurzeln zurück: auf die Theorie *Eriksons* über die „normalen" Entwicklungskrisen der gesunden Persönlichkeit (1970), auf die Militärpsychiatrie, in der in den USA die Technik des sofortigen Eingreifens an der Front entwickelt wurde (*Talbott*, 1969), und schließlich auf die wegweisende empirische Untersuchung *Lindemanns* (1944) über die Trauerreaktion bei einer großen Zahl von Familien, die nach einem Großbrand in Boston Angehörige verloren hatten. Der Grundgedanke der Krisentheorie besteht darin, daß auch bei den durch unvorhergesehene psychologische Belastungen ausgelösten „traumatischen" Krisen — ähnlich wie bei den „normalen" Entwicklungskrisen der gesunden Persönlichkeit — eine Chance zum Wachstum der Persönlichkeit in dem Sinn besteht, daß eine geglückte Krisenbewältigung einer traumatischen Krise auf eine höheres Funktionsniveau als vor der Krise führt.

Typisch für Kriseninterventionstechniken ist ihre phasenspezifische Gestaltung. In der ersten Phase des „Schocks" wird eine eher stützende Haltung empfohlen, die in der darauffolgenden besonders schmerzlichen „Reaktionsphase" dann von einer mehr konfrontativen Vorgangsweise abgelöst wird; darauf folgt eine „Bearbeitungphase", in der der Blick wieder nach vorn gerichtet werden muß. In der Phase der „Neuorientierung", die in gewisser Weise unbegrenzt ist, wird im Idealfall dann ein höheres Funktionsniveau als vor der Krise erreicht. Typisch für die Vorgangsweise bei einer Krisenintervention ist, daß — in bewußter Abhebung von der psychoanalytischen Therapie — sofort eingegriffen wird, daß die Behandlung auf bestimmte Themen konzentriert ist, daß der Therapeut aktiv handelt und daß das Milieu mit einbezogen wird (*Reiter*, 1975). Auch ein gewisser Pragmatismus und Eklektizismus, der etwa den Einsatz von Psychopharmaka, besonders in der Schockphase traumatischer Krisen, nicht nur toleriert, sondern empfiehlt, ist charakteristisch für die Krisenintervention.

Daß der ideale Klient der Krisentheorie in der Praxis viel seltener als angenommen existiert, wurde bereits hervorgehoben. In gewisser Weise ist deshalb die Krisentheorie im Hinblick auf die Population, auf die sie tatsächlich zutrifft und zutreffen kann, die „engste" der genannten ideologischen Wurzeln. In vielen Fällen gelangt in einer Krise ein schon lange bestehendes Problem zur Kulmination und in diesem Fall ist die Krisenintervention als die einzige Form der Intervention nicht ausreichend.

5. Enthospitalisierung

Neben den drei zuletzt genannten theoriebeladenen Motiven für die Schaffung von notfallpsychiatrischen und Kriseninterventionseinrichtungen hat sich in den letzten 15 Jahren zunehmend auch ganz einfach die Notwendigkeit ergeben, notfallpsychiatrische Einrichtungen auszubauen, da die schon erwähnte Population der chronisch psychisch Kranken in der Gemeinde weiter im Anwachsen ist. Heute leben mehr psychisch Kranke außerhalb des Krankenhauses, nicht nur wegen der durch die Einführung der Neuroleptika möglich gewordenen Entlassung psychisch Kranker zurück in die Gemeinde – der „De-institutionalization" oder „Enthospitalisierung" –, sondern auch wegen einer zunehmend aktiv betriebenen „gemeindenahen Politik". In den USA ist dieser Prozeß besonders deutlich dokumentiert. In einem großen Allgemeinkrankenhaus im Westen des amerikanischen Bundesstaates Massachusetts, das etwa 500 000 Einwohner versorgt, nahm die Zahl der psychiatrischen Notfälle zwischen 1972 und 1982 von 100 pro Jahr auf 2600 pro Jahr zu, während die stationär behandelte Patientenpopulation in zugehörigen psychiatrischen Krankenhaus im gleichen Zeitraum von 2500 auf 250 sank (*Kaskey und Ianzito,* 1984). Die Notfallstationen in den Allgemeinkrankenhäusern sehen sich deshalb zunehmend gezwungen, psychiatrisches Fachpersonal tätig werden zu lassen – eine Entwicklung, die möglicherweise die Konturen einer zukünftigen, in die allgemeine medizinische Notfallversorgung integrierten psychiatrischen Notfallversorgung und Kriseninterventionen vorwegnimmt.

Die Topologie der psychiatrischen Notfallversorgung – Typen spezialisierter Dienste und Einrichtungen

Neben der spezifischen Struktur des Bedarfes an notfallpsychiatrischer und Kriseninterventionshilfe, neben den verschiedenen Motiven auf seiten derer, die Einrichtungen und Dienste anbieten, um diesem Bedarf zu entsprechen, soll hier noch der „Ort" diskutiert werden, an dem die Akteure – die Person, die der akuten Hilfe bedarf, und die Personen, die diese Hilfe zu bieten in der Lange sind – zusammenkommen.

Dieser „Ort" ist notwendigerweise zunächst ein „Ort" im geographischen Sinn und in dieser Hinsicht hat sich in den vergangenen 30 Jahren ja eine entscheidende Änderung ergeben: die Verlagerung weg von einer „gemeindefernen" Versorgung in psychiatrischen Großkrankenhäusern hinein „in die Gemeinde". Diese geographische Verlagerung in den kleinräumigen

Lebensbereich der Menschen ist noch im Gang und nicht mehr reversibel. In diese Bewegung zurück in die Gemeinde sind auch die Versorgung in psychiatrischen Notfällen und Krisen zu schaffen, von denen auf dieser Tagung die Rede sein wird.

Heute lassen sich zumindest vier verschiedene „Orte" unterscheiden, an denen sich Hilfebedürftige und Helfer „treffen" können:

— Beide Akteure können geographisch getrennt sein und nur akustisch durch das Telefon miteinander verbunden sein;

— der Hilfesuchende kann den Helfer auf dessen „Territorium" aufsuchen;

— der Helfer kann sich zum Hilfesuchenden begeben;

— schließlich kann der Hilfesuchende bei einer stationären Aufnahme aus seiner natürlichen Umgebung heraustreten und für eine gewisse Zeit an einem anderen „Ort" Hilfe erhalten.

Diese geographische „Orte" sind gleichzeitig psychologische und soziale Orte, die für das Erleben der Situation und die Möglichkeit der Hilfe in entscheidender Weise förderlich oder hemmend sein können. Deshalb haben wir diesen Abschnitt, in dem wir diese Dimension von Notfallpsychiatrie und Krisenintervention beschreiben, mit der Überschrift *„psychosoziale Topologie"* versehen.

Hier soll zunächst die „psychosoziale Topologie" der in den letzten 15 Jahren gegründeten spezialisierten psychiatrischen Notfall- und Kriseninterventionsdienste besprochen werden. Zusammen mit den schon beschriebenen Bedürfnissen der Bevölkerung und den ebenfalls schon geschilderten Motiven auf seiten der Helfer, kann sich so ein besseres Verständnis für die komplexen Abläufe in der psychiatrischen Notfallversorgung ergeben. Wir werden hier auch auf verschiedene Beispiele aus unserer gesamteuropäischen Studie für die Weltgesundheitsorganisation zurückgreifen.

Die traditionelle Art der psychiatrischen Notfallversorgung durch Transport des Betroffenen, oft gegen seinen Willen, in ein weit abgelegenes psychiatrisches Großkrankenhaus, ist auch heute noch eine häufige Art des Umganges mit psychiatrischen Notsituationen. Die Ortsveränderung, die „gemeindeferne" Unterbringung, ist hier sogar in gewisser Weise das Prinzip der Hilfe: den Betroffenen aus einer belastenden Situation zu entfernen, aber auch die Umgebung von einer Belastung zu befreien. Auch heute, wo psychiatrische Notfallhilfe und Krisenintervention in abgewandelter und für die Bevölkerung akzeptablerer Form stattfinden, ist allen Beteiligten immer die Möglichkeit einer Herausnahme der betroffenen Personen aus ihrer Umgebung und einer stationären psychiatrischen Aufnahme bewußt. Diese, meist unausgesprochene, Möglichkeit steuert das Geschehen auch in vielen modernen, gemeindenahen Formen der psychiatrischen Notfallversorgung und Krisenintervention.

Wir werden hier die vier schon genannten „topologischen" Situationen in der psychiatrischen Notfallhilfe unter den Überschriften „Telefonnotdienste", „Ambulante Dienste und Einrichtungen", „Mobile psychiatrische Notdienste" und schließlich „Einrichtungen mit Übernachtungsmöglichkeiten" besprechen.

Die Charakterisierung des „Begegnungsortes" zwischen helfender Einrichtung und hilfebedürftigen Klienten erscheint uns für die Praxis der Notfallpsychiatrie und Krisenintervention so handlungsbestimmend, daß diese „psychosoziale Topologie" als Gliederungkriterium für die Tagung, deren Vorträge in diesem Band vereinigt sind, gewählt wurde. Spezialisierte Telefonnotrufe und spezialisierte ambulante Einrichtungen *(Sonneck)* sind dabei allerdings etwas zu kurz gekommen, dafür wurde den sich jetzt neu entwickelnden, umfassenden gemeindepsychiatrischen Diensten *(von Cranach, Nouvertné, Kebbel),* die sich natürlich auch des Telefons und des ambulanten Kontaktes bedienen, mehr Platz eingeräumt. Den aus der Sicht einer „psychosozialen Topologie" besonders interessanten mobilen Diensten *(Spengler, Uchtenhagen)* wurde etwas mehr Aufmerksamkeit geschenkt, ebenso den stationären Einrichtungen *(Feuerlein, Bronisch und Lindner, Mützel, Wedler, Böhme),* vorwiegend den Kriseninterventionsstationen.

a) Telefonnotrufe

Schon bald nach der Erfindung des Telefons wurden die Vorteile dieses leicht zugänglichen Kommunikationsmittels zum Zwecke der Hilfe in seelischen Notzuständen eingesetzt, in erster Linie mit einer suizidpräventiven Absicht *(Allen,* 1984). Neben der praktisch ubiquitären Verfügbarkeit des Telefons besteht sein einzigartiger Vorteil auch darin, daß die psychologische Schwelle für seine Benützung in seelischen Notsituationen relativ gering ist. Der Anrufer kann anonym bleiben, er kann die Kommunikation steuern, d. h. jederzeit abbrechen, da er in „sicherer Distanz" von der Psychiatrie ist. Auf der anderen Seite ist es über den Telefonkontakt dem Helfer schwierig, sich ein adäquates Gesamtbild von der Situation zu verschaffen, da er weder die nonverbalen Kommunikationsaspekte noch die tatsächliche physische Situation mit der möglichen Anwesenheit oder Abwesenheit wichtiger anderer Personen berücksichtigen kann. Auch erfordert es besonderes Geschick, mit den − allerdings in Telefonnotrufen überraschend seltenen − suizidgefährdeten Personen umzugehen, wobei nicht selten „Ohnmachtsgefühle" auf seiten des Helfers auftreten.

Telefonnotrufe, im Westen wie im Osten, verstehen sich in der Regel nicht als „psychiatrische Dienste"; im Gegenteil, sie versuchen sich durch bewußt neutrale Bezeichnungen, die oft das Wort „Freundschaft" beinhalten, potentielle Klienten dazu zu ermutigen, Kontakt aufzunehmen. In Italien heißen diese Telefonnotrufe beispielsweise „Telefono amico", in Frankreich „SOS-Amitié", in England „Befrienders", in der Schweiz „Die dargebotene Hand".

Der Vorteil der Psychiatrieferne ist gleichzeitig ein gewisser Nachteil der

Telefonnotrufe, da sie offensichtlich die im engeren notfallpsychiatrischen Sinn hilfebedürftigen Personen nicht erreichen. Es wurde bereits erwähnt, daß echt Suizidgefährdete und psychisch Kranke im engeren Sinn diese Dienste eher nicht in Anspruch nehmen. Sicher ist auch für diese Zwecke das Telefon einsetzbar und Versuche in osteuropäischen Ländern, Telefonnotrufe mit spezifischen Berufsgruppen aus der Psychiatrie – Psychiatern, Psychologen, Sozialarbeitern – zu besetzten, sind in dieser Hinsicht erwähnenswert. Auch der Versuch, zwischen diesen „unpsychiatrischen Telefonnotrufen" und echter psychiatrischer Hilfe im Hintergrund organisatorische Beziehungen herzustellen, wie dies in Bratislawa geschieht, scheint uns bedenkenswert. Bedacht werden muß auch, daß das Telefon als universelles Mittel des Zuganges zu Notdiensten ja ohnehin im Einsatz ist und daß vermutlich in der ersten Kontaktaufnahme mit mobilen psychiatrischen Notdiensten, mit dem allgemeinen medizinischen Notdienst oder mit der Rettung, im Hinblick auf den richtigen telefonischen Umgang gewisse Chancen und Gefahren stecken, die nicht systematisch in Betracht gezogen werden. Im Prinzip könnte auch der niedergelassene Nervenarzt in Notsituationen über das Telefon tätig werden, nicht nur durch direkten Kontakt mit den Betroffenen, sondern auch durch die Beratung seiner Angehörigen, doch ist das Finanzierungssystem der ambulanten psychiatrischen Versorgung durch die Krankenkassen im deutschen Sprachraum einer solchen Aktivität vermutlich nicht gerade förderlich. Dabei ist bei niedergelassenen Ärzten durch die Kontinuität der Betreuung und die Kenntnis der Lebenssituation und des sozialen Netzwerkes der Patienten die Voraussetzung für eine optimale Intervention in Notrufsituationen viel eher gegeben als in anonymen, zentralisierten Telefonnotrufen.

b) Ambulante Dienste

Ein direkter Gesichtskontakt zwischen Helfer und Hilfebedürftigen hat zahlreiche Implikationen. Zunächst ist die Unverbindlichkeit für beide Teile, die die telefonischen Kontakte charakterisiert, nicht mehr gegeben, ganz gleich von wo der Kontakt stattfindet. Der Helfer hat ab diesem Moment auch eine rechtliche Verantwortung für das Geschehen, aus der er nicht leicht entlassen werden kann und die gelegentlich sogar ein gerichtliches Nachspiel haben kann, weil von ihm verlangt wird, daß er die Kontrolle über die Situation behält. Der Betroffene selbst muß bei einem Gesichtskontakt um seine Anonymität fürchten, letztlich auch um seine „Freiheit", da die Möglichkeit, daß er „hierbehalten" wird, gegeben ist. Beim Aufsuchen ambulanter Dienste begibt sich der Betroffene auf das „Territorium" des Helfers, und die Schwelle für die Inanspruchnahme derartiger Hilfe wird zunächst von der tatsächlichen, bzw. von der vermuteten Verbindung des ambulanten Dienstes mit der „echten Psychiatrie" abhängen.

Für den Helfer besteht durch den direkten Gesichtskontakt die Möglichkeit, sich ein wesentlich umfassenderes Bild von der augenblicklichen seelischen Lage des Betroffenen zu machen und eine bessere und „richtigere"

Basis für Interventionen zu gewinnen. Auch das Repertoire der Interventionsmöglichkeiten ist gegenüber dem telefonischen Kontakt ausgeweitet und reicht von weiteren medizinisch-diagnostischen Maßnahmen über medikamentöse Therapie bis zur physischen Verhinderung von Suizidabsichten und aggressiven Handlungen.

Anders als bei Telefonnotrufen sind bei der Entscheidung, eine ambulante Notfalleinrichtung aufzusuchen, wesentlich häufiger nahe Bezugspersonen des Betroffenen mitbeteiligt. Dies ist freilich von der tatsächlichen bzw. wahrgenommenen Psychiatrienähe einer Einrichtung abhängig, und in dem sehr psychiatrienahen, ambulanten Notfallzentrum in Paris (C. P. O. A) werden immerhin 26,6% der Klienten von Angehörigen begleitet, während in dem eher nach der „Krisentheorie" funktionierenden Wiener Kriseninterventionszentrum direkte Kontakte von Betroffenen wesentlich häufiger sind.

Ein wichtiger „topologischer" Aspekt von ambulanten Einrichtungen, der gelegentlich besonders in den Vordergrund gerückt wird, ist der bewußte Verzicht auf Betten. Dadurch wollen sich ganze Institutionen gleichsam dazu zwingen, die in der Gemeinde vorhandenen Ressourcen zur Hilfe für den Betroffenen besser zu nützen und nicht der Tendenz nachzugeben, die zunächst einfachere Lösung einer Entfernung des Betroffenen aus seiner Umgebung zu wählen. Diese Philosophie stand etwa am Anfang des Wiener Kriseninterventionszentrums und wurde vom Kriseninterventionszentrum in Oxford, das ursprünglich mit Betten arbeitete und nach wenigen Monaten des Funktionierens auf sie verzichtete, sekundär übernommen. Für die Betreuer ist es allerdings wesentlich belastender, ohne die direkte Rückgriffmöglichkeit auf Betten mit Krisen- und Notsituationen umzugehen. Nur so läßt es sich erklären, daß im Pariser ambulanten Notfalldienst (C. P. O. A) letztlich doch mehr als zwei Drittel aller Patienten direkt zu einer stationären psychiatrischen Aufnahme weitergeleitet werden, wobei allerdings zu bemerken ist, daß die Klientel dieser Einrichtung von der diagnostischen Zusammensetzung her schon primär derjenigen der in psychiatrische Krankenhäuser aufgenommenen Patienten sehr ähnelt und sich dadurch von den Klienten der Kriseninterventionszentren, die sich in erster Linie als psychiatrieferne und menschlich-helfende Einrichtungen nach außen präsentieren, unterscheidet. Es ist deshalb nicht verwunderlich, daß sich in einzelnen, vorwiegend ambulant arbeitenden Einrichtungen die Idee durchsetzen konnte, „informelle" Übernachtungsmöglichkeiten für solche Klienten zu schaffen, für die man das Risiko eines Wegschickens als zu groß ansieht. Die Notfallambulanz des Maudsley Krankenhauses in London ist hierfür ein typisches Beispiel (*Meng Hooi Lim,* 1983): Es ist dort möglich, Klienten der Notfallambulanz informell als Gäste auf den Stationen des Krankenhauses übernachten zu lassen. Informelle Übernachtungsmöglichkeiten in gemeindepsychiatrischen Zentren, etwa in Paris oder in Rom, sind ebenfalls Antworten auf diesen Bedarf. Eine Zwischenlösung wären etwa Tageskliniken, die zumindest vorübergehend als „ambulante Auffangstationen" und so als Alternative zu einer psychiatrischen Hospitalisierung verwendet werden können.

c) Mobile Dienste

Für mobile Dienste gilt zunächst auch das im Abschnitt über ambulante Dienste bereits über den Gesichtskontakt Gesagte. Zusätzlich gibt es jedoch einen sehr spezifischen „topologischen" Aspekt. Im Unterschied zu ambulanten Diensten findet der Kontakt gleichsam im „Territorium des Betroffenen", zumindest aber nicht auf dem „Territorium des Helfers" statt (wenn der Notdienst etwa in eine Gaststätte oder auf eine Polizeistation berufen wird). Typischerweise werden viele psychiatrische Notdienste in der überwiegenden Zahl der Fälle nicht von den Betroffenen selbst, sondern von nahen Bezugspersonen, Nachbarn oder professionellen Helfern im Vorfeld der Psychiatrie, die keinen Rat mehr wissen, zur Hilfe gerufen. Es ist klar, daß dann, wenn der Kontakt im Wohnbereich des Betroffenen stattfindet, der Helfer als Eindringling empfunden werden kann und dadurch die Voraussetzungen einer adäquaten Hilfe ungünstiger werden. Andererseits kann sich der Helfer gerade dadurch, daß er an den Ort des Geschehens gerufen wird, ein umfassenderes Bild über die tatsächlichen Vorgänge, über die sozialen Beziehungen, die Lebensbedingungen usw. verschaffen, wodurch er wieder eine bessere Basis für Interventionsmöglichkeiten erhält.

Für die Mitarbeiter eines mobilen psychiatrischen Notdienstes ist diese Tätigkeit allerdings belastend. Nicht nur, weil sich die Helfer selbst an den Ort des Geschehens begeben müssen – im Gegensatz zu der Situation des Helfers in Telefonnotrufen und ambulanten Diensten –, sondern auch, weil sie in potentiell gefährliche Situationen geraten können, und schließlich auch deshalb, weil sie um die Kooperation des Klienten werben müssen und häufiger abgelehnt werden. Die Entscheidung über eine mögliche stationäre Aufnahme ist in mobilen Diensten ähnlich schwierig wie in Ambulanzen, allerdings noch mit der zusätzlichen Schwierigkeit belastet, daß für eine stationäre Aufnahme wesentlich komplexere Organisationsabläufe wegen des Transportes stattfinden müssen. Im mobilen Notdienst der Zürcher Bezirksärztekammer wurde dies von den Mitarbeitern als einer der belastendsten Aspekte herausgestrichen (*Hug*, 1981). Es ist bezeichnend, daß es vor einigen Jahren einen buchstäblichen „Streik" der Psychiater dieses Notdienstes gab, in dem sie die Schaffung eines „Kriseninterventionszentrums" mit Betten forderten, dessen Existenz ihnen die schwierige Entscheidung – den Betroffenen in seiner Umgebung zu lassen oder ihn voll psychiatrisch zu hospitalisieren – abnehmen würde.

Diese Entscheidung ist dann besonders schwierig, wenn der mobile Dienst ein „Ein-Mann-Betrieb" ist, wie etwa in Zürich oder in Hamburg. Hier hat sich der Einsatz von multiprofessionellen Teams, wie etwa in Amsterdam (*Querido*, 1968), bewährt, die ein Teammitglied am Ort des Geschehens zurücklassen können, während die anderen bereits zum nächsten Einsatz gerufen werden. Auch die gegenseitige Stützung in komplizierten und schwierigen Situationen spricht für den Einsatz von Teams. Dagegen stehen allerdings nicht nur die höheren Kosten, sondern auch der eher abschreckende Effekt eines ganzen Notfallteams auf den Klienten, der noch viel mehr den Eindruck des Eindringens in seine private Lebenssphäre haben muß als bei den eher diskret auftretenden einzelnen Psychiatern des Züricher Notdienstes.

Ein wichtiger „topologischer" Aspekt mobiler psychiatrischer Notdienste ist auch die Art und Weise, wie diese Dienste angefordert werden können. Hier finden sich alle Modelle von der direkten Zugänglichkeit für die allgemeine Öffentlichkeit bis hin zu ausschließlicher Bekanntgabe dieses Dienstes an andere professionelle Helfer, wie etwa in Bremen oder im Nordlondoner Bezirk Barnet (*Ratna*, 1982) der Fall ist (wo die Kontaktaufnahme mit dem mobilen Dienst praktisch ausschließlich über andere Ärzte oder die Polizei erfolgt). Durch das Vorschalten dieses Filters wird versucht die „Gefahr", daß mobile Dienste von nahen Bezugspersonen dazu mißbraucht werden, unliebsame Angehörige in die Psychiatrie „abzuschieben" oder zumindest die Lösung des Problems an professionelle Stellen zu delegieren, möglichst gering zu halten.

Üblicherweise sind Patienten in mobilen Diensten nicht sehr kooperativ. Auch ist es für viele professionelle Helfer, ähnlich wie in ambulanten Diensten, recht belastend, daß der Kontakt mit einem Klienten, auf den man sich eingelassen hat, und dessen Probleme man näher kennengelernt hat, im Anschluß an den Notfalleinsatz abgebrochen und in der Regel nicht wieder aufgenommen wird.

d) Einrichtungen mit Übernachtungsmöglichkeit

Der charakteristische „topologische" Aspekt derartiger stationärer Behandlungsformen in Krisen- und Notsituationen besteht darin, daß der Betroffene aus seiner alltäglichen Situation, die in der Regel als zu belastend angesehen wird, herausgenommen wird und seine Probleme in einer „Schonatmosphäre" besprochen und behandelt werden können. Wie schon im Abschnitt über ambulante Dienste erwähnt, entsteht durch eine stationäre Aufnahme allerdings eine gewisse „Entmotivierung" im Betroffenen und in seinem sozialen Netzwerk, das aufgetretene Problem tatsächlich selbst zu lösen. Freilich gibt es ohne Zweifel auch Situationen, in denen es einfach notwendig ist, den Patienten aus seiner Umgebung vorübergehend zu entfernen, um ihn und seine Angehörigen zu entlasten.

Auch bei bettenführenden Einrichtungen gibt es das schon bekannte Spektrum von mehr psychosozial-psychologisch orientierten bis zu im engeren Sinn medizinisch psychiatrisch orientierten Einrichtungen. Die psychiatrische Notfallstation in Belgrad, Reims und Barcelona sind Beispiele für letzteres. Sie unterscheiden sich letztlich kaum von psychiatrischen Akutstationen, wie sie aus psychiatrischen Krankenhäusern traditioneller Art bekannt sind.

Deutlich abgehoben davon sind allerdinge „Kriseninterventionsstationen", die versuchen, während eines zeitlich begrenzten Aufenthaltes – meistens nur einige wenige Tage, nur in Ausnahmefällen ein bis zwei Wochen – mit dem Betroffenen im Sinne der Krisentheorie therapeutisch intensiv zu arbeiten. Seit 1971 die erste derartige Einrichtung in Amsterdam geschaffen wurde, sind Kriseninterventionsstationen mit Betten in größerer Zahl entstanden, z. B. in Groningen, Laibach, Bern, Berlin und Budapest. Ein bei der Planung der Kriseninterventionsstationen nicht bedachter Nachteil dieses Settings besteht darin, daß die Bearbeitung der Krise in einer „künstlichen Situation" – auf der Station – erfolgt. Wenn der Betroffene, der Philosophie dieser Einrichtungen entsprechend, nach wenigen Tagen wieder entlassen werden muß, nicht zuletzt auch deshalb, weil auf den Stationen ein ungeheurer Aufnahmedruck lastet, dann zeigt sich, daß die Organisation der Weiterbetreuung eines der Hauptprobleme derartiger Kriseninterventionsstationen ist. Dies äußert sich auch in den Klagen der professionellen Helfer, sie würden nach der kurzen Zeit eines vollen Engagements und der intensiven Beziehung zum Betroffenen, den Kontakt plötzlich wieder abbrechen müssen; darüber hinaus würden sie keine Rückmeldung über das weitere Schicksal der Klienten erhalten.

Kriseninterventionsstationen, die in mehrern Vorträgen dieser Tagung beschrieben werden, sind unterschiedlich lokalisiert: in Allgemeinkrankenhäusern, in psychiatrischen Krankenhäusern, zum Teil auch völlig losgelöst von einer Krankenhausstruktur. Allen diesen Stationen ist allerdings gemeinsam, daß sie ihr selbstgesetztes Ziel – bei der Mehrzahl ihrer Klienten die Probleme innerhalb weniger Tage zu lösen– oft nicht erreichen können. Ein nicht unbeträchtlicher Prozentsatz aufgenommener Patienten muß schließlich, vorwiegend auch unter dem Aufnahmedruck neuer Patienten, in psychiatrische Krankenhäuser verlegt werden.

Ausblick
Im Unterschied zur wohl nicht mehr rückgängig zu machenden Verlagerung der Versorgung von den psychiatrischen Anstalten hinaus in die Gemeinden hat sich neuerdings im Hinblick auf die Frage der Spezialisierung mancherorts in gewisser Weise eine Rückkehr zum Ausgangspunkt ergeben. Während noch vor 30 Jahren die stationäre Psychiatrie sämtliche Aufgaben der psychiatrischen Versorgung wahrnahm – wenngleich natürlich aus heutiger Sicht viele Aspekte vernachlässigt wurden –, also sowohl Notfallversorgung, Akutversorgung und Rehabilitation durchführte und dies bei allen diagnostischen Gruppen, kam es gerade wegen der festgestellten Mängel dieses zentralisierten psychiatrischen Versorgungssystems zur Entwicklung von Spezialeinrichtungen auf den verschiedensten Gebieten, nicht zuletzt eben auch auf dem Gebiet der Notfallpsychiatrie und Krisenintervention.

In den letzten Jahren wird dieser Trend zur Spezialisierung in vielen europäischen Ländern aber zunehmend wieder überlagert und zum Teil abgelöst durch einen gegenläufigen Trend der „Entspezialisierung", der sich in einem neuen Typ der „umfassenden" psychiatrischen Versorgung in sektorisiert arbeitenden gemeindepsychiatrischen Zentren manifestiert. Diese gemeindepsychiatrischen Dienste – oder „psychosozialen Dienste", wie sie vielerorts heißen — beanspruchen zunehmend, auch die gesamte Krisen- und Notfallversorgung mitzuübernehmen, und treten immer häufiger in eine gewisse Konkurrenzsituation zu am gleichen Ort bereits bestehenden spezialisierten Einrichtungen.

Die Rückkehr zu einer „umfassenden" psychiatrischen Versorgung, die wiederum alle Komponenten eines psychiatrischen Versorgungssystems in sich vereint, diesmal aber nicht im psychiatrischen Krankenhaus sondern in der Gemeinde, hat im Bereich der Notfallpsychiatrie Vor- und Nachteile.

Spezialisierte notfallpsychiatrische und Kriseninterventionseinrichtungen sind meistens, allerdings nicht notwendigerweise, zentralisiert, d. h. sie sind für ein größeres Gebiet zuständig, im Gegensatz zu sektorisierten gemeindepsychiatrischen Einrichtungen, die für Bevölkerungszahlen zwischen 30 000 (in Südeuropa) und etwa 200 000 zuständig sind. Damit sind verschiedene Vorteile verbunden, vor allem der, daß es einfacher ist, eine Kontinuität in der Betreuung aufrecht zu erhalten, als in zentralisierten und spezialisierten Einrichtungen. Diese Kontinuität ist in zweifacher Hinsicht leichter zu realisieren. Einmal, weil es wahrscheinlicher ist als in zentralisierten Diensten, daß Personen, die in Krisen geraten — besonders chronisch psychisch Kranke in der Gemeinde —, den Mitarbeitern des Dienstes schon bekannt sind und ihnen deshalb effizienter geholfen werden kann. Dies ist ein ähnliches Phänomen, wie wir es in der Allgemeinmedizin beim Hausarzt kennen. Die Kontinuität bezieht sich aber auch auf die Nachbetreuung, die in einer sektorisierten Psychiatrie durch dasselbe Team, das auch die Notfallintervention durchführt, geleistet wird. In spezialisierten Diensten und Einrichtungen, die zentralisiert sind und ein größeres Gebiet versorgen — etwa das C. P. O. A., das für ganz Paris mit 4 Millionen Einwohnern zuständig ist —, sind beide Arten der Kontinuität der Betreuung nicht möglich, obzwar es auch hier eine gewisse kleine Gruppe von „chronischen Krisenpatienten" gibt (s. o.), für die die Notfalleinrichtung in gewisser Weise eine vertraute Anlaufstelle geworden ist.

Ein Nachteil einer kleinräumigen gemeindepsychiatrischen Versorgung besteht darin, daß die Häufigkeit von Notfällen und Krisensituationen wegen der relativ kleinen versorgten Bevölkerungsgruppe relativ gering ist. Das „know how" des Umgangs mit allen Arten von Krisen und Notsituationen kann deshalb von einzelnen Mitarbeiten nicht in der gleichen umfassenden Weise erworben werden wie in spezialisierten und zentralisierten Einrichtungen, die den großen Vorteil haben, daß ihr Personal mit relativ viel Krisen- und Notsituationen in Kontakt kommt, und so innerhalb kurzer Zeit ein relativ großer Erfahrungsschatz im Umgang mit seelischen Notzuständen entsteht.

Der entscheidende Nachteil dezentraler gemeindenaher Versorgungsmodelle besteht für die Notfallpsychiatrie darin, daß sie praktisch nicht finanzierbar sind, zumindest heute noch nicht, bei den vorhandenen Einstellungen zur Psychiatrie und der mangelnden Bereitschaft, die psychiatrische

Versorgung entsprechend zu finanzieren. So hat sich etwa in Paris, das in 38 psychiatrische Versorgungssektoren eingeteilt ist, erst in einem einzigen Sektor ein rund um die Uhr und sieben Tage in der Woche funktionierender Dienst etablieren können, während sämtliche andere Sektordienste abends, nachts und an Wochenenden geschlossen sind. Im Gegensatz dazu ist die zentrale Notfallambulanz − das „Centre Psychiatrique d'Orientation et d'Accueil (CPOA)" durchgehend geöffnet und sieht in 24 Stunden im Schnitt 40 Patienten.

Dieses Dilemma zwischen spezialisiert-zentralisierter und allgemeinpsychiatrisch-dezentralisierter Krisen- und Notfallversorgung ist wohl schwer zu lösen. Den Ansatz einer möglichen Lösung gibt es in Triest. Dort waren ursprünglich alle sieben psychosozialen Zentren, die zusammen eine Bevölkerung von 280 000 Einwohnern versorgen, ständig geöffnet. Aus finanziellen Gründen mußten die Zentren vor einigen Jahren allerdings nachts geschlossen werden. Die entstandene Lücke füllt seither eine psychiatrische Notfallstation mit 8 Betten am Allgemeinkrankenhaus aus. Das Interessante an dieser Konstruktion ist, daß die Arbeit in der zentralen Notfallstation von den Psychiater der 7 psychosozialen Zentren geleistet wird. Darüber hinaus besteht eine enge organisatorische Verknüpfung zwischen der Notfallstation und den psychosozialen Zentren: Patienten, die während der Nacht an der Notfallstation aufgenommen werden, werden am nächsten Morgen von den psychiatrischen Teams der einzelnen Zentren abgeholt und im Zentrum selbst weiterbetreut.

Welche Lösungsmöglichkeiten sich für dieses Dilemma in Zukunft ergeben, ist noch nicht klar und wird sehr von lokalen Gegebenheiten abhängen. Die heute existierenden spezialisierten Dienste und Einrichtungen können vielleicht die Rolle von Unterrichts-, Weiterbildungs- und Forschungszentren übernehmen. Auf jeden Fall ist aber der Trend von der Spezialisierung zurück zur allgemeinpsychiatrischen Krisen- und Notfallversorgung nicht mehr zu übersehen. Wie in der Bundesrepublik im großstädtischen Bereich, im Bereich einer mittelgroßen Stadt und am Lande im Rahmen einer sektorisierten Versorgung mit Notfällen umgegangen wird, machen die Beiträge von *Kebbel, Nouvertne* und *von Cranach* deutlich. Auch die Tagungsbeiträge von *Rose* und *Trostorf* über die konsiliarpsychiatrische Notfallversorgung und von *Jacobi* über die Krisenintervention und Notfallversorgung in der nervenärztlichen Praxis sind der allgemeinpsychiatrischen Versorgungsstrategie zuzuordnen.

In gewisser Weise in die gleiche Richtung, allerdings noch wesentlich weiter geht eine andere Entwicklung, die sich zunehmend beobachten läßt, nämlich die Integration der psychiatrischen Notfallversorgung in die allgemeinmedizinische Notfallversorgung. Im Abschnitt über „Enthospitalisierung" wurde auf dieses Phänomen, das besonders in den USA durch die vielen chronisch psychisch Kranken in der Gemeinde entstanden ist, bereits hingewiesen. Hier zeichnet sich ein mögliches Prinzip einer optimalen Lösung der psychiatrischen Notfallversorgung und Krisenintervention ab. Es erscheint durchaus sinnvoll, die Erstversorgung von psychiatrischen Notfällen in die Allgemeinkrankenhäuser zu verlegen. Allgemeinkrankenhäuser sind geographisch eher leicht erreichbar und rund um die Uhr geöffnet, sie sind im Fall von psychiatrischen Notfall- und Krisensituationen auch psychologisch wesentlich leichter zugänglich als psychiatrische Einrichtungen. Die Forderung, der psychisch Kranke und der körperlich Kranke sollten das Versorgungssystem durch die gleiche Pforte betreten, ließe sich so realisieren. Auch ein mehr sachlicher Grund spricht für die gemeinsame Versorgung medizinischer und psychiatrischer Notfälle und Krisen, nämlich die häufige Vermengung von psychosozialen und somatischen Ursachen mit seelischen Notzuständen. Nicht nur die schon erwähnten somatischen Ursachen für akute psychiatrische Zustandsbilder, sondern auch die durch Medikamentenüberdosierung oder Alkoholisierung komplizierten primär psychogenen Krisen würden für eine gemeinsame Versorgungsstruktur sprechen (*Katschnig* und *David,* 1986). Die Voraussetzung dafür wäre allerdings, daß an den Allgemeinkrankenhäusern entsprechende professionelle Kompetenz vorhanden ist. Die zunehmende Anzahl psychiatrischer Abteilungen an Allgemeinkrankenhäusern in der Bundesrepublik läßt hoffen, daß sich diese fachlich-psychiatrische Kompetenz in diesen gemeindenahen medizinischen Einrichtungen vermehrt. Dort, wo noch keine Abteilungen im eigentlichen Sinn errichtet werden können, ist es denkbar, daß die Notfallversorgung durch Konsiliarpsychiater geleistet würde.

In einem Ausblick darf der Hinweis nicht fehlen, daß neben den genannten Strategien der Integration der psychiatrischen Notfall- und Krisenversorgung in die allgemeine psychiatrische und medizinische Versorgung der Gedanke der *Prävention von Notfällen und Krisen* einer verstärkten Beachtung bedarf. Erstmanifestation von Psychosen endogener und organischer Natur sowie schwere traumatische Krisen in der Folge von massiven psychosozialen Belastungen werden zwar nie vermieden werden können; die große Population der chronisch psychisch Kranken in der Gemeinde könnte jedoch von präventiven Aktivitäten insofern profitieren, als eine adäquate Betreuung dieser Patienten eine Rückfallprävention und damit eine Prävention von Notfällen und Krisensituationen bedeutet. Ein qualitativ gutes gemeindepsychiatrisches Versorgungssystem darf sich nicht darin erschöpfen, Institutionen und Dienste, wie etwa Tageskliniken oder Wohnheime anzubieten, es muß vielmehr mit dem sozialen Netzwerk dieser chronisch psychisch Kranken eng zusammenarbeiten. Dort, wo dieses Netzwerk noch aus Familienmitgliedern besteht, müssen die Familien durch Beratung, durch Organisation von Gruppenaktivitäten und durch die Einbindung in Selbsthilfeorganisationen unterstützt werden.

Das rechtzeitige Erkennen von sich anbahnenden Rückfällen und eine rechtzeitige Wiederaufnahme oder Intensivierung der Therapie sind durch enge Kontakte zwischen Familien und psychiatrischem Betreuungssystemen möglich und erlauben eine effektive Rückfallsprophylaxe (*Herz,* 1984). Dort wo Patienten isoliert sind und ihr soziales Netzwerk nur mehr aus professionellen Betreuungspersonen besteht, bedarf es einer fachlichen Supervision der Betreuer, um diese Beziehungen so zu gestalten, daß sie nicht zusätzlich belastend für den Patienten werden und zu Rückfällen führen. Ein optimal organisiertes gemeindepsychiatrisches Versorgungssystem muß die sozialen Beziehungen der Patienten im Alltag ernst nehmen und sich um diese Beziehungen sorgen. Dort liegt der Kern der Krisen- und Notfallprävention für chronisch psychisch Kranken in der Gemeinde. Zu beurteilen, ob diese Krisen- und Notfallprävention schon funktioniert, etwa in manchen italienischen Zentren, die explizit diesen Anspruch erheben, ist heute noch nicht möglich. Die Idee aber, die Notfall- und Krisen*intervention* durch eine Krisen- und Notfall*prävention* zu ergänzen, ist bestechend und verdient es, weiter verfolgt zu werden.

Literatur

ALLEN, N. (1984) Suicide prevention. In: Loing Hatton, C., S. McBride Valente (eds.) Suicide. Assessment and Intervention, 2nd ed. Appleton-Century-Crofts, Norwalk, Connecticut

BASSUK, E., R. WINTER, R. APSLER (1983) Cross cultural comparison of British and American psychiatric emergencies. A. J. Psychiatry 140:180−184

BAUER, M., H. BERGER (1986) Rechtsprobleme der Einweisung und Behandlung von akut Kranken mit einem Anhang zu Pflegschaft und Entmündigung. In: Psychiatrie der Gegenwart, Hrsg.: K. P. Kisker, H. Lauter, J.-E. Meyer, C. Müller, E. Strömgren, 3. Auflage. Band 2: Krisenintervention Suizid Konsiliarpsychiatrie. Springer-Verlag, Berlin Heidelberg New York Tokyo 1986, 45−84

COOPER, J. E. (1979) Crisis admission units and emergency psychiatric services. Public Health in Europe 11, Regional Office for Europe, World Health Organization, Copenhagen

ERIKSON, E. (1970) Jugend und Krise. Klett, Stuttgart

FRIEDMANN, C. T. H., I. M. LESSER, E. AUERBACH (1982) Psychiatric urgency as assessed by patients and their therapists at an adult outpatient clinic. Hosp. Community Psychiatry 33:663−664

GROVES, J. (1978) Taking care of the hateful patient. N. Engl. J. Med. 298:883−887

HÄFNER, H., H. HELMCHEN (1978) Psychiatrischer Notfall und psychiatrische Krise − Konzeptuelle Fragen. Nervenarzt 49:82−87

HÄFNER-RANABAUER, W. G. GÜNZLER (1984) Entwicklung und Funktion des psychiatrischen Krisen- und Notfalldienstes in Mannheim. Fortschr. Neurol. Psychiatr. 52:83−90

HERZ, M. E. (1984) Recognizing and preventing relapse in patients with schizophrenia. Hosp. Community Psychiatry 35:344−349

HUG, H. H. (1981) Psychiatrische Notfälle und deren Versorgung in der Stadt Zürich. Inaugural-Dissertation. Sozialpsychischer Dienst der Psychiatrischen Universitätsklinik Zürich.

KASKEY, G. B., B. M. IANZITO (1984) Development of an emergency psychiatric treatment unit. Hosp. Community Psychiatry 35:1220−1222

KATSCHNIG, H. (1986) Life events and psychiatric disorders − Controversial issues. Cambridge University Press, Cambridge

KATSCHNIG, H., H. P. DAVID (1896) Unterschiede und Beziehungen zwischen psychiatrischen und medizinischen Notfällen. In: 40. Österreichischer Ärztekongreß: Van Swieten-Tagung, Wien, 20.–22. Oktober 1986, Kongreßband. ÖA-Verlag, Wien, 165–172
KATSCHNIG, H., T. KONIECZNA (1986) Notfallpsychiatrie und Krisenintervention. In: Psychiatrie der Gegenwart, Hrsg.: K. P. Kisker, H. Lauter, J.-E. Meyer, C. Müller, E. Strömgren, 3. Auflage. Band 2: Krisenintervention Suizid Konsiliarpsychiatrie. Springer-Verlag, Berlin Heidelberg New York Tokyo 1986, 3–43
KATSCHNIG, H., T. KONIECZNA (in Druck) Report on a study of crisis intervention units and psychiatric emergency services in Europe, part 2: City reports. In: Katschnig, H., T. Konieczna, J. Cooper (eds.) Crisis intervention and emergency psychiatric services in Europe. World Health Organization, Copenhagen
KIEV, A. (1970) New directions for suicide prevention centers. Am. J. Psychiatry 127:87–88
KLERMAN, G. L. (1985) Trends in utilization of mental health services: Perspectives for health services research. Med. Care 23:584–597
KREITMAN, N. (1977) (ed.) Parasuicide. John Wiley & Sons, London
LANGSLEY, D. G. (1980) Crisis intervention and the avoidance of hospitalization. In: Jacobson, G. F. (ed.) Crisis intervention in the 1980s. New directions for mental health services 6. Jossey Bass, San Francisco Washington London, 81–90
LINDEMANN, E. (1944) Symptomatology and management of acute grief. Am. J. Psychiatry 101:141–148
MENG HOOI LIM (1983) A psychiatric emergency clinic: A study of attendances over six months. Br. J. Psychiatry 143:460–466
QUERIDO, A. (1986) The shaping of community mental health care. Br. J. Psychiatry 114:293–302
RATNA, L. (1982) Crisis intervention in psychogeriatrics: A two-year follow-up study. Br. J. Psychiatry 141:296–301
REITER, L. (1975) Krisenintervention. In: Strotzka, H. (Hrsg.) Psychotherapie: Grundlagen, Verfahren, Indikationen. Urban & Schwarzenberg, München Wien Baltimore, 412–525
RINGEL, E. (1953) Der Selbstmord. Maurice, Wien Düsseldorf
SLABY, A. E. (1984) Quality assurance and diagnostic psychiatry. In: Dubin, W. R., N. Hanke, H. W. Nickens (eds.) Psychiatric emergencies. Churchill Livingstone, New York Edinburgh London Melbourne, 1–20
TALBOTT, J. A. (1969) Community psychiatry in the army: History, practice and application to civilian psychiatry. JAMA 210:1233–1237
WALKER, J. I. (1983) Psychiatric emergencies. Intervention and resolution. J. P. Lippincott, Philadelphia London Mexico City New York St. Louis São Paulo Sydney

Die Begriffe des psychiatrischen Notfalls und der Krise

H. Häfner u. W. Rössler

Der psychiatrische Notfall

Die Begriffe „seelische Krise" und „psychiatrischer Notfall" sind von unterschiedlicher Herkunft: Der psychiatrische Notfall ist aus dem Kontext der Notfallmedizin zu verstehen: ein Zustand, häufig durch Krankheit verursacht, der einen unmittelbaren Handlungszwang zur Abwendung von Lebensgefahr oder von anderen schwerwiegenden Folgen mit sich bringt (HÄFNER & HELMCHEN 1978). Als Beispiel psychiatrischer Notfälle können ein Selbstmordversuch, ein Delirium tremens oder ein katatoner Erregungszustand gelten. Sie machen deutlich, daß ein psychiatrischer Notfall außer der Notwendigkeit sofortiger psychiatrischer Diagnostik und Therapie auch andere Aspekte unverzüglicher Intervention aufweisen kann, etwa die akute Selbst- oder Fremdgefährdung oder das vitale Risiko einer Vergiftung. Um solchen Risiken zu begegnen, sind — abhängig von ihren jeweiligen Aspekten — institutionelle Maßnahmen, wie die Aufnahme auf eine offene oder geschlossene Station, und zur psychiatrischen mitunter auch internistische Diagnostik und Therapie erforderlich. Die Frage, welche institutionellen Maßnahmen und welche diagnostische und Behandlungskompetenz in der Versorgung psychiatrischer Notfälle vorgehalten werden sollen, ist sowohl für die Definition des psychiatrischen Notfalls, als auch für die personelle Besetzung, Ausstattung und Anbindung von Einrichtungen der psychiatrischen Notfallversorgung von Bedeutung. Werden alle Vergiftungen und Delirien in einer Klinik für Innere Medizin versorgt, dann gerät der psychiatrische Notfalldienst in die Etappe.

Was ein psychiatrischer Notfall, im Unterschied zu einem internistischen, ist, wird in der Praxis von der Art der notwendigen Maßnahmen und von den unterschiedlichen Leistungsspektren und Organisationsformen psychiatrischer Versorgung, insbesondere von ihrer Aufgabenteilung mit der medizinischen Notfallversorgung, mitbestimmt.

In die Verantwortung für die Versorgung von Notfällen ist die Psychiatrie mindestens seit der enormen Erweiterung ihres pharmakotherapeutischen Repertoires und der diagnostischen Möglichkeiten durch hirnabbildende Verfahren hineingewachsen. Die Tradition reicht jedoch weiter zurück. Einer der Väter der wissenschaftlichen Psychiatrie, Wilhelm GRIESINGER (1872), hat seit 1842 unermüdlich die Integration psychiatrischer Abteilungen — er nannte sie Stadtasyle — in Allgemeinkrankenhäuser gefordert, mit dem Ziel, eine qualitativ anspruchsvolle, mutidisziplinäre Versorgung psychisch Schwerkranker sicherzustellen. Sein einflußreicher Kontrahent,

C.F.W. ROLLER (1831), forderte dagegen eine radikale Isolierung der psychisch Kranken von ihrer pathogenen Umwelt und plante deshalb die Anstalt Illenau, die im letzten Jahrhundert Modell für die Planung vieler psychiatrischer Krankenhäuser im In- und Ausland wurde, in optimaler Entfernung von Ballungsräumen, Allgemeinkrankenhäusern und Universitäten. Psychiatrische Notfallversorgung ist, zumal im Hinblick auf die Möglichkeiten moderner Medizin, unter solchen Voraussetzungen nur sehr begrenzt möglich.

Die unzulängliche Versorgung psychiatrischer Notfälle und Krisen in Ländern, in denen die Versorgung psychisch Kranker überwiegend auf große und teilweise abgelegene psychiatrische Krankenhäuser aufgebaut war, wurde frühzeitig zu einem Argument für den Übergang zur gemeindenahen psychiatrischen Versorgung (WHO 1973, 1978). Für die Organisation und die Anbindung neu entstehender psychiatrischer Notfalldienste spielte die Wiederentdeckung des hohen Anteils dringlicher Bedürfnisse nach psychiatrischer Intervention unter den Patienten der Notfallzentren allgemeiner Krankenhäuser eine große Rolle (COLEMANN & ZWERLING 1959; ERRERA et al. 1963; BELLAK et al. 1964; SATIN 1971). In dem 1975 veröffentlichten „Bericht über die Lage der Psychiatrie in der Bundesrepublik Deutschland" wurden deshalb die Aufgaben der psychiatrischen Notfallversorgung und Krisenintervention den Ambulanzen psychiatrischer Krankenhäuser innerhalb eines Versorgungsgebiets von rund 150 000–300 000 Einwohnern in Zusammenarbeit mit den niedergelassenen Ärzten zugewiesen.

Psychosoziale Krisen

Während der Begriff des psychiatrischen Notfalls dem pragmatischen Kontext der Notfallmedizin entstammt, hat der Begriff der psychosozialen Krise einen vorwiegend theoretischen Hintergrund. Das erste Krisenmodell hat Erich LINDEMANN 1944 am Beispiel der Trauerreaktionen auf die Brandkatastrophe eines Nachtclubs in Boston entwickelt. Er zeigte bereits, daß die individuelle Bewältigung solcher Krisen von der Verfügbarkeit adäquater Verhaltensmuster abhängt und durch soziale oder kulturelle Unterstützung erleichtert wird. Dieses einfache Krisenmodell gab den Anstoß zu einer extensiven Literatur über Krisentheorie und Krisenintervention.

Krankheitsmodelle sind von Krisenmodellen in erster Linie durch die Annahme autonomer biologischer Prozesse als überwiegender Determinanten des Geschehnisablaufs und als aussichtsreichste Ansatzpunkte der Intervention unterschieden. Ob Krisenmodelle oder Krankheitsmodelle eine psychische Störung adäquater erklären lassen, hängt damit vom Ausmaß der Beteiligung autonomer biologischer Prozesse am Ablauf der Reaktion ab. Je größer der Anteil individuellen psychologischen Reagierens und je geringer die Bedeutung autonomer Prozesse für ihren Ablauf ist, um so wahrscheinlicher sind Krisenmodelle für die Beschreibung des Geschehens und die Begründung der Intervention geeignet.

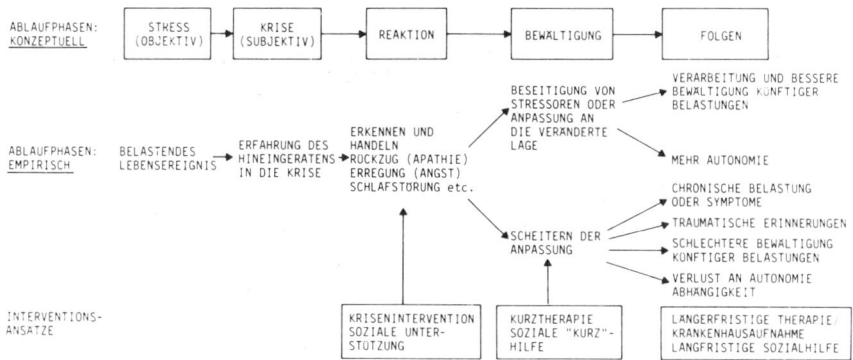

Abb. 1: Krisenmodell mit Interventionsansätzen

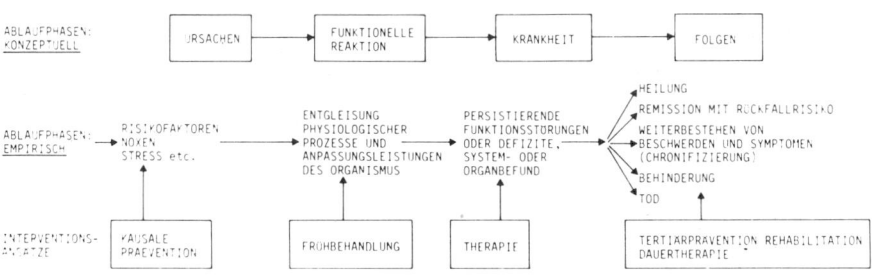

Abb. 2: Krankheitsmodell mit Interventionsansätzen

Die Dringlichkeit der Intervention aber, auf die sich die Definition des psychiatrischen Notfalls gründet, orientiert sich auch bei psychosozialen Krisen an den Risiken, die mit der Krise verbunden sind.

In beiden Modellen wird zwischen den konzeptuellen oder theoretischen und der erfahrungsbezogenen oder empirischen Gliederung der Ablaufphasen von Krankheiten und Krisen unterschieden. Die Interventionsmöglichkeiten und ihr Inhalt oder ihre Methode sind naturgemäß auf diese Ablaufphasen bezogen. Unter der Rubrik „Folgen" sind typische Risiken psychiatrischer Notfälle und Krisen aufgelistet. Diese Risiken definieren zugleich eine Skala von Zielen psychiatrischer Notfallbehandlungen und Kriseninterventionen, die sich von der Abwendung der Todesgefahr auf dem einen Pol bis zur Verbesserung der Bewältigung künftiger Belastungen auf dem anderen Pol erstreckt. Vitale Risiken, die den Notfall kennzeichnen, verlangen sofortiges kompetentes Handeln zu jeder Tages- und Nachtzeit. Hilfe in weniger dringlichen oder risikoarmen Lebenskrisen soll nur „so früh wie möglich" erfolgen, damit die Phase gestörten Wohlbefindens kurz gehalten und einer überdauernden Beeinträchtigung vorgebeugt werden kann. Die Ernsthaftigkeit des Risikos, das die Dringlichkeit der Krisenintervention mitbestimmt, ist damit auch für das notwendige Leistungsspektrum und die Organisation psychiatrischer Kriseninterventionsdienste von erheblicher Bedeutung.

Die in der umfangreichen Krisenliteratur von ERIKSON (1970) bis CAPLAN (1964) vermittelten theoretischen Krisenkonzepte und Vorstellungen über Funktion von Kriseninterventionsdiensten und -techniken gehen weit über unsere funktionalen Askpekte hinaus:

Die allgemeine Krisentheorie (CAPLAN 1964; ERIKSON 1970) geht davon aus, daß jeder Mensch ständig vor neue Lebensprobleme gestellt wird, die er mit erlernten Bewältigungsstrategien (coping behaviour) lösen soll. Entwickelt sich ein erhebliches Ungleichgewicht zwischen der subjektiven Bedeutung des Problems und den Bewältigungsmöglichkeiten des Individuums, dann soll es zur Krise kommen. Ihre Überwindung soll der Reifung oder der Autonomie der Persönlichkeiten dienen, das Scheitern in der Krise mit Krankheitsrisiken belastet sein.

Solche extensiven Krisenkonzepte werfen die Frage auf, wie weit das Angebot psychiatrischer Krisenintervention in das fast unbegrenzte Feld normaler Lebenskrisen hinein vorgetrieben werden soll. Die Bestandsaufnahme von Kriseninterventionszentren in europäischen Ländern wie KATSCHNIG & KONIECZNA (1986) hat nicht nur die enorme Vielfalt der Organisation der Ziele und der versorgten Problembereiche von Interventionszentren, sondern auch die Berechtigung dieser Frage deutlich gemacht. Nicht nur in den Krisentheorien also, sondern auch in der Praxis mancher Interventionszentren wird Hilfe für jede Lebensschwierigkeit angeboten. Zur klientenzentrierten Intervention mit dem Ziel, Persönlichkeitsentwicklung zu fördern, ist teilweise sogar der Anspruch der institutionszentrierten Intervention (CAPLAN 1964; PÖRKSEN 1970; REITER 1975) getreten. Sie will Gruppen, Organisationen oder die Gesellschaft verändern, weil diese selbst in eine Krise geraten sein sollen und dadurch Individuen krank gemacht hätten. Der Psychiater, oder umfassender formuliert, der „mental health worker", würde damit wie PASEWARK & ALBERS (1972) forderten, zum Architekten der Gesellschaft mit der umfassenden Aufgabe sozialer Sanierung oder politischer Weltverbesserung werden.

Der Traum der 70er Jahre von einer glücklichen Gesellschaft ohne Krisen und von der Heilsbringerschaft der Psychiatrie oder der „mental health worker", die ihn zur Wirklichkeit machen sollten, ist − von einigen Ausnahmen abgesehen − ausgeträumt. Der neue Realismus ist vor allem durch das Scheitern von Kriseninterventionsdiensten gefördert worden, die vorwiegend im Rahmen von community mental health centres der USA extensive soziale Kriseninterventionsstrategien umzusetzen versucht hatten. Ein lehrreiches Beispiel ist das Lincoln-Mental-Health-Centre am Albert Einstein-College of Medicine in der Bronx (New York). Sein Zusammenbruch ist von KAPLAN & ROMAN (1973), die auch sein Programm und seinen Aufbau mitgetragen hatten, analysiert worden. Einer der Gründe, den sie nannten, lautet: Das politische Ziel, durch soziale Veränderungen der Gesellschaft der Enstehung von Krisen vorzubeugen, läßt sich — unabhängig von der Reichweite seiner Annahmen — nicht unmittelbar mit der helfenden Intervention in Krisen oder Krankheiten von Individuen oder Familien verbinden. Aggressiver politischer Kampf auf der einen Seite und die vertrauenswürdige, zuverlässige Position des Helfenden auf der anderen Seite sind nicht in ein und derselben Person und Situation miteinander zu verbinden.

Was schließlich die Nachfrage nach individueller Lebensberatung angeht, so spricht dafür, daß sie in unserer liberalen, säkularisierten Gesellschaft nahezu unerschöpflich ist. Die steil ansteigende Inanspruchnahme sowohl der Gesundheitsdienste, als auch des wachsenden Markts paraprofessioneller und dilettantischer Therapie- und Trainingsangebote spricht dafür. Da Psychotherapeuten und psychiatrische Dienste, auch wenn sie in der Krisenintervention tätig werden, überwiegend nicht mehr auf Kosten der Ratsuchenden, sondern zu Lasten der Solidargemeinschaft oder der Gesellschaft als Ganzes, wirken, sind der Ausweitung des Leistungsangebots Grenzen gesetzt. Zwischen dem Maß der Hilfe für den einzelnen bei harmlosen Gesundheitsrisiken oder Lebensproblemen und der zumutbaren Belastung der Allgemeinheit muß ein vertretbarer Ausgleich gefunden werden. Psychiatrisch-psychotherapeutische Krisenintervention ist in jedem Fall nur dann gerechtfertigt, wenn sie gegenüber einer ökonomischeren, vor allem nicht professionellen Hilfe, eindeutig überlegene Erfolgsaussichten bietet.

Lebensprobleme, die aus eigener Kraft oder mit Unterstützung des sozialen Netzwerks bewältigt werden können, und alle Lebensprobleme, die nicht mit ernsteren Risiken für die psychische und körperliche Gesundheit belastet sind, können nicht mit professionellen Interventionen zu Lasten der Solidargemeinschaft beantwortet werden. Das bedeutet, daß wir uns eher der Unterstützung und dem Aufbau natürlicher sozialer Netzwerke und ihrer Hilfepotentiale und der Stärkung externer Leitsysteme des Bewältigungsverhaltens, wie Familie, gesellschaftliche Institutionen und Kirchen, als der unbegrenzten Expansion psychiatrisch-psychotherapeutischer Krisenintervention widmen sollten. Vor allem spricht gegen eine expansive Ausweitung unserer Kompetenz auf dem Feld der Krisenintervention die Überlegung, daß spekulative Überschreitung fundierten Wissens und Allmachtsansprüche jenseits fachlicher Kompetenz zwar vorübergehend falsche Hoffnungen wecken können, aber längerfristig zur Enttäuschung der Hilfesuchenden führen müssen. Solcherlei Rückschläge gefährden auch den soliden und wirksamen Anteil unserer Bemühungen zur Krisenintervention.

Kritischer Realismus in der Praxis darf aber kritischer Spekulation in der Forschung nicht im Wege stehen. Inwieweit beispielsweise frühzeitige Intervention bei schweren Krisen der Vorbeugung des Auftretens oder der

Chronifizierung von Krankheiten dienen kann, ist eine bislang nur in eng begrenzten Bereichen, etwa beim Verlust des Lebenspartners im Alter, positiv entschiedene Frage (CLAYTON et al. 1968; BOJANOVSKI 1977). Der Mangel an prüfbaren Modellen und verallgemeinerungsfähigen Kenntnissen über den Zusammenhang von Belastungen, Krisen und Krankheitsrisiken ist eine Herausforderung für die psychiatrische Forschung, aber sicher derzeit keine Versorgungsaufgabe der Psychiatrie. Kontrollierte experimentelle Interventionsprogramme, und nicht Aktionismus im Nebel, wären erforderlich, um unsere Möglichkeiten wirksamer Intervention zu prüfen und vielleicht einmal auch zur Ausübung an trainierte Laien weitergeben zu können. Die Begrenzung des Aufgabenfeldes der Pyschiatrie bedeutet nicht, daß unsere Verantwortung an dieser Grenzlinie endigt. Den Bedürfnissen der Ratsuchenden muß die Gesellschaft, dort wo es nicht gelingt, durch natürliche soziale Netzwerke oder Leitsysteme Hilfe zu leisten, ein Interventionsangebot entgegensetzen, das nicht zu erheblicher Nachfragestimulation und Kostensteigerung führt.

Im Vorfeld psychiatrischer Dienste haben Beratungsstellen und Telefondienste, zum großen Teil durch Laien getragen, wichtige Bereiche der Krisenintervention, etwa der Erziehungs-, Ehe-, Alkoholiker- und Suchtberatung, an sich gezogen. Ihnen sollen Zusammenarbeit und Rat für jene Probleme angeboten werden, deren Lösung durch psychiatrisches Fachwissen erleichtert wird. Zugleich wird eine bessere Ausrüstung der Allgemeinärzte mit diagnostischen und technischen Instrumenten psychiatrischer Krisenintervention notwendig, denn der größte Teil unserer Bevölkerung konsultiert auch bei ernsten seelischen Problemen den Hausarzt (WEYERER & DILLING 1984; ZINTL et al. 1978; COOPER & SOSNA 1983).

Dimensionen psychiatrischer Notfallmaßnahmen und Krisenintervention

Psychiatrische Notfallmaßnahmen und Krisenintervention sind auf drei Dimensionen angesiedelt:

1) die medizinische Dimension, die in der Regel in einer körperlichen Krankheit oder Begleitsymptomatik besteht und mehr oder weniger dringend ärztliche Behandlung erfordert,

2) die psychiatrische Dimension im engeren Sinne, d. h. psychische Krankheiten oder Krisen, die eine pyschiatrisch-psychotherapeutische Intervention erfordern,

3) die soziale Dimension, die im Anlaß der Krise oder in sozialen Begleitproblemen von Krisen und Krankheiten Ausdruck finden kann. Auch sie bedarf nicht selten der fachkundigen Hilfe. Soziale Intervention kann sich:
    1) der Mobilisierung sozialer Unterstützung im natürlichen sozialen Netzwerk, etwa in der Familie,
    2) der Aktivierung von Ersatzsystemen, etwa der Selbsthilfeorganisationen oder

3) der Vermittlung professioneller sozialer Hilfe, wie der Wohnungs- oder Arbeitsbeschaffung,

bedienen

Organisatorische Folgerungen für psychiatrische Notfall- und Kriseninterventionsdienste

Wollte jemand eine psychiatrische Einrichtung aufbauen, die dem gesamten Spektrum dringend interventionsbedürftiger psychiatrischer Notfälle und Krisen offenstünde, dann müßte er über diagnostische, therapeutische und unterstützende Leistungen auf der allgemeinärztlichen oder internistischen und auf der psychiatrischen Ebene verfügen. Tatsächlich sind die meisten modernen Einrichtungen pyschiatrischer Krisen- und Notfallversorgung, wie die Berichte von J. E. COOPER (1979), H. KATSCHNIG (1980, 1986) und unsere eigenen Erhebungen (HÄFNER 1977) zeigen, multidisziplinär besetzt. Der überwiegende Anteil selbständiger Kriseninterventionszentren weist aber erhebliche Defizite auf der psychiatrischen, vor allem aber auf der medizinischen Dimension möglicher diagnostischer und therapeutischer Interventionen auf. Dementsprechend ist auch das Spektrum der Patienten, die in den verschiedenen Zentren versorgt werden, einigermaßen unterschiedlich. Psychiatrische Notfälle, schwere Krisen, Suizidgefährdung, Alkoholprobleme und psychische Störungen des höheren Lebensalters werden von solchen Zentren, die einen Schwerpunkt bei Neurosen und Krisen des jüngeren Lebensalters aufweisen, nicht versorgt. Solche Zentren sind denn auch in der Regel nicht 24stündig, sondern nur während der normalen Arbeitszeit besetzt.

Medizinische und psychiatrische Notfälle, etwa ein Suizidversuch oder ein schweres Alkoholdelir, bedürfen unverzüglicher Intervention. Auf der sozialen Dimension besteht zwar mitunter das Bedürfnis nach rascher Hilfe, nicht aber nach unverzüglicher Intervention: Gespräche mit dem Arbeitgeber oder Vermieter können meist nicht zur Nachtzeit erfolgen. Wir hatten bei der Eröffnung unseres eigenen Notfall- und Kriseninterventionsdienstes geplant, auch einen Nacht- und Wochenenddienst für Sozialarbeiter einzuführen. Inzwischen haben wir eingesehen, daß wir der sozialen Dimension von Notfällen und Krisen zureichend gerecht werden, wenn die Sozialarbeiter während der normalen Dienstzeit tätig werden. Der 24stündige Dienst in psychiatrischen Notfall- und Kriseninterventionseinrichtungen kann sich in der Regel auf die Anwesenheit des Psychiaters und des Pflegepersonals beschränken, wobei eine echte Notfallversorgung unmittelbare Verfügbarkeit der wichtigsten medizinischen Maßnahmen an Diagnostik und Therapie erfordert.

Erfahrungen und Ergebnisse des psychaitrischen Notfall- und Kriseninterventionsdienstes in Mannheim

Um die bisher vorwiegend theoretischen Ausführungen anschaulicher zu machen, berichte ich Ihnen kurz über neun Jahre Erfahrungen mit dem psychiatrischen Notfall- und Kriseninterventionsdienst am Zentralinstitut für Seelische Gesundheit in Mannheim. Lassen Sie mich mit einer kurzen Beschreibung beginnen: Mannheim, eine Stadt von ca. 300 000 Einwohnern, wird von rund 200 niedergelassenen Ärzten versorgt, wovon etwa 130 Ärzte für Allgemeinmedizin und Internisten und 14 Psychiater sind. Die Verantwortung für die stationäre psychiatrische Versorgung und die komplementäre Versorgung chronisch Kranker liegt, unter Zusammenarbeit mit dem Landeskrankenhaus Wiesloch, in den Händen des Zentralinstituts für

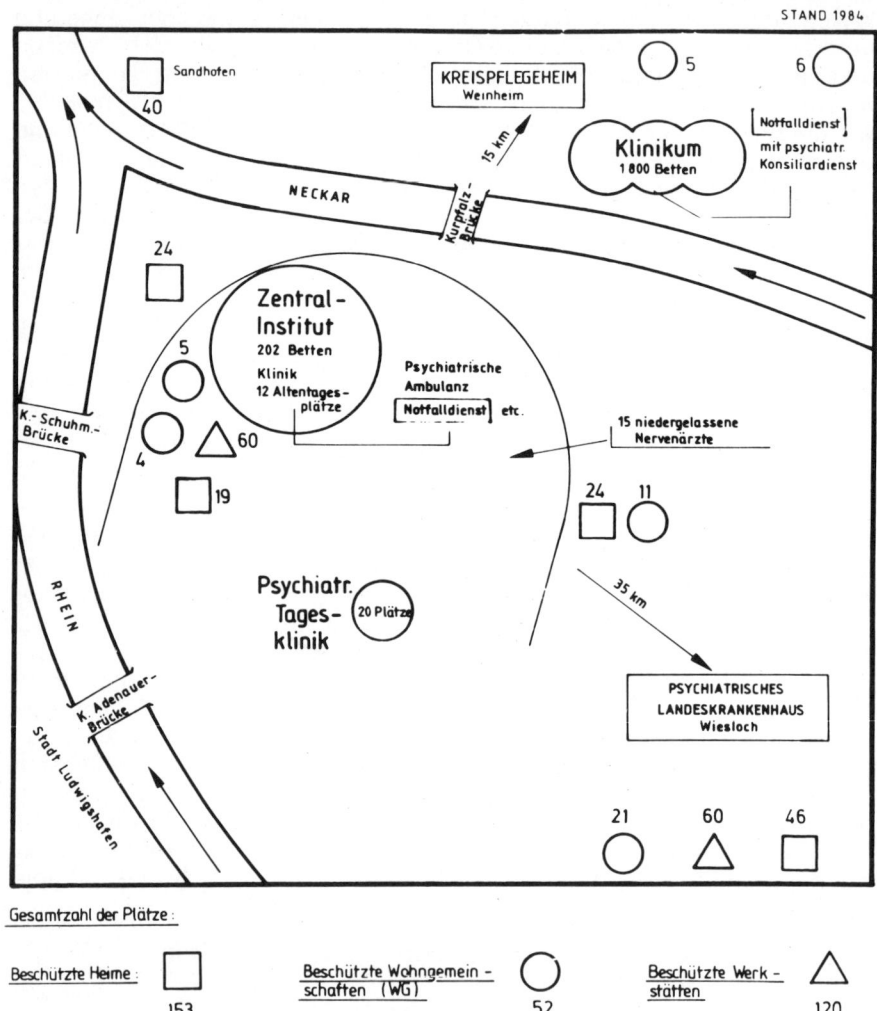

Abb. 3: Psychiatrische Dienste für die Bevölkerung Mannheims; Stadt Mannheim

Seelische Gesundheit, das über 202 Betten — darunter einer internistisch mitbetreuten Intensivstation von 10 Betten — und über 32 Tagesklinikplätze verfügt. Der Schwerpunkt stationärer Versorgung in den übrigen medizinischen Disziplinen liegt beim Klinikum Mannheim der Universität Heidelberg mit derzeit ca. 1800 Betten.

Der seit 1975 aufgebaute psychiatrische Notfalldienst ist an zwei Stellen tätig: im Zentralinstitut für Seelische Gesundheit im Zentrum der Stadt und im zwei Kilometer entfernt liegenden Klinikum (Abb. 3).

Während der Dienstzeit wird die Aufgabe im Klinikum vom Psychiatrischen Konsiliardienst mit vier ärztlichen Mitarbeitern und im Zentralinstitut von der interdisziplinär besetzten Psychiatrischen Ambulanz (Psychiater, Psychologin, Sozialarbeiterin) wahrgenommen. Außerhalb der Dienstzeit stehen in der Notfallabteilung des Klinikums ein Psychiater und am Zentralinstitut ein

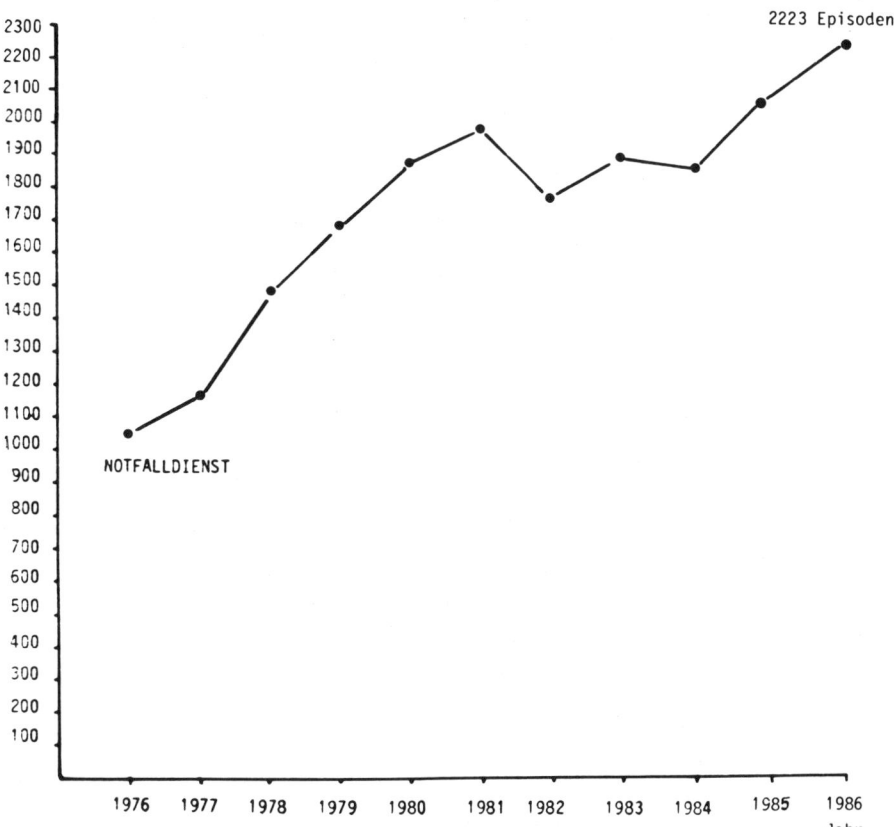

Abb. 4: Jährliche Anzahl der Behandlungsepisoden im Notfalldienst des Zentralinstituts für Seelische Gesundheit im Zeitraum 1976—1986

Oberarzt und ein Assistenzarzt zur Verfügung. Der ärztliche Notdienst der Kassenärztlichen Vereinigung, die Krankenhäuser und die Krankentransportdienste sind unterrichtet, daß psychiatrische Notfälle bei gleichzeitig bestehenden schweren körperlichen Erkrankungen in der Notaufnahme des Klinikums, psychiatrische Notfälle und Krisen ohne schwerwiegende körperliche Komplikationen im Zentralinstitut aufgenommen werden sollen. Medizinische Notfalleinrichtungen stehen auch im Zentralinstitut, insbesondere auf dessen Intensivstation, zur Verfügung. Für Notfälle, die der Versorgung auf den Intensivstationen des Klinikums bedürfen (Dialyse, neurochirurgische Intervention), ist ein sofortiger Transport sichergestellt.

Die Inanspruchnahme der beiden Notfalldienste stieg von der Eröffnung bis 1981 kontinuierlich bis zu einem Maximum von nahezu 2000 Episoden = 1407 Fällen an. Der leichte Rückgang 1982 spiegelt die Wirkung kostensenkender Maßnahmen wider: Von diesem Jahr an wurde eine Selbstkostenbeteiligung in Höhe von DM 5,— für Taxifahrten zur ärztlichen Konsultation eingeführt. Mittlerweile ist die Wirkung dieser Sparmaßnahme wieder vorbei: 1986 wurden 2223 Notfallepisoden versorgt.

Geht man von ca. 1800–2000 Notfallepisoden pro Jahr aus, dann errechnet sich eine Rate von rund 6/1000 Episoden oder knapp 5/1000 Personen pro Jahr, die im psychiatrischen Notfall- und Kriseninterventionsdienst versorgt werden. Rund 1400 Episoden wurden nachts und an Feiertagen versorgt, zwei Drittel davon im Zentralinstitut, ein Drittel im Notfallzentrum des Klinikums.

Geographische Verteilung und Zuweisungswege

Für 7609 Behandlungsepisoden von insgesamt 5151 Patienten aus der Zeit von 1974–1980 – bis dahin stand uns ein kumulatives Fallregister zur Verfügung, das inzwischen nach Intervention der Datenschutzbeauftragten für Baden-Württemberg eingestellt worden ist – haben HÄFNER-RANABAUER & GÜNZLER (1984) die topographische Verteilung der Wohnanschriften über das Stadtgebiet ermittelt. Die Karte (Abb. 5) zeigt bei geringfügigen Abweichungen eine Zunahme der Inanspruchnahme mit kürzerer Entfernung vom Notfalldienst. Daran wird die Beziehung zwischen der Dringlichkeit der Hilfe und der Kürze des Zuweisungsweges bei Notfalldiensten deutlich, eine Beziehung, die für Ausbau und Lokalisation von Notfalldiensten in ländlichen Regionen von erheblicher Bedeutung ist.

52% aller Notfälle kamen entweder auf eigene oder auf Initiative ihrer Angehörigen, um Hilfe zu suchen. Von anderen Krankenhäusern kamen 18%, durch den ärztlichen Notdienst 17%, durch die Polizei oder Feuerwehr wurden 12% gebracht. Daraus ist zu schließen, daß die Bevölkerung der Stadt den psychiatrischen Notfall- und Kriseninterventionsdienst angenommen hat.

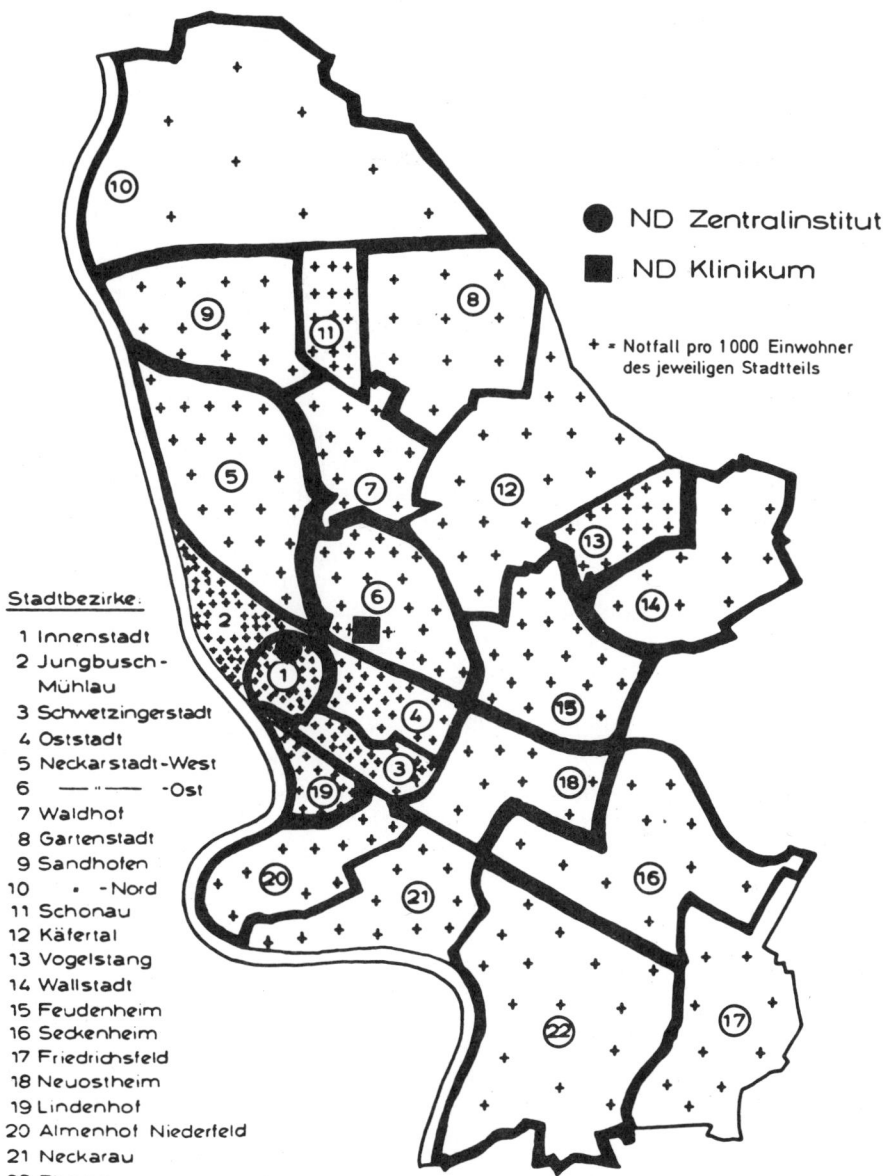

Abb. 5: Inanspruchnahme des Notfalldienstes des Zentralinstituts für Seelische Gesundheit, Mannheim, in den Jahren 1974–1980 – bezogen auf je 1000 Personen der einzelnen Stadtteile Mannheims (Quelle: Häfner-Ranabauer u. Güntzler, 1984)

Verteilung nach Diagnosen

Die diagnostische Zusammensetzung hat sich über die Zeit hin deutlich verändert. Die Anzahl seelischer Krisen ohne psychische Krankheit und neurotischer Störungen ist nur geringfügig gewachsen, der Anteil an der steigenden Gesamtzahl zurückgegangen. Der Anteil chronischer Erkrankungen ist langsam angestiegen. In dieser Entwicklung spiegelt sich vor allem der Ausbau der komplementären Versorgung chronisch psychisch Kranker in Mannheim wider. 1975 standen 60, 1984 205 komplementäre Plätze für psychisch Kranke in Mannheim zur Verfügung. Das Institut hat den fünf von seiner Gemeindepsychiatrischen Abteilung betreuten Heimen und den sechs Wohngemeinschaften die Garantie gegeben, zu jeder Zeit in dringenden Fällen psychiatrische Hilfe zu leisten und notfalls stationär aufzunehmen. Diese Aufgabe wird vom psychiatrischen Notfalldienst am Institut wahrgenommen. Psychiatrische Heime werden dadurch in die Lage versetzt, auch erheblich rückfallgefährdete Kranke aufzunehmen und damit den überwiegenden Teil einer langfristigen Unterbringung bedürftiger chronisch Kranker komplementär zu versorgen (HÄFNER et al. 1986). Weil rund 80% der Kranken in komplementären Einrichtungen an chronischer Schizophrenie leiden, weist diese Gruppe mit einem Zuwachs von rund 500% zwischen 1. 1. 75 und 31. 12. 80 auch den höchsten Anstieg der Episodenzahl unter allen Krankheitsgruppen auf (HÄFNER-RANABAUER & GÜNTZLER 1984).

Diagnosen und Konsultationsgründe

Um ein Bild der Gründe für die Konsultation des Dienstes und ihrer Dringlichkeit zu gewinnen, haben wir in der Zeit vom 1. 1.–31. 12. 83 die diensttuenden Ärzte alle 1483 nachts, an Feiertagen und Wochenenden versorgten Episoden nach einer vorgegebenen Liste von Diagnosen, Konsultationsgründen und einer dreistufigen Skala ihrer Dringlichkeit beurteilen lassen. Die während der werktäglichen Dienstzeit versorgten Episoden haben wir, weil sie wegen der während der Zeit in der Krisen- und Notfallversorgung mit tätigen niedergelassenen Ärzte ein verzerrtes Bild der in einem psychiatrischen Notfall- und Krisendienst einer Großstadt ankommenden Patienten abgeben, nicht erfaßt. Die Abb. 6, in der die Konsultationsgründe zu Gruppen zusammengefaßt sind, läßt erkennen, daß psychische Krankheit und Suizidrisiko, gefolgt von Alkoholproblemen, die häufigsten Konsultationsgründe darstellen. Die Verteilung über die Diagnosegruppen entspricht der Erwartung. 19,8% der Episoden werden als Schizophrenie, 19,7% als Alkohol- und Drogenmißbrauch, 4,8% als organische Psychosen und Demenzprozesse diagnostiziert, und nur 22,0% erhalten außer „Psychische Krise" keine weitere psychiatrische Diagnose. Daran wird nochmals deutlich, daß ein vom Zugang her nicht beschränkter psychiatrischer Notfall- und Kriseninterventionsdienst zu einem wesentlichen Teil der Notfallversorgung der in der Gemeinde lebenden und teilweise komplementär versorgten chro-

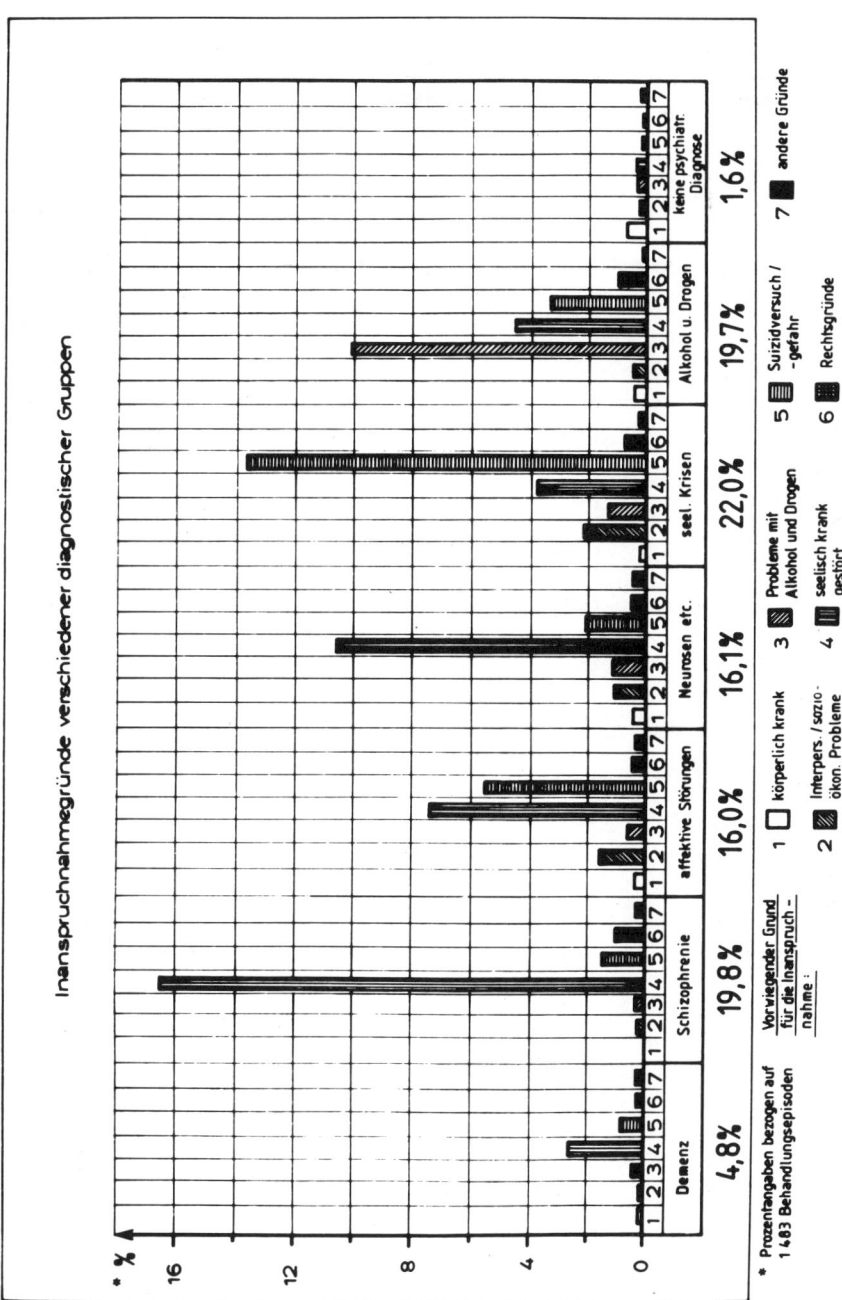

Abb. 6: Inanspruchnahmegründe verschiedener diagnostischer Gruppen

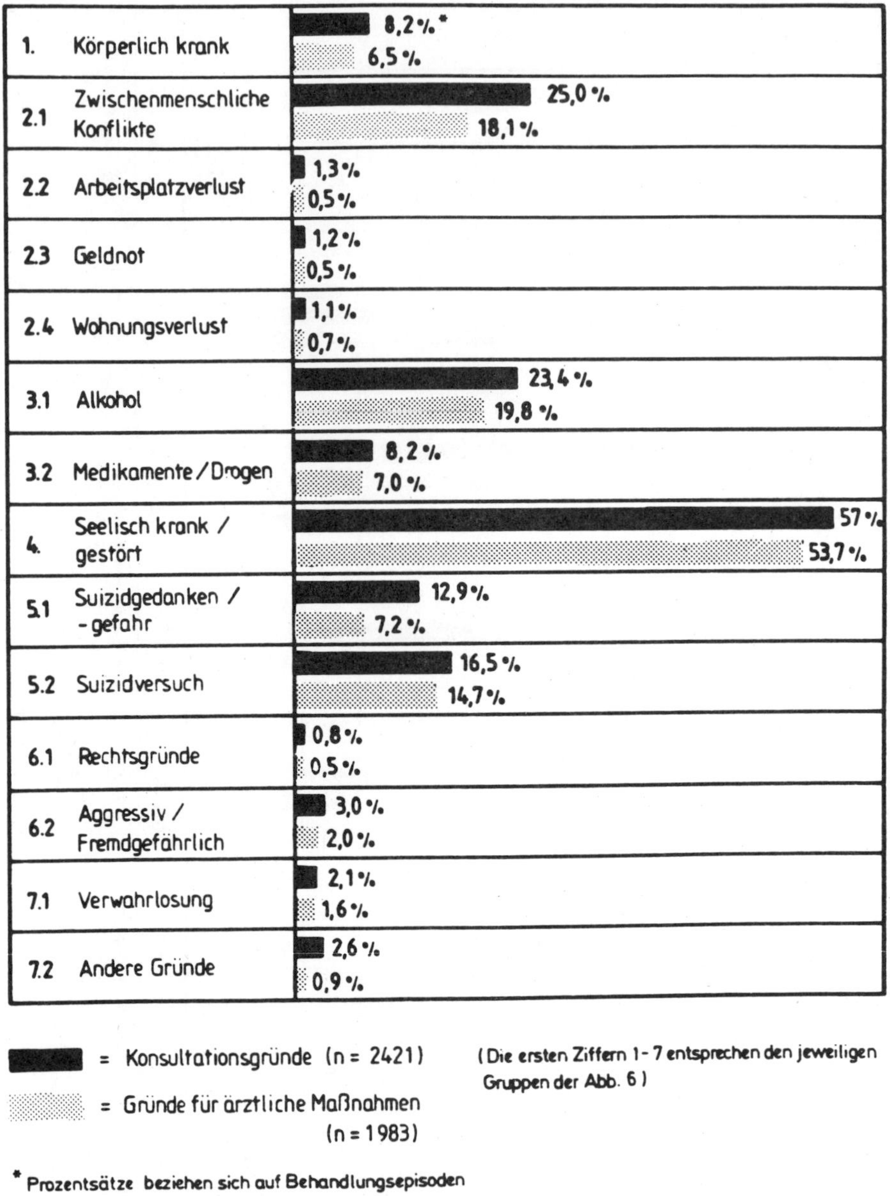

1.	Körperlich krank	8,2 %* / 6,5 %
2.1	Zwischenmenschliche Konflikte	25,0 % / 18,1 %
2.2	Arbeitsplatzverlust	1,3 % / 0,5 %
2.3	Geldnot	1,2 % / 0,5 %
2.4	Wohnungsverlust	1,1 % / 0,7 %
3.1	Alkohol	23,4 % / 19,8 %
3.2	Medikamente / Drogen	8,2 % / 7,0 %
4.	Seelisch krank / gestört	57 % / 53,7 %
5.1	Suizidgedanken / -gefahr	12,9 % / 7,2 %
5.2	Suizidversuch	16,5 % / 14,7 %
6.1	Rechtsgründe	0,8 % / 0,5 %
6.2	Aggressiv / Fremdgefährlich	3,0 % / 2,0 %
7.1	Verwahrlosung	2,1 % / 1,6 %
7.2	Andere Gründe	2,6 % / 0,9 %

▬ = Konsultationsgründe (n = 2421)
░ = Gründe für ärztliche Maßnahmen (n = 1983)

(Die ersten Ziffern 1-7 entsprechen den jeweiligen Gruppen der Abb. 6)

*Prozentsätze beziehen sich auf Behandlungsepisoden

Abb. 7: Konsultationsgründe/Gründe für ärztliche Maßnahmen

nisch Kranken dient. Für die personelle Besetzung und Ausstattung des Dienstes sind daraus Folgerungen zu ziehen.

Abb. 7 zeigt den jeweiligen Anteil der Episoden, denen bestimmte Konsultationsgründe zugeordnet wurden. Der häufigste Grund ist psychische Störung oder Krankheit, die mit 57% der Episoden registriert wurde. Darin findet einmal die Notwendigkeit der Klassifikation in einem akademischen medizinischen Setting Niederschlag. Zum andern spiegelt sich auch hier der hohe Anteil chronisch psychisch Kranker, die wegen Rückfällen oder Verschlechterung zur Notfallversorgung kommen, wider.

An zweiter Stelle kommen drei Gruppen von Gründen: interpersonelle Konflikte, beispielsweise Ehekrisen mit 25%, Alkoholmißbrauch mit 23,4%, Suizidversuche mit 16,5% und Suizidabsichten ohne Versuch mit 12,9%. Drogenmißbrauch und körperliche Krankheiten folgen mit jeweils 8,2%. Unmittelbar soziale Anlässe, wie Verlust des Arbeitsplatzes, Verlust der Wohnung und finanzielle Notlage, folgen mit deutlichem Abstand mit jeweils rund 1%.

Die geringe Zahl sozialer Anlässe bestätigt unsere Annahme, daß außerhalb der Dienstzeit Maßnahmen sozialer Unterstützung in einem psychiatrischen Notfall- und Krisenlnterventionsdienst, und damit die 24stündige Präsenz eines Sozialarbeiters, nicht erforderlich sind. Es wäre jedoch falsch, daraus abzuleiten, daß soziale Belastungen bei der Klientel des Notfalldienstes insgesamt eine untergeordnete Rolle spielten: Wie in vergleichbaren Notfalldiensten, entstammt der größte Teil unserer Patienten der Unterschicht oder der unteren Mittelschicht (65,3%). 30,9% sind alleinstehend, 28,4%, weitaus mehr als die für 1983 geltende Rate von 3,88% der Mannheimer Gesamtbe-

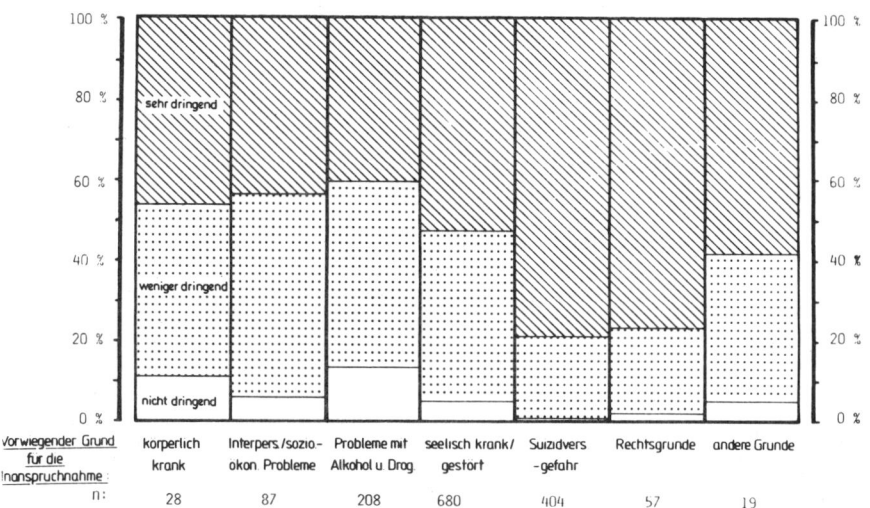

Abb. 8: Dringlichkeit der Konsultation

45

völkerung, sind arbeitslos. Darin kommt wiederum der hohe Anteil chronisch Kranker mit schweren sozialen Problemen an der Klientel des psychiatrischen Notfalldienstes zum Ausdruck. Alle Interventionen auf der sozialen Dimension werden bei diesen Kranken durch die Sozialarbeiter der psychiatrischen Ambulanz und der Abteilung Gemeindepsychiatrie während der normalen Dienstzeit durchgeführt.

Dringlichkeit der Konsultationen

Die Dringlichkeit der Konsultation haben die behandelnden Psychiater in die drei Stufen „sehr dringend, weniger dringend, nicht dringend" eingeordnet. Aufgeteilt auf die wichtigsten Anlässe (Abb. 8), zeigt sich, daß bei Suizidversuchen, bei rechtlichen Gründen und Aggressivität die Inanspruchnahme in fast 80% als sehr dringend beurteilt wurde. Die niedrigsten Anteile der höchsten Dringlichkeitsstufe finden sich bei Alkohol- und Drogenabhängigkeit und bei der kleinen Zahl rein körperlicher Krankheiten mit ca. 40%.

Fehlende Dringlichkeit wird sehr selten, in etwas mehr als 10% bei alkohol- und drogenbedingten und bei körperlichen Erkrankungen und in rund 5%

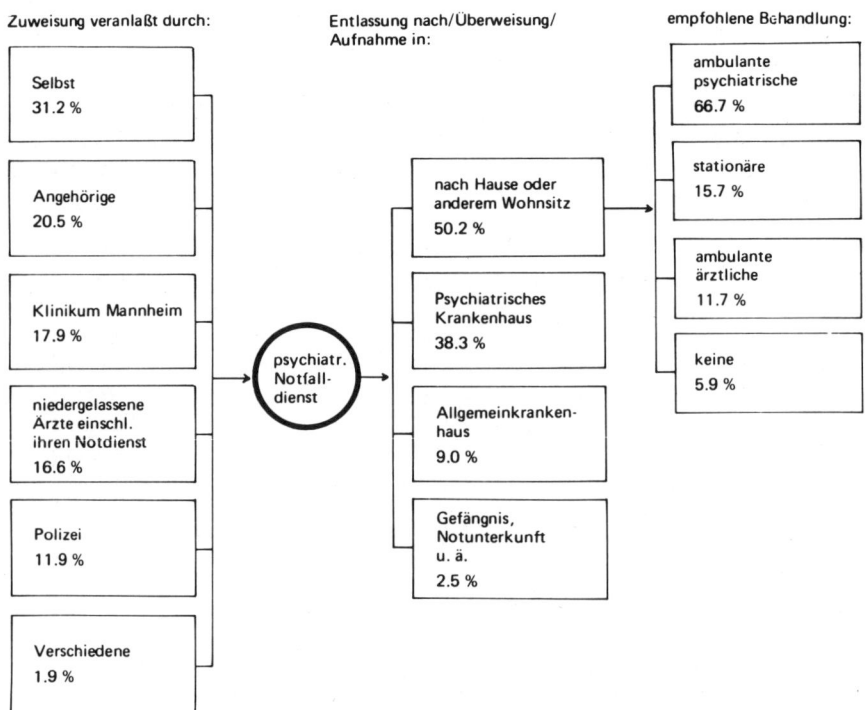

Abb. 9: Zuweisungsquellen zum Notfalldienst und Weiterverweisungen nach Interventionen (Quelle: Häfner et al., 1986)

bei interpersonellen Konflikten und psychischen Krankheiten angenommen. Gemessen an den Urteilen der behandelnden Psychiater, war damit die Inanspruchnahme des Notfall- und Kriseninterventionsdienstes außerhalb der normalen Dienstzeit ohne dringlichen Grund erstaunlich selten.

Weiterverweisungen

Die Analyse der Weiterverweisungen zeigt, daß etwa die Hälfte nach erfahrener Krisenintervention nach Hause entlassen wird. Von diesen Patienten wird 78,4% eine ambulante psychiatrische oder hausärztliche Weiterbehandlung empfohlen. Bei einem nahezu gleich großen Anteil werden gleichzeitig soziale Maßnahmen am folgenden Tag veranlaßt. Fast 40% werden mindestens kurzfristig in einem psychiatrischen Krankenhaus stationär aufgenommen: in der Gruppe der exogenen Psychosen und bei Delirien 80%, bei schizophrenen Episoden 65%, bei Suizidversuchen 63,4%. Dieser hohe Anteil stationär zu versorgender Fälle ist ein Indikator für die Häufigkeit wirklicher psychiatrischer Notfälle in einem umfassenden Notfall- und Kriseninterventionsdienst. Ähnliche Zahlen sind aus anderen psychiatrischen Notfalldiensten bekannt, die in ein gemeindepsychiatrisches Versorgungssytem integriert sind (J. E. COOPER 1979).

Eine weit verbreitete Forderung psychiatrischer Kriseninterventionsdienste ist die nachgehende Versorgung, möglichst durch ein mobiles psychiatrisches Team. REIMER (1975) zeigte einmal auf, daß dies ein unreflektierter Plan sei. Der Hausbesuch bei Krisen und Notfällen oder bei psychisch Kranken aus Mangel an Initiative oder Einsicht, die versäumte ärztliche Hilfe spontan in Anspruch zu nehmen, ist in jedem sinnvoll gegliederten Gesundheitssystem zunächst Aufgabe der ersten Linie der ärztlichen Versorgung, d. h. des Hausarztes. Er kennt meist den Kranken und seine Umgebung am besten. Wenn ein psychisch Kranker abweichend von den Regeln der Versorgung aller übrigen Kranken von einem psychiatrischen Dienst zu Hause aufgesucht wird, dann bringt dies häufig eine erhebliche Belastung für ihn und seine Familie mit sich. Ein besonders ungünstiger Eindruck entsteht, wenn nicht der Arzt alleine, sondern ein aus mehreren Personen bestehendes Team den Hausbesuch unternimmt. Das mobile psychiatrische Team und die psychiatrische Intervention in der Wohnung des Kranken sollten deshalb auf echte Ausnahmen beschränkt bleiben. Statt dessen soll der Ausbildungsstand für Allgemeinärzte in psychiatrischer Diagnostik und in einfachen Methoden der Intervention bei psychischen Krisen und harmlosen Notfällen verbessert werden.

Folgerungen für Ausstattung und Anbindung eines psychiatrischen Notfall- und Kriseninterventionsdienstes

Geht man vom Spektrum der einer psychiatrischen Krisenintervention oder Notfallversorgung bedürftigen Kranken der Bevölkerung aus, dann muß ein dafür ausgerüsteter Notfalldienst 24stündig geöffnet sein. Er sollte mit den Einrichtungen medizinischer Notfallversorgung eng verbunden sein. Wo dies nicht möglich ist, sollte die Notfalleinheit des Allgemeinkrankenhauses durch einen psychiatrischen Liaison-Service zur multidisziplinären Versorgung medizinisch-psychiatrischer Notfallprobleme ergänzt werden. Dieses zentralistische Modell psychiatrischer Notfall- und Krisenintervention, angebunden an oder integriert in ein psychiatrisches Krankenhaus und ergänzt durch einen psychiatrischen Konsiliardienst in der medizinischen Notfallabteilung, ist in Regionen, in denen das nächste Krankenhaus weit entfernt liegt, nicht zu verwirklichen. Deshalb sind dort dezentrale Organisationsformen unvermeidlich. Bei der Einrichtung selbständiger psychiatrischer Kriseninterventionsdienste in einem dezentral organisierten System ist zu bedenken, daß die Verfügbarkeit ergänzender Einrichtungen psychiatrischer Diagnostik und Behandlung darüber entscheidet, wie weit der Dienst in die Versorgung schwerer Krisen, ernster Risiken und echter Notfälle eintreten kann.

Steht keine dieser ergänzenden Einrichtungen schnell erreichbar zur Verfügung, dann können nur solche psychosozialen Krisen versorgt werden, die weder selbst- noch fremdgefährlich sind, noch unter einem vitalen Risiko stehen. Die Klientel solcher unabhängiger Krisenzentren ist deshalb zwangsläufig auf den Bereich risikoarmer Krisen- und Problemfälle beschränkt.

Ein guter Kriseninterventions- und Notfalldienst muß allerdings auch für Fälle und Probleme offenstehen, die entweder nicht dringlich sind oder seine Kompetenz überschreiten. Denn im akuten Notfall ist es für die Betroffenen, manchmal auch für den einweisenden Arzt, oft nicht möglich, die Indikation einer spezifischen Intervention hinreichend zu beurteilen. Dieser Gesichtspunkt unterstreicht noch einmal die Wichtigkeit einer breiten diagnostischen Kompetenz und einer engen und raschen Verbindung der psychiatrischen mit der medizinischen Notfallversorgung.

Literaturverzeichnis

BELLAK, L., PROLA, M., MEYER, E. J., ZUNKERMAN, M.: Psychiatry in the medical-surgical-emergency clinic, Arch. Gen. Psychiat. 10 (1964) 267–269
Bericht über die Lage der Psychiatrie in der Bundesrepublik Deutschland. Zur psychiatrischen und psychotherapeutisch/psychosomatischen Versorgung der Bevölkerung. Deutscher Bundestag, Drs. 7/4200, 7/4201, Bonn 1975.
BOJANOVSKY, J.: Morbidität und Mortalität bei Verwitweten. Fortschritte der Medizin 95 (1977) 593–596
CAPLAN, G.: Principles of preventive psychiatry. New York, Basic Books 1964.
CLAYTON, P., DESMARAIS, L., WINOKUR, G.: A study of normal bereavement. Amer. J. Psychiat. 125 (1968) 168.

COLEMAN, M. D., ZWERLING, I.: The psychiatric emergency clinic; a flexible way of meeting community mental health needs. Amer. J. Psychiat. 115 (1959) 980–984.
COOPER, B., SOSNA, U.: Psychische Erkrankung in der Altenbevölkerung. Eine epidemiologische Feldstudie in Mannheim. Nervenarzt 54 (1983) 239–249.
COOPER, J. E.: Crisis admission units and emergency psychiatric services. Report on a study. Public Health in Europe 11, Copenhagen: World Health Organization, Regional Office for Europe 1979.
ERIKSON, E.: Jugend und Krise. Stuttgart, Klett 1970.
ERRERA, P.; WYSHAK, G., JARECKI, H.: Psychiatric care in a general hospital emergency room. Arch. Gen. Psychiat. 9 (1963) 105–112.
GRIESINGER, W.: Gesammelte Abhandlungen, Bd. I, 254–331, Kap. 11: Über Behandlung der Geisteskranken und über Irrenanstalten. Berlin, Hirschwald 1872.
HÄFNER, H.: Psychiatrische Krisenintervention – Umsetzung in psychiatrischen Einrichtungen. Bericht über Entwicklungstendenzen in den westeuropäischen Ländern und den USA. Psychiatria clin. 10 (1977) 27–63.
HÄFNER, H., an der HEIDEN, W., BUCHHOLZ, W., BARDENS, R., KLUG, J., KRUMM, B.: Organisation, Wirksamkeit und Wirtschaftlichkeit komplementärer Versorgung Schizophrener. Nervenarzt 57 (1986) 214–226.
HÄFNER, H., HELMCHEN, H.: Psychiatrischer Notfall und psychiatrische Krise – konzeptuelle Fragen. Nervenarzt 49 (1978) 82–87.
HÄFNER, H., RÖSSLER, W., HAAS, St.: Psychiatrische Notfallversorgung und Krisenintervention – Konzepte, Erfahrungen und Ergebnisse. Psychiatr. Praxis 13 (1986) in Druck.
HÄFNER-RANABAUER, W., GÜNZLER, G.: Entwicklung und Funktion des psychiatrischen Krisen- und Notfalldienstes in Mannheim. Fortschr. Neurol. Psychiat. 52 (1984) 83–90.
KAPLAN, S. R., ROMAN, M.: The organization and delivery of mental health services in the ghetto. The Lincoln Hospital experience. New York, Praeger, 1973.
KATSCHNIG, H.: Lebensverändernde Ereignisse als Ursache psychischer Krankheiten. In: H. Katschnig (Hrsg.): Sozialer Stress und psychische Erkrankung. Urban & Schwarzenberg, München-Wien-Baltimore 1980, S. 1–94.
KATSCHNIG, H., KONIECZNA, T.: Notfallpsychiatrie und Krisenintervention. In: Psychiatrie der Gegenwart, Band II, Springer, Berlin-Heidelberg-New York, 1986 (in Druck).
LINDEMANN, E.: Symptomatology and management of acute grief. Amer. J. Psychiat. 101 (1944) 141–148.
PASEWARK, R. A., ALBERS, D. A.: Crisis intervention – theory in search of a programm. J. natn. Ass. social Workers 17 (1972) 70.
PÖRKSEN, N.: Über Krisenintervention. Z. Psychother. med. Psychol. 20 (1970) 85.
REIMER, F.: Psychiatriereform – Reformvorstellungen aus der Sicht des Krankenhauspsychiaters. Vortrag auf dem Kongreß des Bundesverbandes der Ärzte des öffentlichen Gesundheitsdienstes und der World Federation of Public Health Associations, Bonn–Bad Godesberg, 2. 6.–6. 6. 1975.
REITER, L.: Krisenintervention. In: Strotzka, H.: Psychotherapie: Grundlagen, Verfahren, Indikationen. Urban & Schwarzenberg, München 1975.
ROLLER, C. F. W.: Die Irrenanstalt in allen ihren Beziehungen. C. F. Müller, Karlsruhe 1831.
SATIN, D. G.: Help! Prevalence and disposition of psycho-social problems in the hospital emergency unit. Social Psychiat. 6 (1971) 105–113.
WEYERER, S., DILLING H.: Prävalenz und Behandlung psychischer Erkrankungen in der Allgemeinbevölkerung. Nervenarzt 55 (1984) 30–42

WORLD HEALTH ORGANIZATION, Regional Office für Europe: The development of comprehensive mental health services in the community. Report on a conference, Peebles, Scotland, 24–30 May 1972. Copenhagen: EURO 5414 I, 1973.

WORLD HEALTH ORGANIZATION, Regional Office for Europe: The future of mental hospitals. Report on a Working Group, Mannheim, 2–5 November 1976. Copenhagen: ICP/MNH 019 II, 1978.

ZINTL-WIEGAND, A., SCHMIDT-MAUSHART, Ch., LEISNER, R., COOPER, B.: Psychische Erkrankungen in Mannheimer Allgemeinpraxen: eine klinische und epidemiologische Untersuchung. In: Häfner, H. (Hrsg.): Psychiatrische Epidemiologie, Springer, Berlin-Heidelberg-New York 1978.

Diskussion I

(gekürzte Fassung)

Moderation: W. Picard

Weber: Ich wundere mich über solche Feststellungen wie heute von Herrn Katschnig, es sei eine Ideologie, daß durch Kriseninterventionsdienste in der Regel keine Verhinderung von stationärer Behandlung stattfinden könne. Man findet diese Ansicht ja auch immer häufiger in Veröffentlichungen. Dabei werden m. E. einige Beispiele totgeschwiegen, die das Gegenteil beweisen; ich denke zum Beispiel an Uelzen oder an Brakel. Auch in Herford habe ich erlebt, daß wir in fünf Jahren die Anzahl der benötigten stationären Betten immerhin um ungefähr die Hälfte haben reduzieren können – und wir haben nicht einmal einen 24-Stunden-Kriseninterventionsdienst. Trotzdem haben wir stationäre Behandlung, insbesondere Zwangsmaßnahmen, in erheblichem Umfang vermeiden können.

Als zweites wollte ich noch einmal nachfragen, welchen Stellenwert die Verweise auf die Behandlung von Kriegsneurosen innerhalb des Referates von Herrn Katschnig hatten. Das habe ich nicht verstanden.

Katschnig: Bettenreduktion hängt in der Regel nicht mit Aufnahmereduktion zusammen. Dort wo es – weltweit – zu Bettenreduktionen kommt und dies mit differenzierten Statistiken dokumentiert ist, geht die Bettenzahl nicht durch die Verringerung der Aufnahmezahlen zurück, sondern durch die Verkürzung der Aufenthaltsdauer. Die guten Statistiken, die ich kenne, die also gebietsbezogen und umfassend sind, sprechen dafür, daß die Aufenthaltsdauer zurückgeht und nicht die Aufnahmezahl. Darüber hinaus habe ich vielleicht nicht gesagt, daß ich glaube, daß Zwangsaufnahmen sehr wohl reduziert werden können, aber nicht stationäre Aufnahmen überhaupt. So müßte man hier noch differenzieren.

Zur zweiten Frage. Hier habe ich nur eine Wurzel der Krisentheorie erwähnt, die von den Urhebern der Krisentheorie auch immer wieder genannt wird, daß nämlich das Konzept der sofortigen Intervention am Ort, des Nichtwartens also, aufgrund von Kriegserfahrungen entwickelt wurde. Dies wird von den Krisentheoretikern sehr vehement in den Vordergrund gerückt, daß es eben keine Warteliste geben darf, sondern man sofort helfen müßte. Die Amerikaner haben in ihren Kriegen – aus welchen Motiven auch immer – dieses Modell des sofortigen Eingreifens entwickelt. Diese Idee stammt tatsächlich z. T. aus der Militärpsychiatrie und wurde von den Krisentheoretikern aufgegriffen.

Weber: Es ist aber trotzdem wichtig, darauf hinzuweisen, welchen Stellenwert diese Art von Behandlung hatte. Es handelte sich sicherlich nicht um Therapie, um Heilen, um irgend etwas was dem medizinischen Ethos gerecht wird. Denn Sinn des sofortigen Eingreifens war — das kann man anhand schon der Geschichte des Ersten Weltkrieges, auch des Zweiten Weltkrieges und des Vietnamkrieges belegen —, daß man irgendeine Form von Krankheitsgewinn, z. B. die Verlegung in die „Etappe", verhindern wollte. Einen solchen Krankheitsgewinn konnte man vermeiden durch die unmittelbare Behandlung an der Front. Der Hintergedanke dabei war nicht ein medizinisches oder therapeutisches Ziel, sondern die Erhaltung der Kriegsverwendungsfähigkeit. Das muß man immer mitbedenken, wenn man aus solchen Konzepten Folgen ziehen will.

v. Cranach: Herr Häfner, Sie haben ja das Krisenmodell vom Krankheitsmodell abgegrenzt. Soweit ich die Literatur kenne, arbeiten ja viele Kriseninterventionszentren und Notfalldienste auch in der Bundesrepublik zum Teil mit dem Krisenkonzept. Trotzdem greifen sie dann bei der endgültigen Bewertung der Krise oder in ihrer diagnostischen Einschätzung doch eigentlich aufs Krankheitsmodell zurück, indem sie eine ICD-Diagnose wählen.

Benutzen Sie in ihrem Kriseninterventionszentrum eigentlich auch die Möglichkeit, die die ICD bietet, nämlich ein Bild nicht als Krankheit zu definieren, sondern anhand der V-Codierung als Problem zu charakterisieren? In den Statistiken, die ich aus Veröffentlichungen kenne, macht eigentlich niemand von diesen V-Codierungen Gebrauch, was ja an sich sinnvoll wäre, wenn man mit dem Krisenbegriff arbeitet.

Häfner: Ihre Frage stößt auf einen wunden Punkt der systematischen Darstellung von Krisen überhaupt und allem, was darauf baut. Ich habe Krisenmodell und Krankheitsmodell als Modelle dargestellt, deren Verbindung möglichst nicht ideologisch festgelegt sein soll. Sie sollen dort Anwendung finden, wo sie eine adäquate Beschreibung des Geschehens und damit auch operational möglichst sinnvoll definierte Handlungsansätze bieten können.

Bei der Frage, wie sich das umsetzen läßt in Bedarfsdaten, steht man freilich vor der Schwierigkeit, zur psychiatrischen Krankheitsklassifikation noch eine Systematik von interventionsbedürftigen Problemen liefern zu sollen. Tatsächlich ist die V-Codierung der ICD derzeit zur Beurteilung der Interventionsbedürftigkeit unzureichend. Die Klassifikation von Problemlagen, unabhängig vom Interventionsbedarf, steht vor der Schwierigkeit, daß es eine große Vielfalt von Problemen gibt, die wir nach ihrer Bedeutung und ihrem Anteil in Grobkategorien klassifiziert haben. Unser Motiv war dabei ausschließlich die praktische Relevanz.

Eine weitere Schwierigkeit besteht darin, daß in der Regel der Einzelfall mit mehr als einem Problem kommt, meist mit einem akuten und einem Langzeitproblem — etwa Arbeitslosigkeit und eine Auseinandersetzung mit dem Partner —, wobei dann beide zusammenwirken. Dies ist doch ein relativ einfacher Fall. Resnik zum Beispiel hat in den Vereinigten Staaten ein Klassifikationssytem zu schaffen versucht, das solchen komplexen Problemlagen gerecht wird. Auch dies ist nicht in befriedigender Weise gelungen, so daß wir unser bisher mit einfachen Kategorien von Problemlagen und Interventionsbedürfnissen behelfen müssen.

Katschnig: Es ist ja in der Not- und Krisensituation in der Tat sehr schwierig, eine gute Dokumentation durchzuführen. Es gibt wenige Zentren, die hier tatsächlich gut dokumentieren. Wenn man nun auch noch mehrere Codes verwenden müßte, etwa den V-Code der WHO, der sich ja nirgends durchgesetzt hat, weil er in der Routine zu kompliziert ist, dann wären die Helfer tatsächlich überfordert. Jedes Zentrum hat seine eigene pragmatische Klassifikation entwickelt. Es sind in diesen Diensten oft sehr viele Mitarbeiter tätig, die vielfach keine Zeit haben, sich zu treffen, um solche Dinge noch zu vereinheitlichen. Es liegt also in der Natur der Sache, daß es hier keine sehr guten Statistiken gibt, im Sinne von Routinestatistiken. Man müßte das extra beforschen, so wie das gelegentlich in Dissertationen passiert. Und da gibt es auch schon einige sehr differenzierte Aufschlüsselungen, etwa in Zürich.

Nieder: Herr Häfner, bei ihrer Aufstellung der verschiedenen Problembereiche war ja eine sehr hohe Präponderanz der seelischen Belastungsfaktoren zu verzeichnen. Ich finde das verblüffend, daß 57% seelische Krankheitsfaktoren angegeben waren. Ist das vielleicht so zu erklären, daß Sie alle Angaben aufgeführt haben, wenn beispielsweise jemand mit Depressionen und gleichzeitiger Arbeitslosigkeit und Geldnot kam?

Häfner: Ja, in der Tabelle war dies multipel dargestellt. D. h. alle Fälle, die in eine Kategorie von Diagnosen oder Problemlagen fielen, sind aufgeführt, wodurch man auf mehr als 100% Summenwerte kommt. Man könnte einwenden, daß bei der Aufnahme der Gründe, also beim Ausfüllen der Dokumentationsbögen, wenn es unter Zeitdruck geschieht, das Urteil der Diagnostiker einer Tendenz zu Stereotypie und Vereinfachung folgt. Wir können nicht ausschließen, daß ein Arzt, der einen Patienten mit Schizophrenie sieht, nur diese Diagnose ankreuzt und mit weniger Sorgfalt auf nachfolgende Probleme achtet.

Das wir einen so hohen Anteil psychisch Kranker versorgen, liegt daran, daß Mannheim eine ausgebaute gemeindepsychiatrische Versorgung mit insgesamt 206 komplementären Plätzen vorhält. Dadurch ist ein großer Teil, es sind inzwischen drei Viertel der für mehr als ein Jahr institutionalisierungsbedürftigen chronisch Kranken, außerhalb des Krankenhauses in Heimen und Wohngemeinschaften untergebracht. Das bedeutet, daß sehr viele chronisch kranke Partienten mit einem hohen Rückfallrisiko und mit einem hohen Krisenrisiko außerhalb des Krankenhauses leben. Die komplementäre Versorgung chronisch Kranker speist also die Inanspruchnahme des Notfalldienstes mit. Andersherum formuliert: Sie können nur dann ein komplementäres System für chronisch Kranke so extensiv ausbauen, einen so hohen Anteil chronisch Kranker mit hohem Rückfallrisiko in die Gemeinde entlassen, wenn Sie einen solchen Dienst zur Verfügung haben, der den Heimen und den Wohngemeinschaften im Notfall 24stündig Beistand gibt.

Auch daher kommt es zu dem hohen Anteil an psychiatrischen Diagnosen im Notfall- und Kriseninterventionsdienst.

Picard: Die außerordentlich wichtige und interessante Bemerkung und Erfahrung, die Sie gemacht haben, bewahrt uns davor, allzu leichtfertig zu meinen, wir könnten die Zahl der stationär behandelten Patienten ad infinitum immer weiter reduzieren. Mannheim scheint mir ein sehr frühes und gutes Beispiel dafür zu geben, daß eine Vielzahl von Einrichtungen nötig ist, um das zu machen, was Sie sagen. Dadurch sind dann natürlich auch die Statistiken, die Sie vorgetragen haben, nicht repräsentativ zu verstehen, sondern gelten nur für vergleichbare Orte, in denen vergleichbare Einrichtungen in ähnlicher Vielfalt vorhanden sind.

Rössler: Ich möchte nochmals auf das Problem der Überweisung zu stationärer Behandlung aus psychiatrischen Krisen- und Notfalldiensten zurückkommen. Ergänzend zu Herrn Katschnig sollte noch erwähnt werden, daß unter den Bedingungen gemeindepsychiatrischer Versorgung die Zahl stationärer Behandlungsepisoden nicht ab- sondern ganz erheblich zugenommen hat — allerdings, wie erwähnt bei wesentlich verkürzter Verweildauer. Außerdem wurde in einer der letzten Nummern der Zeitschrift „Nervenarzt" eine Arbeit veröffentlicht, die am Beispiel Bremens zeigte, daß parallel zum Aufbau ambulanter Dienste in Bremen selbst die Zahl der Zwangseinweisungen — zwar nicht dramatisch aber immerhin — angewachsen ist. Hierfür mag es eine Reihe von Gründen geben. Wir sollten uns jedoch von dem einfachen Denkmodell lösen, daß Krisen- und Notfalldienste stationäre Behandlung in jedem Fall verhindern könnten. In modernen Versorgungssystemen kommt Krisen- und Notfalldiensten vielmehr die Aufgabe zu, als Eingangsdienst in das psychiatrische Versorgungssystem eine Verteilerfunktion zu übernehmen.

Ich kann deshalb für Mannheim sagen, wo dieser Dienst diese Funktion übernimmt, daß wir parallel zu dem Anwachsen der Inanspruchnahme des Krisen- und Notfalldienstes eine entsprechende Zunahme der stationären Überweisungen aus diesem Dienst gefunden haben, die jährlich zwischen einem Viertel und einem Drittel beträgt. Diese hohe Überweisungsrate ist auch ein Indiz für die Dringlichkeit der Inanspruchnahme dieses Krisendienstes. Nun ist die Sachlage sicherlich noch komplizierter, insofern als verschiedene diagnostische Gruppen unterschiedlich zu diesen Überweisungsraten beigetragen haben. Zunächst haben wir einen relativ steilen Anstieg bei den Patienten mit Neurosen oder Persönlichkeitsstörungen gefunden. Bei schizophrenen Patienten fanden wir nur einen mittelstarken Zuwachs. Dies hat sich nun, wie Herr Häfner erklärt hat, mit der Zunahme der komplementären Versorgung, wo Patienten mit einer hohen Rückfallgefährdung betreut werden, in Mannheim etwa umgekehrt, so daß wir nun eine höhere Überweisungsrate schizophrener Patienten aus diesem Krisendienst zur stationären Behandlung finden.

Kebbel: Herr Häfner meinte, daß durch psychiatrische Notdienste keine

Hausbesuche gemacht werden sollten und man diese Aufgabe den Hausärzten überlassen sollte. Soweit Hausärzte ihre Patienten auch in deren Lebensfeld kennen, fachlich in der Lage sind, ernste psychiatrische Probleme zu beurteilen und angemessene Hilfen zu geben, Zeit haben und tatsächlich Hausbesuche machen, wäre das ja schön. In Bremen stellen wir aber fest, daß Hausärzte und Nervenärzte aber gerade in den kritischen Zeiten, also abends, nachts und am Wochenende, gerade dies nicht tun. Betroffene und Beteiligte sind dann mehr oder weniger sich selbst überlassen und müssen sich im Notfall an Polizei, Feuerwehr oder Krankenwagendienste oder an das Psychiatrische Krankenhaus direkt wenden.

Ich meine, wir brauchen einen mobilen psychiatrischen Notdienst, damit Betroffene und Beteiligte kompetente Hilfe auch vor Ort erfahren.

Häfner: Ich darf vielleicht auf zwei Ebenen antworten. Die eine Ebene ist die praktische Situation, in der Sie als jemand, der Notdienst leistet, stehen. Dazu ist zu sagen: ich würde auch nicht anders handeln, wenn ein Patient in Not ist, und keinen Hausarzt hat oder von keinem aufgesucht wird.

Zweitens aber muß man auch auf einer konzeptuellen Ebene über das Problem nachdenken, und das ist die der Gesundheitsversorgungsplanung. Auf dieser Ebene habe ich neue Vorschläge zu formulieren versucht. Die Weltgesundheitsorganisation ist in ihrer Alma Ata-Deklaration der Auffassung, daß die gesamte erste Linie der Notfallversorgung über eine Hereinnahme der psychischen Komponente in die ärztliche Primärversorgung zu erfolgen habe. Wenn Mängel bestehen, und sie bestehen in jedem Gesundheitssystem und nicht nur in Bremen, dann muß man auch überlegen: wie soll ich sie langfristig auf einer planerischen, das Ganze in Betracht ziehenden Ebene beheben?

Wir haben in der Bundesrepublik gegenwärtig auf 380 Personen einen Arzt. Wir werden im Jahr 2000 voraussichtlich auf rund 200 Personen oder 180 Personen einen Arzt haben. Das heißt, es wird für die primärärztliche Versorgung ein enormes ärztliches Potential zur Verfügung stehen. Ich würde deshalb meinen, die Chance, das, was die Weltgesundheitsorganisation meines Erachtens sinnvollerweise empfiehlt, in die Tat umzusetzen und die Mängel auf Ihrem Wege zu beheben, ist sehr groß.

Deshalb neige ich auch eher dazu, Herrn Kebbel zu widerraten, diesen Mangel durch den Ausbau von Primärdiensten auf psychiatrisch-fachärztlicher Ebene zu beheben, also sozusagen durch spezialisierte Dienste in der ersten Linie. Sie erinnern sich, daß wir vor gut 100 Jahren die psychiatrischen Krankenhäuser aus dem übrigen Gesundheitssystem herausgenommen und sie überwiegend als Fachkrankenhäuser isoliert aufgebaut haben. Damit haben wir die psychisch Kranken desintegriert, herausgenommen aus der Linie der Versorgung, die für alle anderen Krankheitsbilder zu Verfügung steht. Unser Fach hat damals die Theorien dafür geliefert. Wir haben damit die Vorraussetzungen dafür geliefert, daß es überhaupt zu dieser

Ausgliederung und Diskriminierung der psychisch Kranken gekommen ist, die wir heute mit Recht bitter beklagen. Wenn wir jetzt einen Spezialdienst für die Akutversorgung psychischer Kranker ausbauen würden, der neben dem hausärztlichen Dienst steht, wären wir wahrscheinlich in Gefahr, auf der ambulanten Ebene etwas Ähnliches zu tun wie im vorigen Jahrhundert auf der stationären Ebene. Ich glaube nicht, daß das geschehen wird, weil die Realitäten dem entgegenstehen. Aber ich glaube, so etwas sollte man, wenn man langfristig gesundheitspolitisch plant, mitbedenken.

Bosch: Zu dem letzten Gesichtspunkt, den Sie vorgetragen haben, können wir ja die Frage stellen, on hier nicht auch schon eine Selektion zwischen Allgemeinversorgung und psychiatrischer Versorgung gemacht wird. Denn wenn Sie sagen, jeder Feuerwehrmann, jeder Polizist weiß sofort, ob er einen Betroffenen in diese ja auch spezialisierte Einrichtung fährt oder in das allgemeine Klinikum, so ist ja schon von dieser Unterscheidung her eine gewisse Selektion gegeben.

Im übrigen haben Sie ja auch Ihr Plädoyer für nichtmobile, ambulanzartige Notfalleinrichtungen unterstützt durch Ihre Tabellen und anhand von Diagnostik, Anlässen, Inhalten, und der Dringlichkeitsuntersuchung nachzuweisen versucht, daß dieser Dienst abends und nachts und übers Wochenende so funktioniert, wie er gedacht ist und wirklich die Notfälle versorgt. Dies ist ein überzeugender Nachweis. Aber ich frage mich, ob ein mobiler Dienst wie in Hamburg – vielleicht hören wir auch dazu etwas – oder in Zürich, wenn er dieselben Einteilungen macht, zu ganz ähnlichen Ergebnissen käme und auch nachweisen könnte, daß er nicht falsch oder überzogen in Anspruch genommen wird.

Bauer: Herr Häfner, Ihr Postulat, daß die Hausärzte eigentlich diejenigen sein sollen, die in solchen Krisensituationen als erste in Anspruch genommen werden, hört sich in der Theorie gut an. Ihre eigenen Tabellen und auch unsere Erfahrungen aus Offenbach widersprechen dem jedoch. Sie haben vorgetragen, daß 52% der Benutzer des Notdienstes in Mannheim unter Umgehung aller sonstigen vorgeschalteten ambulanten psychiatrischen Hilfen direkt ins Zentralinstitut kommen. In Offenbach sind das noch mehr, da kommen – ich werde heute nachmittag darüber berichten – 70% in die allgemeine Poliklinik eines großen Stadtkrankenhauses. Und die psychiatrische Infrastruktur dieser Stadt ist inzwischen eigentlich ganz gut entwickelt. Das heißt: man kann programmatisch natürlich postulieren, der Hausarzt solle die primäre Anlaufstelle sein, Angehörige und die Patienten selbst aber halten sich relativ wenig daran.

Frau Schottky: Ich hab an verschiedenen Gesundheitsämtern in verschiedenen Ländern, Nordrhein-Westfalen und Bayern, die Erfahrung gemacht, daß man sich sehr nach der Gegebenheit richten muß, ob man einen ländlichen Bereich zu versorgen hat oder im städtischen Bereich tätig ist.

Zur Zeit bin ich in einem ländlichen Bereich mit 120 000 Einwohnern und einem niedergelassenen Nervenarzt tätig. Hier ist es sehr wichtig, den

Kenntnisstand der niedergelassenen Ärzte zu verbessern und mit ihnen zusammenzuarbeiten, wie Sie es forderten. Außerdem ist gute Zusammenarbeit mit der Polizei, Amtsrichter und auch den Bürgermeistern, also allen, die auf den verschiedenen Ebenen beteiligt sind, ebenfalls von großer Bedeutung. Das Modell von Bremen können wir kaum auf so einen Landkreis übertragen, aber daß zum Beispiel der Kenntnisstand der niedergelassenen Ärzte verbessert wird, das dürfte wohl für alle Regionen wesentlich sein. Sie haben sicher auch Erfahrungen, wie man den Kenntnisstand der niedergelassenen Ärzte verbessert, und da wäre ich sehr dankbar, wenn Sie uns einige Anhaltspunkte geben könnten.

Häfner: Herr Bosch, Ihre Kritik, daß das Institut als Spezialeinrichtung nicht Teil des Klinikums ist, ist begründet. Mir wäre es sehr viel lieber gewesen, wir hätten die Möglichkeit gehabt, dieses Institut auf dem Gelände des Klinikums zu bauen. Das war nicht möglich. Jetzt ist es 2 km entfernt, aber dies ist ein Mangel, da gibt es gar nichts zu sagen. Den kann man nur durch Kooperation etwas auszugleichen versuchen.

Zweiter Punkt: Noch einmal die Frage des Hausbesuchs durch Psychiater oder Allgemeinärzte, wobei ich bitten würde, den Hausbesuch von der Funktion des Notfalldienstes zu unterscheiden. Wir brauchen einen Notfalldienst, Herr Bauer, wo Kranke oder kritische Fälle sofort hingehen oder hintransportiert werden können, auch ohne vorher den Hausarzt zu rufen. Ihre Vergleichszahlen sind insofern mit unseren nicht zu vereinbaren, weil unsere 52% nur die Notfallversorgung betreffen. Ambulanzzahlen sind hier nicht enthalten. Anderenfalls hätten wir wesentlich höhere Gesamtzahlen und ein verändertes Krankheitsspektrum mit einem größeren Anteil leichter Erkrankungen.

Ich möchte einmal fragen: Können wir denn wollen, daß alle Hausbesuche in dringenden Fällen bei psychisch Kranken nicht vom Hausarzt, sondern von einem psychiatrischen Spezialdienst gemacht werden? Ich glaube, das können wir auf die Dauer nicht wollen, denn so kämen wir wirklich wieder in einen Strang ambulanter Akutversorgung hinein, der herausgelöst wird aus der Versorgung der übrigen Kranken. Ich glaube, wir würden wirklich wieder in eine ähnliche Richtung gehen wie mit der Isolierung des psychiatrischen Krankenhauswesens im letzten Jahrhundert. Nur, ich bin ja, was die Sektorisation anlangt, nicht rigide, und sie haben meine Worte zum konkreten Problem des Hausbesuchs im Notfall gehört.

Ein Gesundheitsversorgungssystem ohne Ausnahmen verfügt nicht über flexible Einsatzmöglichkeiten zur Abdeckung ernster Mängel. Deshalb bin ich nicht für Verbote von Ausnahmeaktivitäten. An unserem Institut verfügt sowohl die Tagesklinik als auch die gemeindepsychiatrische Abteilung über ein Fahrzeug, und die Möglichkeit wird genutzt, dort, wo es einen dringenden Mangel gibt oder eine besondere Notwendigkeit besteht, einen Patienten zu Hause zu besuchen. Ich meine, ein Notfalldienst in einem modernen Staat sollte die Möglichkeiten haben, im Ausnahmefall Mängel auffangen zu können. Wir müssen immer mal Grenzen überschreiten, weil es immer und in jedem System Mängel gibt und weil dadurch, daß Grenzüberschreitungen möglich sind, tragische Folgen von Mängeln, wenigstens der Häufigkeit nach, vermindert werden können. So würde ich nach wie vor die Funktion des mobilen Teams im Notfalldienst sehen, aber nicht als festen Bestandteil des System oder als Regelleistung.

Schließlich zu Frau Schottky. Den Kenntnisstand der Ärzte in Psychiatrie zu verbessern, ist natürlich erstens ein Problem der ärztlichen Ausbildung. Im Studium werden durch die neue Approbationsordnung inzwischen mehr Kenntnisse und mehr Prüfungsstoff auf diesen Gebieten gefordert. Wenn diese Generation von Medizinern, die seit 1970 so ausgebildet werden, allmählich in die Praxis hineinwächst, ist schon einmal eine verbesserte Grundlage gegeben.

Zweitens: Weiterbildung ist dringend nötig. Wir müssen mehr Weiterbildungskurse gerade in diesen diagnostischen und methodisch-therapeutischen Aspekten unternehmen. Hier sind die Landes- und Bundesärztekammern gefordert. Da Weiterbildung zum großen Teil von der Arzneimittelindustrie finanziert wird, hat sie einen anderen Schwerpunkt. Dagegen ist eine gewisse Gegensteuerung notwendig.

Drittens: Sie haben auf eine ganz wichtige Frage hingewiesen, nämlich die Information der Polizei. Wir haben ein paarmal Kurse für Polizisten veranstaltet. Auch an der Weiterbildung für Sanitäter beteiligen wir uns. Das ist wertvoll und hat große Wirkungen. Wir haben z. B. viel weniger Zwischenfälle beim Kontakt der Polizei mit psychisch Kranken, auch mit den Sanitätern funktioniert es inzwischen mit einem höchst bescheidenen Aufwand an Ausbildung viel besser.

Kulenkampff: Ich bin nicht ganz dieser Meinung. Nach meiner Kenntnis ist bei vielen sozialpsychiatrischen Diensten die Rate dessen, was man als Fremdmeldung bezeichnet, verhältnismäßig hoch. Das heißt, es rufen Nachbarn an, Familienangehörige oder sonstwie Leute, die in dem Umgebungsfeld der ausbrechenden Krise nicht wissen, was sie machen sollen. Es ist eine ganz praktische Frage, wie man den Betroffenen erreicht, wenn er nicht selbst kommt, also da bleibt, wo er ist. Ob das unter dem Stichwort Ausnahme zureichend gut beschrieben ist, erscheint mir fraglich. Da entsteht doch ganz aktuell eine Hilfesituation, und man wird angesichts dieser Lage nicht den Hausarzt nachts um zwei oder am Sonntagvormittag anrufen können. Dafür gibt es ja bekanntlich einen allgemeinen Notfalldienst. Da kann Ihnen aber passieren, daß ein Dermatologe auftaucht. Mir sind solche Untersuchungen im Rheinland bekannt, die zeigen, daß auf diese Weise sehr hohe Hospitalisierungsraten auftreten können, weil fachfremde Ärzte hilflos sind und natürlich aus Ängstlichkeit eher dazu neigen, gegebenenfalls gerichtlich einzuweisen, anstatt ein Risiko in Kauf zu nehmen.

Ich würde mich mal interessieren, wer in Mannheim eigentlich die Fremdmeldungen empfängt, also die vielen Hilferufe aus der Bevölkerung, aus irgendwelchen Wohnungen Mannheims? Normalerweise geschieht das sonst, wenn ein Krisendienst rund um die Uhr eingerichtet ist, bei dem jeweiligen öffentlichen Gesundheitsamt oder wie auch immer das organisiert ist. Und dann ist es durchaus hilfreich, wenn jemand sofort nach Prüfung am Telefon auch hinfahren kann, um dort Schlimmeres zu vermeiden, die Leute zu beruhigen, auch eine Einweisung zu vermeiden, die vielleicht zur Debatte steht. Schlimm kann es werden, wenn die Polizei hinzugezogen wird. Daß weiß ich aus eigener Frankfurter Erfahrung. Dann treten womöglich sämtliche Parteien auf den Flur und erleben, wie der armselige Patient die Treppe runtergeschleppt wird, nicht selten gefesselt. Ein intervenierender Dienst könnte, wenn ein Arzt beteiligt ist, vor Ort zumindest, eine Injektion geben. In der Notfallsituation braucht man keine Ermächtigung. Jeder Arzt ist berechtigt zu behandeln. So könnte zunächst einmal eine Beruhigung der Situation herbeigeführt werden, um dann in Ruhe die weiteren Schritte überlegen zu können. Ich weiß nicht, ob diese von mir geschilderte Situation in Mannheim so selten ist, daß man dafür keine organisatorische Entsprechung benötigt.

Häfner: Wovon ich mich zugegebenerweise nicht abbringen lasse, ist meine Vorstellung für längerfristige gesundheitspolitische Konzepte. Ich glaube, wir können tatsächlich nicht wollen, daß wir dieses jetzt brachliegende oder von Mängeln durchsetzte Gebiet erobern und sagen: Die ambulante dringliche Versorgung, Hausbesuche bei psychisch Kranken, übernehmen wir. Dann nämlich schieben die Ärzte, die Allgemeinärzte, die unangenehmen Probleme ab, ziehen sich zurück, und wir haben wieder den Trend zu einer Spaltung. Dies halte ich für ganz unglücklich. Ich meine, man kann in einem Gebiet alle Beteiligten mit Geduld zur Kooperation und damit zu einem recht ordentlich funktionierenden System mit abnehmenden Komplikationsraten erziehen – aber ich gebe zu, daß das natürlich in einer Großstadt oder einer kleinen Großstadt leichter, weil überschaubarer ist.

Ich habe die Telefonanrufe nicht gezählt. Die machen natürlich ein Vielfaches der Inanspruchnahme bei uns aus. Und die kommen zum allergrößten Teil an uns, auch von den Leuten selber und mitunter mit ganz tragischen und spannungsreichen Ereignissen. Und dann kommt es vor, daß wir den ärztlichen Notdienst, oder wenn der Hausarzt Dienst hat, ihn bitten, den Kranken aufzusuchen. Es kommt sogar vor, daß wir die Polizei bitten, zu einem Kranken zu gehen, und das kurz besprechen. In den weitaus überwiegenden Fällen genügt es, telefonisch zu beraten oder die Klienten herzubitten – und sie kommen dann selbst, per Taxi oder dgl. Es funktioniert nicht alles gut, und es gibt auch bei uns schwere menschliche Schicksale und unlösbare Probleme. Aber vom Konzept her meine ich fast, daß man auf diese Weise zu einer optimalen Lösung kommt, durch Kooperation mit allen Beteiligten und damit, daß der Hausarzt zentral engagiert wird, auch bei familiären und akuten individuellen Problemen in psychischen Krisen. Wir können nicht wollen, daß wir diese ganze Domäne an uns ziehen.

Oschlies: Ich bin Angehöriger und Mitglied des Vereins „Hilfe für psychisch Kranke e.V. Bonn". Dieser ist eine Aktionsgemeinschaft der Angehörigen. Wir sind — meist — engagierte Eltern von erwachsenen psychisch Erkrankten. Fälle, die zu Krisenintervention oder Notfalleinlieferungen führten, werden in aller Offenheit diskutiert. Dabei stellt sich immer wieder heraus, daß ein Hausarzt überhaupt nicht in Erscheinung getreten war. Die psychisch Erkrankten hatten — bestenfalls — Beziehungen zu ihrem behandelnden Nervenarzt. In akuten Notsituationen würden wir sehr begrüßen, wenn nicht Mediziner beliebiger Fachrichtungen, z. B. Augenärzte, als Notärzte tätig sind, sondern Nervenärzte.

Zur Begründung ein Beispiel: Eines Nachts rief ein Angehöriger den Notarzt an und bat dringend um die notwendige Hilfe. Die Antwort war: „Hören Sie zu. Wenn Ihr Kranker zu mir gebracht wird, werde ich ihn zu Ihnen nach Hause schicken. Nachdem so ein starker Schutzwall um die psychisch Kranken gebaut worden ist, denke ich nicht daran, ihn nach PsychKG einzuweisen. Das soll gefälligst der behandelnde Nervenarzt tun." Unnötig festzustellen, daß Notärzte, die in kritischen, gefährlichen Situationen, die durch psychisch Erkrankte verursacht wurden, überfordert sind, weder den Betroffenen noch den Angehörigen Hilfe bringen. Erfreulich, daß es in Mannheim anders ist, aber in Bonn und im Kölner Raum hören wir leider bis heute nichts Ähnliches. Die Hilfen sind — aus der Sicht der Angehörigen — nicht größer geworden. Im Gegenteil. Wir stellen bei unseren Gesprächen immer wieder fest, daß die Belastungen der Angehörigen enorm gewachsen sind.

Frau Weber: Ich komme vom Kriseninterventionszentrum im Krankenhaus Moabit, Berlin-Tiergarten. Mir fällt auf, daß Sie über die Einbeziehung immer neuerer und anderer Einrichtungen nachdenken. Ich glaube, daß diese Überlegung, inwieweit weitere Institutionen sinnvoll sind oder nicht, gar nicht so sehr unter diesem Aspekt, was kann zum Beispiel ein mobiler Dienst noch leisten, angestellt werden sollte, sondern inhaltlich überlegt werden müßte. Mit welcher Problemsicht gehen die einzelnen Institutionen an das Thema Krisenintervention heran?

Mir fällt auf, daß immer nur überlegt wird, wie kann diesem einzelnen, dem Betroffenen geholfen werden? Mein Vorredner hat von den Angehörigen gesprochen, und auch Herr Katschnig und Herr Häfner sagten, es müßten vielleicht Laienhelfer oder Selbsthilfe mehr gefördert werden. Die Familie ist einfach da und hat sehr viele Ressourcen zu helfen. Nur haben wir festgestellt, wenn unsere Patienten in einer Krise sind, so heißt das auch immer, daß die Angehörigen und die Familie genauso in einer Krise sind. Hier ist es wichtig, daß wir die Gesamtheit, also die ganze Familie berücksichtigen, die in der Krise steckt, und versuchen, mit denen zu klären, über welche Ressourcen sie verfügen, um in einer nächsten Krise vielleicht auch ein wenig Selbsthilfe leisten zu können und anders damit umzugehen. Ich stelle immer wieder fest, daß gerade im Bereich der Krisenintervention dieser

Bereich ausgeklammert oder zu wenig berücksichtigt wird. Das heißt, daß nicht genutzt wird, was eigentlich vorhanden wäre. Inwieweit werden diese Ressourcen eigentlich in Mannheim berücksichtigt?

Häfner: Ich bin Herrn Oschlies sehr dankbar für seinen Beitrag. Was er sagte, ist zutreffend. Je mehr chronisch Kranke wir aus den Landeskrankenhäusern entlassen, desto mehr werden die Familien belastet, sie zu tragen. Das geht auch nur − und insofern ist ein solcher Kriseninterventions- und Notfalldienst die Vorraussetzung für den Ausbau einer gemeindepsychiatrischen Versorgung −, wenn man den Angehörigen Unterstützung und Kooperation anbietet. Das ist aber in der Krise der seltenere Fall. Und da bin ich Ihrer Meinung, hier muß häufig eine direkte Hilfe erfolgen; und wo sie mangels entsprechender Ausbildung der Ärzte noch nicht gelingt, ist auch von einem fachkundigen Zentrum aus Hilfe notwendig.

Was Frau Weber gerade ansprach, hat damit zu tun, daß wir „Krise" natürlich nicht sehr präzise definieren können. Viele Interventionen laufen auf längerfristige Aktivitäten hinaus. Man kann nicht des Nachts ausreichende Hilfe in allen Problemlagen geben, gerade wenn eine Familie Hilfe braucht, die mit einem Schwerkranken nicht zu Rande kommt. Dazu ist Angehörigenarbeit in Gruppen oder längerfristige Einzelberatung nötig. Sie ist ein wichtiger Anteil der gemeindepsychiatrischen Versorgung von chronisch Kranken.

Man sollte abschließend noch einmal unterstreichen, daß jede Form von Arbeit mit chronisch psychisch Kranken der Kooperation und Unterstützung derer bedürftig ist, die mit den Kranken zusammenleben und sie zu tragen haben. Die Kranken selbst sind entscheidend von der Hilfe abhängig, die sie von dort erfahren.

Spezialisierte Dienste und Einrichtungen: ambulant/mobil

Telefonische und ambulante Krisenintervention am Kriseninterventionszentrum in Wien

G. Sonneck

Krisenintervention am Telefon und ambulant im direkten Kontakt mit Menschen in Krisen und/oder seinem Umfeld bzw. Helfern ist der Schwerpunkt unserer praktischen Tätigkeit, die nach wie vor den größten Teil unserer Arbeit, zu der auch Lehre und Forschung, Weiterbildung und Supervision gehören, ausmacht, wenn auch die Vermittlung unseres Wissens und Könnens zunehmend an Bedeutung gewinnt.

Die Ideologie, telefonisch und ambulant Krisenintervention zu betreiben ist nur dann einsichtig, wenn man weiß, daß vor etwa 15 Jahren, als wir mit unserer Arbeit begannen, es mit Ausnahme der Telefonseelsorge, die zwar mit zahlreichen Lebensproblemen befaßt ist, jedoch nur relativ wenig mit Krisen bzw. gar mit suizidalen Krisen (in Wien etwa 5%), die auch professioneller Helfer bedürften, keine Anlaufstelle für Menschen in Krisen gab, sofern sie sich nicht als z. B. psychiatrische Patienten deklarierten. Einem Ausbau unserer Aktivitäten im Sinne eines mobilen Dienstes stand zu einem Gutteil entgegen, daß wir auf diese Weise wahrscheinlich zu sehr in Richtung psychiatrischer Notfall abgedrängt worden wären, was zweifellos auf Kosten der Krisenintervention gegangen wäre. Nun ist es für uns klar, daß man, schon aufgrund der oft fließenden Übergänge von Krise zu psychiatrischem Notfall und umgekehrt auch in der Krisenintervention genügend Wissen und Können im Umgang mit Notfällen haben muß, wie auch die Notfallpsychiatrie nicht ohne Krisenintervention auskommen kann; es ist aber für uns ebenso klar, daß in der täglichen Arbeit ein Schwerpunkt gesetzt werden muß, besonders auch deshalb, weil viele Menschen in Krisen erstens besonders empfindlich sind und zum Zweiten, weil sie im Verlauf dieser Krise nur in einem relativ kurzen Zeitraum Hilfe suchen bzw. annehmen. Bezüglich einer eigenen Bettenstation, die wir von allem Anfang an eingeplant hatten, merkten wir sehr bald, daß eine gute Kooperation mit anderen stationären Einrichtungen in Wien in mehrfacher Hinsicht Vorteile bringt: Verfüge ich zum Einen nicht über leicht erreichbare Betten, so werde ich ambulant aktiver sein und auch die Aktivität des Menschen in der Krise besser fördern können. Zum Zweiten werde ich weniger die Hilflosigkeit, sondern mehr die Selbsthilfe und die Hilfsmöglichkeiten im sozialen Umfeld des Betroffenen wahrnehmen und mobilisieren. Somit werde ich auch drittens eine gewisse Vermeidungsattitüde, aus der nicht selten protrahierte Krisen entstehen, eher hintanhalten. Es hat sich aus dem Verzicht einer Bettenstation für Krisenpatienten bisher für unsere Arbeit noch kein Nachteil ergeben, obwohl wir uns natürlich bewußt sind, daß dadurch von vorne herein eine gewisse Selektion und nicht nur immer in Richtung Notfall stattfindet.

Von allem Beginn unserer Tätigkeit, und wir blickten damals schon auf die Erfahrungen der 1948 von Ringel gegründeten Lebensmüdenfürsorge zurück, war uns klar, daß wir zumindest nicht gleich 24 Stunden pro Tag und 7 Tage in der Woche würden erreichbar sein können. Wir verwandten viel Arbeit und Experimentierfreude darauf festzustellen, zu welchen Zeiten am meisten Bedarf besteht. Wir versuchten auch alle möglichen Programme, um den Bedarf zu erheben und kamen letztlich dazu, die Betriebszeiten von Montag bis Freitag von 10.00–18.30 Uhr festzulegen. Mit den 10 Mitarbeitern hätten wir natürlich auch zeitdeckend unseren Dienst versehen können, wir wären dadurch aber lediglich zu einer Krisenmanagementeinrichtung geworden, die nach dem ersten Kontakt zur tatsächlichen Krisenintervention an andere Stellen hätte verweisen müssen. Besonders bestärkt hat uns auch eine Untersuchung unserer Arbeit, aus der sich sehr deutlich ergab, daß die Anzahl der Kontakte wesentlich dafür ist, ob eine Krise als zumindest teilweise bewältigt erlebt wird oder nicht. Die kritische Anzahl war dabei 5 Kontakte.

Im Laufe unserer Entwicklung — sowohl historisch als auch persönlich gesehen — erfolgte ein Wandel im Arbeitsinhalt vom Schwerpunkt der Betreuung nach Selbstmordversuchen, zu unserem heutigen zentralen Anliegen, der Intervention bei (auch suizidalen) Krisen, und in der Arbeitsweise von fürsorgender Hilfestellung zu therapeutischer Betreuung. Bei aller Wichtigkeit der Nachbetreuung glauben wir doch, durch frühzeitiges therapeutisches Handeln nicht nur individuelles Leid verringern und suizidale Einengung verhindern zu können, sondern auch psychische und somatische Chronifizierungen sowie stationäre Behandlungen zu reduzieren.

Daher verstehen wir uns als eine im präventiven Bereich tätige Ambulanz zur Bewältigung von akuten psychosozialen Krisen und Krisen mit hohem Suizidrisiko mit Hilfe von psychotherapeutischer Intervention und Kurztherapie, nicht nur im Kontakt mit den unmittelbar Betroffenen, sondern auch mit seinem Bezugssystem. Mit diesen Formen der Psychotherapie wollen wir auch den Angehörigen jener sozialen Schichten helfen, die sich sonst eine Therapie nicht leisten können (unsere Betreuung ist für den Klienten mit keinen direkten Kosten verbunden) oder im bestehenden Betreuungsnetz keinen Platz finden. In diesem Sinne ist es uns auch wichtig, ohne Voranmeldung und Warteliste zu arbeiten. Besonderen Wert legen wir auf die eigene und freiwillige Mitarbeit des Klienten als Basis für eine partnerschaftliche Beziehung in der therapeutischen Zusammenarbeit.

Personelle Ausstattung

Die zehn hauptberuflichen Mitarbeiter des Kriseninterventionszentrums setzen sich aus 3 Ärzten (2 Nervenärzte, 1 praktischer Arzt), 4 Psychologen und 3 Sozialarbeitern mit unterschiedlichen psychotherapeutischen Zusatzausbildungen (Familien-, Gesprächs-, Gestalt-, Verhaltens-, Individualpsychologische-, Psychoanalytische-, Transaktionsanalytische Therapie und Katathymes Bilderleben) zusammen. Üblicherweise arbeiten noch 1–2 Zivildiener, zumeist Ärzte, gegebenenfalls Psychologen mit, und fallweise werden wir in unserer Arbeit von einem Priester, von einem Juristen, Praktikanten und ehrenamtlichen Mitarbeitern unterstützt. Darüber hinaus ist stundenweise ein Geschäftsführer, eine Buchhalterin, eine Sekretärin und eine Dokumentationsassistentin tätig.

Im folgenden werden die wichtigen Bereiche unserer Arbeit wie Lehre und Ausbildung (ein ganz besonderes Anliegen ist es, unsere Erfahrung auch an andere und nicht nur professionelle Helfer weiterzugeben), Forschung, Information, Weiterbildung und Supervision nicht berührt, sondern lediglich die

Betreuungstätigkeit

angeführt:
Neben Krisenintervention in akuten Fällen (und das sind nach unserer Einschätzung etwa 50% der Menschen, mit denen wir in Kontakt kommen) und der Behandlung von Suizidgefährdeten werden im Kriseninterventionszentrum aber auch Nachbetreuungs- und längerfristige Versorgungsaufgaben, wenn auch in einem geringen Umfang wahrgenommen. Dies ändert jedoch nichts daran, daß die Hauptlast der Betreuung chronisch psychisch Kranker und psychiatrischer Notfälle andere Institutionen in Wien zu tragen haben. Ohne direkt dem Sektor, in dem sich das Kriseninterventionszentrum befindet (die Bezirke 1 und 4–9), zugeordnet zu sein, haben wir selbst auf diese Bezirke unseren Schwerpunkt verlegt und bemühen uns seit Jahren im Rahmen einer psychosozialen Arbeitsgemeinschaft um bessere Zusammenarbeit in dieser Region. Dennoch ist die gesamte Betreuungstätigkeit überregional.

Betreute Klientel

Für die persönlich im Kriseninterventionszentrum betreute Klientel (im Jahre 1985 waren das 1048 Personen) ergibt sich eine Geschlechtsverteilung von rund 60% Frauen und 40% Männern

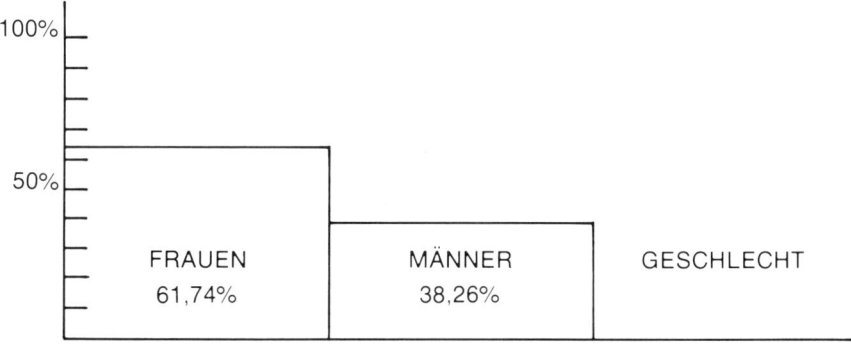

Zuweisungsmodus

Rund ⅓ unserer Klienten kommen über Angehörige oder Bekannte, ¼ von selbst ohne Zuweisung. In diesen Fällen findet sich immer eine besondere Motivation zur Krisenbewältigung und auch eine gute Voraussetzung der Zusammenarbeit. Zuweisung über Ärzte, Beratungsstellen, Ambulanzen, verschiedene Krankenhäuser, Telefonseelsorgen, Behörden etc. liegen allesamt zwischen 3 und 10%.

Schichtzugehörigkeit

Obwohl es unser deklariertes Anliegen ist, besonders Unterschichtpatienten und solchen der unteren Mittelschicht zur Verfügung zu stehen, sind ungelernte Arbeiter mit rund 10% immer noch nur halb so häufig repräsentiert wie in der Normalpopulation (23%), etwas besser steht es bei niedrigen Angestellten, die mit 20% nur mehr gering unter dem Prozentsatz der Normalpopulation (25%) bei uns vertreten sind.

Lebensunterhalt

Wie aus der folgenden Abbildung zu sehen, sind rund 40% berufstätig, rund 14% arbeitslos und etwas über 17% Schüler und Studenten. Diese letztere Gruppe ist deutlich überrepräsentiert; im Hinblick darauf, daß sich hier doch in unserer Region besonders viele Hochschuleinrichtungen befinden, nicht unverständlich.

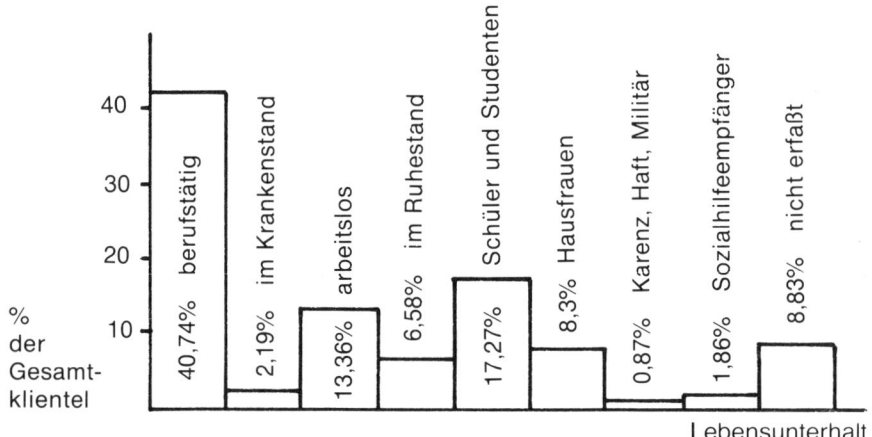

Altersverteilung

Es findet sich ein bis zum 29. Lebensjahr rasch ansteigender Gipfel, der dann langsam bis zum 89. Lebensjahr abfällt. Die Gruppe der mit rund 3% vertretenen Kinder bis 9 Jahre gibt doch einen Hinweis darauf, daß wir mehr und mehr bemüht sind, familientherapeutisch zu arbeiten.

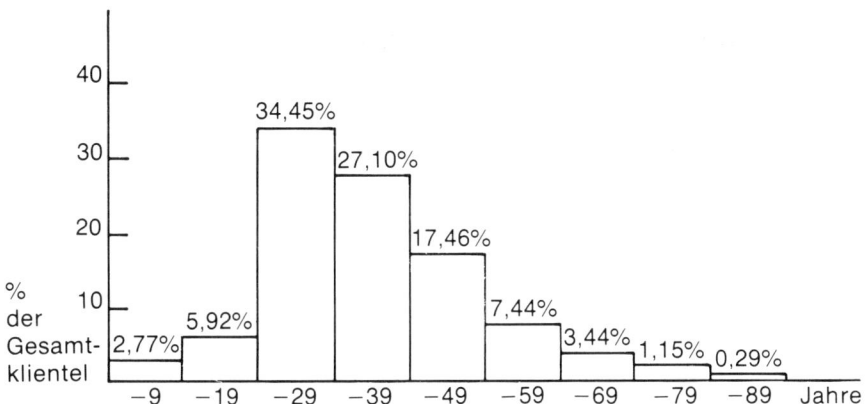

Familienstand

Hier ist wesentlich zu erwähnen, daß rund 14% geschieden sind. Wir selbst fassen die Scheidung selbst nicht als Krise auf, sondern als einen längeren Prozeß, in dessen Verlauf es immer wieder zu krisenhaften Zuspitzungen kommen kann.

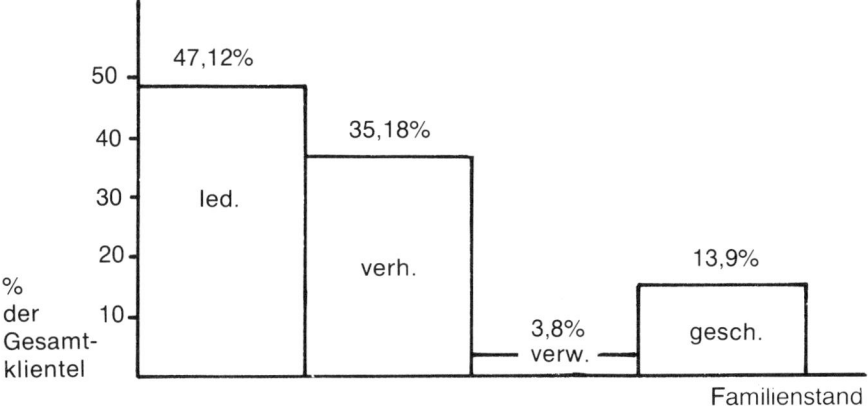

Vorbehandlung

Rund 20% unserer Klienten sind beim Erstkontakt in ärztlicher Behandlung (ohne allerdings zu uns verwiesen worden zu sein).

Krankenversicherung

Rund 15% der von uns Betreuten sind beim Erstkontakt nicht krankenversichert.

Zur *Wohnsituation* ist auffallend, daß ¼ aller Patienten alleine leben.

Psychische Situation der Klienten

Im Kriseninterventionszentrum wird kein besonders differenzierter psychopathologischer Status erhoben, sondern lediglich Kriterien, die insbesondere im Hinblick auf Krisen und notwendige weitere Information wichtig sind.

Rund die Hälfte ist depressiv, ängstlich und deutlich suizidal eingeengt (etwa 25% der von uns Betreuten kommen direkt nach einem Suizidversuch zu uns).

Probleme

Rund die Hälfte unserer Klienten gaben Partnerprobleme an, fast 40% Generationsprobleme (Eltern-Kind bzw. Kind-Eltern) 30% haben Arbeitsprobleme, von denen ein Gutteil wegen tatsächlicher oder drohender Arbeitslosigkeit. Wie aus der Tabelle hervorgeht, sind Kontaktschwierigkeiten, finanzielle Probleme, Krankheit, Einsamkeit und sexuelle Probleme zwischen 10−20% zu finden, unter 10% liegen Wohnungsprobleme, Abhängigkeit (Alkohol, Medikamente, Drogen), Schule und Tod naher Angehöriger.

```
48,76% Partner
38,55% Eltern-Kind bzw. Kind-Eltern
28,82% Arbeit
20,13% Kontaktschwierigkeiten
19,08% Finanzielle Probleme
15,55% Krankheit
13,65% Einsamkeit
10,40% Sexuelle Probleme
 9,45% Wohnungsprobleme
 9,35% Abhängigkeit (Alkohol, Medikamente, Drogen)
 7,92% Schule
 4,39% Tod
```

Zusammenfassend ist zu sagen, daß sich die Klientel des Kriseninterventionszentrums im Lauf der letzten Jahre recht konstant hält. Wir haben einen hohen Prozentsatz an Klienten, die nach einem Suizidversuch zu uns kamen, ebenso einen hohen Prozentsatz mit depressiver Symptomatik, suizidaler Einengung und Suizidgedanken. Die Probleme, derentwegen die Klienten uns aufsuchen, sind in sehr starkem Maße persönliche (familiäre und Probleme in Partnerbeziehung) sowie Probleme am Arbeitsplatz und bei der Arbeitssuche (Arbeitslosigkeit) und Kontaktschwierigkeiten. Bei der sozialen Situation fällt besonders auf, daß Arbeitslose in einem weit stärkeren Maße unter den Klienten vertreten sind, als dies dem Anteil der Arbeitslosen an der Gesamtbevölkerung entspricht, und überdies ist der Prozentsatz der Arbeitslosen an der Klientel des Kriseninterventionszentrums leicht ansteigend.

Art der Betreuung

Im Jahre 1985 wurden 1017 Personen ausschließlich telefonisch betreut (beraten). Dabei handelt es sich in einem sehr hohen Prozentsatz lediglich um einen einzigen Kontakt, wobei entweder mit dieser einmaligen Intervention, die allerdings gelegentlich auch sehr lange dauern kann, die Krise soweit bewältigt ist, oder die betroffenen Personen wurden an andere Institutionen oder Ärzte weiterverwiesen. In zunehmendem Maße werden wir hier auch von Fremdmeldungen (der Angehörigen, Bekannten oder auch Helfer) in Anspruch genommen. Es bewährte sich am Besten, den Anrufer als in einer Krise befindlich aufzufassen, insofern er durch die Betreuung oder den Kontakt zu einem anderen Menschen in einer Krise überfordert ist, und entsprechend bei dieser dritten Person zu intervenieren.

Aus unserer Erfahrung können wir sagen, daß man am Telefon außerordentlich gut wirksam sein kann, sofern allerdings einerseits ausreichend Zeit besteht, d. h. der Telefondienst nicht neben einer anderen Tätigkeit durchgeführt werden muß und sofern weiter keiner der Mitarbeiter zu lange und zu häufig Telefondienst versehen muß. Aus diesem Grunde übernimmt im Schnitt jeder der Mitarbeiter pro Woche nur einen Halbtag Telefondienst, und einen weiteren Halbtag ist er frei für Erstgespräche.

Persönlich wurden 1048 Personen betreut, von denen etwa $1/5$ vorher telefonisch Kontakt mit uns aufnahm. Von diesen 1048 persönlich betreuten Klienten haben 626 (d. s. 59,73%) im Jahre 1985 das Zentrum erstmalig aufgesucht, 422 (d. s. 40,26%) wurden bereits in einem der Vorjahre im Kriseninterventionszentrum betreut. Diese Klienten befanden sich entweder erneut in einer Krisensituation oder es handelte sich um längerfristige kontinuierliche Betreuungen, was unter anderem auch dadurch bestärkt wird, daß diese zweite kleinere Gruppe mehr Kontakt als die erste hatte.

Art der Betreuung

Mit jedem Klienten, der uns aufsucht und auf Wunsch anonym bleiben kann, führt einer von uns sofort ein Erstgespräch. In diesem ist es wichtig, den psychischen Zustand, die Bedürfnisse, die Probleme und die sozialen Umweltbedingungen des Klienten zu erfahren. Befindet er sich in einer akuten Krisensituation, versuchen wir — soweit es jeweils notwendig ist —, ihm durch Besprechen seiner Ängste, Aggressionen, Schuldgefühle etc. die Möglichkeit zu geben, sich von seinem emotionalen Druck zu befreien, durch Reflexion aller die belastende Situation auslösenden Gründe eine Distanzierung zu erreichen, seine Eigeninitiative und sein Selbsthilfepotential anzuregen, ihn durch unser Gespräch und gegebenenfalls durch Zuhilfenahme von Psychopharmaka zu unterstützen, sowie ihm durch Erteilen von Informationen, Kontaktaufnahme mit Angehörigen und anderen

Institutionen weiterzuhelfen. Anschließend wird besprochen, inwieweit eine Weiterbetreuung erforderlich und erwünscht ist und ob diese im Kriseninterventionszentrum oder in einer anderen Institution durchgeführt werden kann.

Nach einer 1981 untersuchten Stichprobe wurden nach dem Erstgespräch 45% der Klienten im Kriseninterventionszentrum weiterbehandelt, zumeist beim Betreuer, der den Erstkontakt durchführte zu fix ausgemachten Terminen, 8% der Klienten blieben trotz Vereinbarung einer Weiterbetreuung aus, bei 20% wurde nur das Erstgespräch geführt und keine weitere Betreuung vereinbart – entweder, weil dieses Gespräch eine hinreichende Klärung und Hilfe für den Klienten brachte oder weil seine Erwartungen an uns nicht erfüllbar waren, 16% wurden von uns weitervermittelt (an andere ambulante Beratungsstellen, Sozialämter, Krankenhäuser, frei praktizierende Ärzte und Psychotherapeuten, Obdachlosenheime etc.), wobei wir meistens den Kontakt selbst hergestellt haben, 11% wurden an die zuweisende Person oder Institution zurückgeschickt – hier handelte es sich um Klienten, die nur zur Klärung einer speziellen Frage gegebenenfalls zur Begutachtung in das Kriseninterventionszentrum kamen oder sich Beziehungsprobleme mit ihrem Therapeuten nicht auszutragen getrauten oder dieser kurzfristig nicht erreichbar war.

Weitere Betreuung

Diese kann beinhalten: Einzelberatung und -therapie, Gruppentherapie, Partner- und Familienberatung und -therapie, medikamentöse Therapie, Sozialberatung, kurzfristige finanzielle Aushilfen, Hilfe im Kontakt mit anderen Institutionen, juristische Beratung.

Ergebnisse

Ergebnisse einer Einjahreskatamnese: 62% der Klienten fühlten sich beim Erstkontakt stark beeinträchtigt, nach einem Jahr 18%. Die Gruppe jener, die sich nur minimal beeinträchtigt fühlte, stieg von 4% beim Erstkontakt auf 38% zum Zeitpunkt der Nachuntersuchung.

Frequenz

Im Jahr 1985 wurden insgesamt 6958 therapeutische Kontakte (ärztliche Behandlungen, Therapiesitzungen, Beratungsgespräche) durchgeführt. Bei dieser Zahl ist allerdings zu berücksichtigen, daß pro Tag und Klient nur eine Intervention dokumentiert wird: so kann z. B. ein therapeutischer Kontakt sowohl ärztliche Versorgung als auch ein Beratungsgespräch, Kontaktaufnahme mit Angehörigen oder mit anderen sozialen oder medizinischen Hilfsstellen beinhalten. Bei akuten Situationen ist dieses rasche und vielfältige Handeln in einem kurzen Zeitraum oft unbedingt erforderlich.

Die Gruppe, die im Jahr 1985 erstmals das Kriseninterventionszentrum aufgesucht hat, hatte insgesamt 3086 therapeutische Kontakte (d. s. im

Schnitt etwa 5), die kleinere Gruppe, die aus den Vorjahren übernommen wurde, 3872 Kontakte (d. s. durchschnittlich fast 10).

Direkt über das Kriseninterventionszentrum werden lediglich etwa 2–3% der zu uns kommenden Patienten einer stationären psychiatrischen Behandlung zugeführt. Eine stationäre Aufnahme aufgrund der alleinigen Initiative eines betreuten Klienten gehört zu den ausgesprochenen Raritäten.

Zusammenfassung

Telefonische und ambulante Krisenintervention machen einen Gutteil der Arbeit am Kriseninterventionszentrum in Wien aus. Diese Tätigkeit kann jedoch nicht sinnvoll betrieben werden, wenn nicht sowohl eine Standortbestimmung im Gesamtkonzept der psychosozialen Versorgung einer bestimmten Region vorgenommen wird und Fragen und Probleme der Zusammenarbeit mit anderen Einrichtungen und Diensten ständig neu überdacht werden. Es ist dabei unsere Politik, daß Krisenintervention möglichst von alljenen betrieben wird, die mit Menschen in Krisen befaßt sind, damit auf die vielfältigen Anliegen der Menschen auch in vielfältiger Weise geantwortet werden kann.

Literatur:

SONNECK, G. (Hrsg.): Krisenintervention und Suizidverhütung, Facultas, Wien, 1985

Der mobile psychiatrische Notfalldienst in Hamburg

A. Spengler

Ich berichte im folgenden von einem mobilen Notfalldienst, dessen formale Aufgabe sich darauf beschränkt, über sofortige zwangsweise Unterbringungen nach dem HmbPsychKG zu entscheiden, den „PSYCHIATRISCHEN NOTDIENST" in Hamburg (PN). Er soll in seinen wichtigsten Funktionen und therapeutischen Möglichkeiten charakterisiert werden:

(1) Aufgaben des Dienstes und Stellung im Zusammenhang der übrigen ambulanten Notfallversorgung.
   – Exkurs: Darstellung der Klientel
(2) Organisation des Dienstes.
(3) Administrative und ordnungsrechtliche Funktionen.
(4) Allgemeine Versorgungsfunktionen.

ad (1) Aufgaben des Dienstes

Der PN nimmt in der Notfallversorgung psychiatrischer Patienten eine Sonderstellung ein, weil die Zuweisung stark selegiert ist: Er wird nur dann tätig, wenn Patienten zu untersuchen sind, bei denen andere Stellen, nämlich Ärzte ohne eigene psychiatrische Qualifikation, aber auch Polizeidienststellen den Eindruck einer akuten psychischen Störung gewonnen haben, aus der für den Patienten oder seine Umgebung unmittelbare Gefährdungsmomente im Sinne einer Selbst- oder Fremdgefährdung erwachsen könnten. Der § 31 des HmbPsychKG sieht eine Untersuchung durch einen „psychiatrisch erfahrenen Arzt" vor, die noch vor einer Zuführung in die Psychiatrie stattfindet und verknüpft dies mit einem Behandlungsauftrag zur Vermeidung von Unterbringungen durch eine sofortige ambulante Hilfe. Die Besonderheit des PN ist es, daß er vor Ort, also aufsuchend tätig wird: Die Entscheidung über die Unterbringung fällt, noch ehe der Patient aus dem Umfeld in die psychiatrische Klinik gebracht wird. Während normaler Dienstzeiten arbeiten die Sozialpsychiatrischen Dienste der Hamburger Bezirke nach denselben Kriterien. Wie noch zu zeigen ist, bringen die formalen Aufgaben eine besondere Vor-Auslese der Klientel mit sich. Der PN sieht jährlich etwa 800–900, die sozialpsychiatrischen Dienste etwa gleich viele Notfallpatienten.

Außerdem werden akutpsychiatrische Patienten auch von niedergelassenen Nervenärzten, durch die Notaufnahmen allgemeiner Krankenhäuser und durch die Notfallambulanzen psychiatrischer Abteilungen versorgt. In Hamburg sind auch diese Institutionen formal berechtigt, Unterbringungen zu veranlassen, wenn ein „psychiatrisch erfahrener Arzt" den Antrag stellt. Sie nehmen am Gesamtaufkommen von Zwangs-Einweisungen mit etwa ⅓ teil.

Die meisten hier versorgten Patienten kommen allerdings formal freiwillig in die Notfallversorgung und unterscheiden sich wahrscheinlich von dem o. g. Notfallkollektiv. Man kann diese Gruppe nur schwer abgrenzen und anhand der aus diesen Institutionen veranlaßten Unterbringungen vermuten, daß sie etwa weitere 1500—2000 Notfälle einschließt, bei denen ähnliche Gefährdungspotentiale bestehen. Der PN dürfte demnach etwa ein Viertel aller vergleichbaren Notfälle in Hamburg versorgen (ca. 900 bei 1,6 Mio. Einwohnern).

Exkurs

Die Notfallklientel des PN kann aufgrund eigener Erhebungen an 299 Fällen (SPENGLER et al., 1983, SPENGLER, 1986 A) näher charakterisiert werden:

54% der Patienten sind männlichen, 46% weiblichen Geschlechts. Das Altersmittel liegt bei 42 Jahren.

Diagnostisch liegen vor allem schizophrene Episoden/Psychosen vor (25%), daneben affektive Psychosen (14%) (davon ¾ mit manischem Zustandsbild), Alkoholpsychosen (9%), senile Psychosen (8%). Daneben machen akute Anpassungsstörungen, Neurosen und Persönlichkeitsstörungen mit zusammen 16% und Abhängigkeits- und Suchterkrankungen mit zusammen 9% große Gruppen aus. Alkoholismus findet sich in 32% als Nebendiagnose.

Zur soziodemographischen Situation:
— 46% der Patienten sind ledig, 20% geschieden/getrennt, 8% verwitwet.
— 6% leben ohne festen Wohnsitz, 36% wohnen allein, 49% mit einem Partner oder mit Angehörigen, 9% in Institutionen oder Wohngemeinschaften.
— Nur 36% sind berufstätig, 27% beziehen Renten, 18% sind arbeitslos.

Zur anamnestischen Situation: Bei 62% der Patienten ist eine psychiatrische Vorerkrankung oder Vorbehandlung eruierbar. Diese Zahlen liegen vermutlich etwas zu niedrig. 9% der Patienten stehen unter vormundschaftsrechtlichen Regelungen.

Die Gesamtklientel ist also durch einen hohen Anteil schwerer und akuter psychischer Störungen, durch ein oft massives Ausmaß aktueller Beeinträchtigungen und sozialer Benachteiligungen charakterisiert.

ad (2) Organisation des Dienstes

Zum Verständnis der Selektionsmechanismen, unter denen diese Klientel konstelliert ist, sollen kurz die administrativen und organisatorischen Voraussetzungen geschildert werden:

Ein nicht „psychiatrisch erfahrener Arzt" i. S. des HmbPsychKG ist dann, wenn er einen Patienten für psychisch akut gestört hält und wenn er davon ausgehend erhebliche unmittelbare Gefahren „für die öffentliche Sicherheit und Ordnung" oder für den Patienten selbst sieht, gehalten, beim Ordnungsamt einen Antrag auf eine Unterbringung zu stellen. Dies erfolgt de facto telephonisch. Ein schriftlicher Antrag soll vorliegen. Die Antragsteller sind meist Notärzte der kassenärztlichen Vereinigung, seltener niedergelassener Nicht-Psychiater, gelegentlich auch Klinikärzte in Häusern, die nicht neurologisch bzw. psychiatrisch konsiliarisch versorgt sind. In 41% der Zuweisungen liegen derartige ärztliche Indikationen vor.

Zugleich aber sind auch die Polizeidienststellen berechtigt, über das Ordnungsamt den PN anzufordern, zwar mit denselben formalen Kriterien, aber ohne Zuziehung eines Arztes. 54% der Fälle wurden so zugewiesen.

Der am Ordnungsamt tätige Verwaltungsbeamte prüft formal, ob die Zuweisungskriterien erfüllt sind. Oft erfolgt eine telephonische Rücksprache mit dem diensthabenden Arzt des PN. In einzelnen Fällen ist es möglich, vorab telephonisch einen Einsatz des PN zu vermeiden, z. B. bei offenkundigen Fehlzuweisungen oder dann, wenn vor Ort eine Versorgung ohne formale Zuweisung an den PN möglich ist.

Im Regelfall sucht der diensthabende Arzt des PN den Patienten auf, oft auf der Polizeiwache, in etwa einem Drittel der Fälle in der Wohnung. Zum Teil ist die Polizei auch hier bereits beteiligt oder wird aus Sicherheitsgründen zugezogen.

Eine Behandlung der klinischen Aspekte der Notfallintervention ist in diesem Rahmen nicht möglich. [1])

Je nach Ergebnis der Notfallintervention ergeben sich folgende Schritte:

a) Unterbringungen (1985: 49%) erfolgen (z. T. unter Mitwirkung der Polizei) nach der Entscheidung des PN auf einem eher umständlichen und meist zeitraubenden Wege. Der Arzt des PN beantragt telephonisch beim Ordnungsamt die Unterbringung. Dieses erstellt eine Verfügung, mit der die Beamten eines Zuführdienstes vor Ort kommen, um den

---

1) Vor Ort versucht der Arzt des PN, einen diagnostischen Eindruck zu gewinnen. Dabei sind nach eigener Erfahrung extensive fremdanamnestische Rückfragen, auch telephonisch unverzichtbar. Insbesondere ist zu klären, wie sich psychische Störungen und reale oder mutmaßliche Gefährdungen (Suizidalität, Fremdgefährdung) aktuell darstellen und wie sie sich entwickelt haben, inwieweit psychiatrische Vorerkrankungen bekannt sind, wieweit die Umgebung bereits eigene Hilfen und Lösungen mobilisieren konnte oder damit überfordert ist.

Diese Fragen gehen dann auch in die Exploration vor Ort ein. Nach eigenen Erfahrungen entscheidet sich die Frage, ob ein Notfallpatient ohne formellen Zwang versorgt werden kann, oft sehr schnell, nämlich dann, wenn es gelingt, zu ihm einen ersten diagnostischen und therapeutischen Kontakt herzustellen. Ich meine damit eine erste, vielleicht noch geringe Arbeitsbasis, einen vom Patienten nicht völlig abgewiesenen oder negierten Austausch, z. B. in Form der Beantwortung einfacher Fragen oder der averbalen Antwort auf eine therapeutische Intervention. Wenn ein Patient in diesem Sinne unerreichbar ist, z. B. weil er in einer erregten paranoiden Verfassung ist und einfachste Fragen gereizt beantwortet, wird eine Bemühung in Richtung auf Koopera-

Patienten in einem Bus, u. U. mit einem RTW in die Klinik zu bringen. Der Arzt des PN erstellt vor Ort ein Attest mit einer Begründung der Unterbringung. Der Zuführdienst erhält dieses vor Ort. Die aufnehmende Klinik, der sozialpsychiatrische Dienst und das zuständige Amtsgericht erhalten Kopien. Der Arzt informiert die Klinik möglichst telephonisch über die Zuweisung.

b) Wenn es nicht zur Unterbringung kommt, werden die Patienten entlassen oder zu Hause belassen (oft in Begleitung Angehöriger) (38%) oder

c) formal freiwillig in stationäre Behandlung vermittelt (13%). Dabei werden z. T. private Transportmittel oder Krankenwagen, z. T. aber auch die Einsatzwagen der Polizei in Anspruch genommen.

Auch in diesen Fällen werden entsprechende Atteste erstellt, die dem Ordnungsamt und den weiterbehandelnden Stellen zugeleitet werden.

Andere Zuweisungsmöglichkeiten als die in die psychiatrischen Aufnahmestationen, z. B. eigene „Kriseninterventionsbetten" gibt es in Hamburg nicht. Für einen Teil der Patienten wären sie durchaus wünschenswert.

Der relativ geringe Anteil an Zuweisungen in freiwillige stationäre Behandlung (10–13%) ist dadurch aber nur zum Teil erklärt. Die eigenen Erfahrungen zeigen, daß es besonders aufwendig – und damit auch von der Motivation und der zeitlichen Kapazität des einzelnen Arztes abhängig ist, Patienten zu einer an sich dringlichen stationären Aufnahme zu motivieren, bei denen rechtliche Handhaben hierzu nicht ausreichen, oder aber mit solchen Patienten ein Arbeitsbündnis aufzubauen, bei denen erhebliche Gefahren bestehen und – ohne Behandlungsbereitschaft – eine Unterbringung erforderlich wäre.

Jeweils ein diensthabender Arzt des PN steht für das Land Hamburg, also für 1,6 Mio. Einwohner in telephonischer Rufbereitschaft zur Verfügung und

---

tion und Hilfe meist erfolglos bleiben. Der zweite zentrale Indikator, von dem aus sich entscheidet, ob Zwang – bei gegebener Gefahr – unverzichtbar ist, ist die Kooperationsbereitschaft des Patienten. Wenn dieser z. B. in eine stationäre Behandlung klar einwilligt, so erübrigt sich ein formeller Zwang auch dann, wenn aus der Erkrankung aktuelle Gefahren resultieren. (Diese klinischen Erfahrungen konnten auch empirisch belegt werden, vgl. SPENGLER, 1986 A).

Die therapeutischen Ansätze, die den Handlungsspielraum in Richtung auf eine freiwillige Behandlung im ambulanten Setting eröffnen, ergeben sich je nach Erkrankung, Gefahrensituation und Umfeld sehr individuell. Das gesamte Indikationsspektrum reicht also – von der unmittelbaren notfallpsychotherapeutischen Zuwendung mit Weitervermittlung in ambulante Behandlung (z. B. bei suizidalen Reaktionen) – bis zur Entlassung eines offenkundig fehlplazierten, nicht behandlungsmotivierten, möglicherweise nicht psychisch Kranken, – bis zur freiwilligen stationären Einweisung nach gelungener Kontaktaufnahme und Etablierung eines Arbeitsbündnisses, möglicherweise mit persönlicher Begleitung in die Klinik, – bis hin zur schnellen zwangsweisen Unterbringung bei akuter Gefahr und fehlender Kooperation.

fährt mit dem eigenen PKW oder mit einem Taxi vor Ort. Die Inanspruchnahme wechselt stark (durchschnittlich 2–3, im Extrem 0–7 Einsätze pro Schicht). Die Einsatzzeiten sind an Wochentagen 16–7.30 Uhr, an Wochenenden und Feiertagen werden jew. 2 Schichten zu 12 Stunden versehen. Der Einzelfall erfordert einen Zeitaufwand von durchschnittlich zwei bis drei Stunden, manchmal mehr (mit Telephonaten und Fahrt). Etwa 20 Kolleginnen und Kollegen beteiligen sich an dem Dienst mit einer bis sechs Schichten im Monat, meist in Nebentätigkeit. Die Vergütung erfolgt auf Honorarbasis nach dem BAT. Die formale Voraussetzung der Einstellung ist eine einjährige klinisch-psychiatrische Erfahrung – dies ist die verordnete Definition von „psychiatrisch erfahrener Arzt". Der Dienst findet so viel Interesse, daß meist mehrjährig erfahrene Kollegen/Kolleginnen (oft Fachärzte) den Dienst wahrnehmen.

In den Planungsstadien wurde nur zeitweilig erwogen, a) ob ein allgemeiner psychiatrischer Notdienst wie in Zürich möglich wäre – dies kam aus standespolitischen Gründen nicht in Betracht – und b) ob die Versorgung der Notfälle durch ein therapeutisches Team, z. B. durch den Arzt und einen Sozialarbeiter/Pflegekraft nicht noch besser wäre. Die dazu erforderlichen Mittel waren jedoch nicht verfügbar. Tagsüber arbeiten Sozialpädagogen und Ärzte der Sozialpsychiatrischen Dienste in dieser Weise Hand in Hand. Ihre Tätigkeit ist allerdings auf überschaubare Bezirke bezogen und richtet sich auf eine besondere, z. T. langfristig betreute Klientel. Sie sind theoretisch auch für die Nachsorge bei Patienten zuständig, die durch den PN aktuell versorgt worden waren, und werden über jeden Einsatz informiert. De facto kann der PN seine wichtigsten Funktionen auch in der derzeitigen Besetzung erfüllen. Es bleibt offen, ob die Versorgung jener Patienten, die nicht stationär eingewiesen werden, im Hinblick auf die Einleitung nachfolgender ambulanter Hilfen effektiver würde, wenn ein therapeutisches Team tätig wäre, dessen Zuständigkeit dann am folgenden Morgen endet. Hier wären andere Modelle mit mehr Kontinuität zu entwickeln. In der akuten Situation können erfahrene Kollegen durchaus hilfreich sein, z. B. bei Hausbesuchen.

ad (3) Administrative und ordnungsrechtliche Funktionen

Ich muß vorwegschicken, daß die gesamte rechtliche Problematik, die klinischen Schwierigkeiten des Umgangs mit Selbst- und Fremdgefährdung, die daraus erwachsenden ethischen Probleme in diesem Rahmen auch nicht annähernd behandelt werden können.

Die rechtlichen Fragen sind in mehreren Publikationen der letzten Jahre eingehend besprochen worden (vgl. BERGENER, 1981; CREFELD, 1983). Die besonderen klinischen und therapeutischen Aspekte sind wenig expliziert worden. Ich möchte vor allem auf die Arbeiten von GLICK (1976) und Mitarbeitern und auf die Überlegungen von ERNST hinweisen (SCHMIED/ ERNST, 1983).

Die theoretischen Fragen zur Bedeutung des psychiatrischen Versorgungssystems, zur Bedeutung soziodemographischer Faktoren, zur Rolle der Erkrankung und des aktuellen Gefahrenverhaltens, vor allem aber der aktuellen Arzt-Patienten Beziehung im Hinblick auf die Entscheidung für oder wider die Unterbringung sind an anderer Stelle eingehend dargelegt (SPENGLER et al., 1983, SPENGLER 1984, 1986 A).[2])

Nun zu den „unterbringungsrechtlichen" Entscheidungen und Handlungsspielräumen des PN:

In den Jahren 1978—1982, also in der Konsolidierungsphase des PN, wurden zwischen 37 und 44% aller untersuchten Notfallpatienten zwangsweise untergebracht. 1983 lag die Quote bei 44%, 1984 und 1985 bei 49%. Diese Zunahme ist noch nicht abschließend interpretierbar. Wahrscheinlich spielen ein verändertes Zuweisungsverhalten der übrigen Ärzte und der Polizei eine Rolle, möglicherweise auch eine allgemeine Tendenz zur rechtlichen Absicherung, die auch das Verhalten des PN beeinflußt — bei bekanntermaßen erheblichen individuellen Unterschieden zwischen den Ärzten.

Von den nicht zwangsweise untergebrachten Patienten gehen jährlich etwa weitere 10—13% formal freiwillig in stationäre Behandlung. In wenigen Einzelfällen kommt es noch zur nachträglichen Errichtung eines Unterbringungsparagraphen in der Klinik. 20% der Patienten bleiben nach der Eingangsuntersuchung dann freiwillig in der Klinik.

Eine wichtige Funktion des PN liegt letztlich auch darin, daß eine nicht zu vermeidende Zwangsmaßnahme möglichst wenig verletzend, d. h. in einer ruhigen und vorsichtigen Weise durchgeführt wird (vgl. SPENGLER, 1986 B). Dies kann durch genaue Information und Vorbereitung der Zuführbeamten und der Klinikaufnahme meist sichergestellt werden.

---

[2] Ich will nur stichwortartig andeuten: Für die Indikation zur stationären Einweisung sind vor allem die Akuität und Schwere der Erkrankung maßgeblich, daneben aber auch das Auftreten aktueller Selbst- oder Fremdgefährdung. Ob eine Einweisung formal erzwungen werden muß, hängt wesentlich mit davon ab, ob der Patient noch kontaktfähig und kooperationsbereit ist. Ein Entscheidungsmodell, welches die Erkrankung und die therapeutische Beziehung in den Mittelpunkt stellt, setzt sich auch dann durch, wenn Gefährdungsmomente vorliegen. Ein Entscheidungsmodell, welches vor allem die Sicherheit und die Gefahrenabwehr in den Vordergrund stellt, tritt dann in den Mittelpunkt, wenn Fremdgefährdungen unabweisbar werden und wenn therapeutische Bemühungen auf freiwilliger Grundlage nicht erfolgreich (oder erfolgversprechend) sind. Soziale Momente wirken sich in diesem Zusammenhang nur am Rande aus. Besonders häufig sind Unterbringungen bei Alten, bei senilen, schizophrenen und manischen Psychosen, bei starker Selbst- und Fremdgefährdung und dann, wenn ein therapeutischer Kontakt und eine Kooperation des Patienten nicht erreichbar scheinen. Soweit zumindest die Schlußfolgerungen, die sich aus dem eigenen empirischen Material und aus der Diskussion in der Literatur ergeben (SPENGLER et al., 1983, SPENGLER, 1986 A).

An dem Gesamtaufkommen von Unterbringungen änderte sich entgegen früheren Erwartungen, die an das neue PsychKG geknüpft wurden, nichts. Der PN wird zusammen mit den sozialpsychiatrischen Diensten langsam zunehmend in Anspruch genommen. Die Zahl der zwangsweisen Zuführungen stieg in den letzten drei Jahren geringfügig an (auf 81 ad 100 000 EW in 1985), nachdem sie sich in den Jahren 1978 bis 1982 zwischen 64 und 69 ad 100 000 EW bewegt hatte). (In den Zahlen sind noch 3–4% Zwangseinweisungen in geschlossene Pflegeheime enthalten, die in Hamburg nach § 31 des HmbPsychKG möglich sind. Der PN ist daran nicht beteiligt.)

Die ordnungsrechtliche Funktion des Dienstes, die aus seinem Auftrag heraus sehr viel deutlicher ist als in der übrigen Notfallpsychiatrie, steht bereits bei der Zuweisung im Mittelpunkt. Sie besteht hier nur deutlicher als andernorts: Auch sonst besteht eine generelle Verpflichtung, anders nicht behandelbare, unmittelbar gefährliche Notfallsituationen durch eine Unterbringung zu beantworten. Häufig verdeckt die an Gefahrenabwehr, an Sicherheit und Ordnung orientierte, der forensischen Absicherung nahe Funktion des PN, was in der individuellen Notfallbehandlung möglich ist. Diese Gefahr besteht zumindest so lange, wie der Arzt des PN sich in seiner Verpflichtung gegenüber den zuweisenden Stellen gebunden fühlt, Verantwortung abzunehmen, für Sicherheit geradezustehen. Gelegentlich lassen die manifesten und massiven Gefahren ohnehin wenig therapeutischen Entscheidungsspielraum zugunsten einer freiwilligen oder kooperativen Behandlung.

Das Ausmaß von Gefährdungsmomenten, wie es sich in der o. g. eigenen Studie als erster Untersucher-Eindruck darstellte, sei kurz quantifiziert: „manifest" oder „erheblich" selbstgefährdend wirkten 16% + 27%, fremdgefährdend 12% + 23% der untersuchten 299 Patienten. Bei 20% war beides zugleich gegeben. Nur 14% bzw. 12% der Patienten boten keine wertbaren Anhaltspunkte für Selbst- oder Fremdgefährdung. Diese Gefährdungsbeurteilung stand im Kontext einerseits der o. g. diagnostischen Zuordnungen und der Psychopathologie, andererseits der aktuellen Arzt-Patienten-Beziehung: Beschrieben wurden erhebliche Störungen im Kontakt und in der Kooperationsfähigkeit der Patienten (vgl. SPENGLER et al., 1983).

ad (4): Allgemeine Versorgungsfunktionen

Es wäre verfehlt, angesichts der Ordnungs-Funktionen des Dienstes die verbleibenden therapeutischen Möglichkeiten zu unterschätzen oder ihre Wahrnehmung für prinzipiell behindert zu halten.

Der PN nimmt allgemeine Versorgungsfunktionen bei Notfallpatienten wahr, von denen viele ohne seinen Einsatz unnötig zwangsweise in die Psychiatrie zugeführt würden und die durch andere Dienste nicht adäquat versorgt werden könnten. Er ist nachts und an Wochenenden faktisch der einzige Dienst, der vor Ort tätig wird, auch wenn er viele Patienten nicht betreut, die durch das allgemeine Notarztsystem versorgt werden können bzw. die kooperationsfähig genug sind, von sich aus in eine psychiatrische Klinikaufnahme zu kommen. Im Mittelpunkt seiner allgemeinen Versorgungsaufgaben aber stehen

- die Vermeidung zwangsweiser Unterbringungen (51%) und womöglich
- die Vermeidung stationärer Behandlungen (38% der Einsätze, 1985).

Es lohnt, die Gruppe der „erfolgreich vermiedenen" Unterbringungen näher zu betrachten. Notfallpsychiatrie ermöglicht hier durch ein frühzeitig aufsuchendes Vorgehen die Weichenstellung

- für eine adäquate ambulante Behandlung,
- für die Reetablierung bestehender Behandlungsbündnisse,
- für einen kooperativen, aus der Sicht des Patienten selbst-(mit)bestimmten Eintritt in eine eventuelle stationäre Therapie.

Diese Zielsetzungen sind natürlich nicht unabhängig von der individuellen therapeutischen Einstellung und dem Engagement des psychiatrischen Notarztes zu realisieren und sind oft nur bedingt erreichbar. Sie gehen über eine lediglich beobachtende forensische Perspektive hinaus und setzen den Kontakt zum Patienten, das Angebot eines begrenzten Arbeitsbündnisses durch den Notarzt voraus.

Welche Patienten können ohne Unterbringung behandelt werden? Von der Diagnose her können jene Patienten oft freiwillig/ambulant behandelt werden, bei denen akute Krisen oder auch psychotische Zustände, Zuspitzungen bei Neurosen und Persönlichkeitsstörungen, z. T. unter exogenen Einflüssen eingetreten sind, ohne daß bereits jeder Kontakt zur Umwelt abgerissen wäre, ohne daß von der psychischen Struktur her zu schwere Einbrüche in den Ich-Funktionen (z. B. Realitätsprüfung, Impulskontrolle, Denken, Abgrenzung in Beziehungen usw.) eingetreten wären. Von der Symptomatik her ergeben sich Behandlungen ohne Zwang häufiger bei depressiven Syndromen, auch bei suizidalen Reaktionen.

Von der äußeren Situation her zeigt sich, daß das vorherige Eintreten eines Notarztes oder der Polizei oft zu einer gewissen Ernüchterung, zur Strukturierung der Situation und zu einer Entaktualisierung der akuten Störungen und Gefahren beiträgt.

In den sozialen Ausgangsbedingungen erweisen sich wider Erwarten jene Patienten als belasteter, die aus einem bestehenden familiären oder partnerschaftlichen Beziehungsgefüge heraus stationär eingewiesen werden müssen: Zwang ist hier häufiger nötig als bei alleinlebenden/isolierten Personen, die eher bereit sind, sich freiwillig in stationäre Behandlung zu begeben. Bestehende Beziehungen sind oft aktuell so belastet, daß sie als Rückhalt nicht in Frage kommen, so daß das Ziel einer ambulanten Behandlung nicht erreichbar ist.

Es geht also um die Situationen, in denen akute Krisen oder Dekompensationen (auch bei Psychosen) therapeutisch noch zugänglich sind und zumindest aktuell kompensiert oder entaktualisiert werden – und in denen keine so schwerwiegenden verbleibenden Gefahrenmomente vorliegen, daß eine ambulante Behandlung nicht vertretbar ist. In diesen Fällen reicht die freiwillige stationäre Zuweisung oft aus (10–13% der Fälle).

Jene Konstellationen, in denen eine Behandlung dringlich wäre, mangels konkreter Gefährdungskriterien eine formelle Unterbringung rechtlich nicht in Frage kommt und in denen ein Patient sich der Behandlung verweigert, sind eher selten. Noch seltener sind Situationen, in denen weder dringend behandlungsbedürftige Störungen noch konkrete Gefahren vorliegen.

Der oben angedeutete Gefährdungshintergrund stellt zwar eine Besonderheit dar, durch die der PN sich von anderen ambulanten Diensten unterscheidet. Die äußerlich so dominierende ordnungsrechtliche Aufgabe ist wegen der dahinter stehenden formalen Verpflichtungen (Weitergabe von Informationen, Übernahme formalisierter Verantwortungen usw.) eine potentielle Behinderung therapeutischen Handelns. Ob sie aber zu einer grundsätzlichen Einschränkung wird, dies hängt auch von der Einstellung der Beteiligten ab.

Die Präselektion des behandelten Kollektivs trägt dazu bei, daß Unterbringungen häufiger als andernorts indiziert werden müssen. Die Zahl der vermiedenen und freiwillig erfolgenden stationären Einweisungen belegt jedoch, daß die verbleibenden Entscheidungs-Spielräume therapeutisch genutzt werden können. Oft handelt es sich um ausgesprochen lohnende, um „weichenstellende" Interventionen. Nicht zuletzt trägt der PN auch in Einzelfällen zur Vermeidung offenkundiger Fehlplazierungen und offenkundigen Unrechts bei.

Vergleiche mit anderen ambulanten psychiatrischen Notfalldiensten wie in Zürich (HUG, 1981) sind wegen der formalen Vorgaben nur bedingt sinnvoll. Bezüglich der Zusammensetzung der Klientel zeigen sich Parallelen, wahrscheinlich ist auch die Arbeitsweise ähnlich. Ich möchte hier auf die Diskussion verweisen.

Ich habe versucht, zu zeigen, daß in dem vorgegebenen Rahmen eine oft lohnende therapeutische Aufgabe erfüllt werden kann. Ein besonders belastetes und sozial benachteiligtes Kollektiv wird auf diese Weise qualitativ besser versorgt, als es mit Hilfe der Routineangebote möglich wäre. Die aus der Eingangsselektion und auch den formalen Aufgaben resultierenden Einschränkungen wiegen die Vorteile nicht auf, die sich für die Patienten ergeben, welche vor unnötigen Zwangsmaßnahmen bewahrt bleiben können.

1. Organisationsschema: Sofortige Unterbringung nach HmbPsychKG

ERSTE AUFFÄLLIGKEIT
↓ Angehörige − Nachbarn − Passanten − Patient − andere
↓

FORMELLE ZUWEISUNG
↓ Polizei (Ingewahrsamnahme) − Notärzte − andere Ärzte − Kliniken
↓

ENTSCHEIDUNG ÜBER UNTERSUCHUNG NACH PsychKG
↓ Ordnungsamt
↓

UNTERSUCHUNG NACH HmbPsychKG (vor Ort)
↓ Psychiatrischer − Sozialpsychiat. − niedergel. − Klinikärzte/andere Ärzte
↓ Notdienst   Dienst   Psychiater   mit psychiatr. Erfahr.
↓

↓   ↓   ↓
ENTLASSUNG − FREIWILLIGE EINWEISUNG − UNTERBRINGUNG
                         ↓   ↓
                    KRANKENTRANSPORT   ZWANGSWEISE ZUFÜHRUNG
                    Polizei- RTW   Zuführdienst Ordnungsamt
                         ↓   ↓
                         AUFNAHME   EINGANGSUNTERSUCHUNG
↓   ↓   ↓   ↓   ↓   ↓
ENTLASSUNG−VERBLEIB−ERRICHTUNG−„BESTÄTIGUNG"−FREIWILL. VERBLEIB−ENTLASS.

2. Inanspruchnahme und Unterbringungs-Entscheidungen des Psychiatrischen Notdienstes in Hamburg

	1979	1980	1981	1982	1983	1984	1985
EINSÄTZE GESAMT	311	641	760	742	802	847	747
UNTERBRINGUNGEN	136	268	304	278	353	415	366
Anteil %	44%	42%	40%	37%	44%	49%	49%
VERMIEDENE UNTERBRINGUNGEN %	56%	58%	60%	63%	56%	51%	51%
davon freiwillig stationär aufgenommen:					(12%	10%	13%)

nach Angaben des Wirtschafts- und Ordnungsamtes, Bezirksamt, Altona, Hamburg (Bearbeitung A. Spengler, 1986).

Literaturhinweise

BERGENER, M. (Hrsg.) (1981): Psychiatrie und Rechtsstaat. (Luchterhand) Neuwied/Darmstadt

CREFELD, W. (Hrsg.) (1983): Recht und Psychiatrie. Werkstattschriften zur Sozialpsychiatrie. (Psychiatrie-Verlag) Rehburg-Loccum

ERNST, K., A. EGLOFF (1974): Freiwilligkeit und Zwang bei 200 psychiatrischen Klinikaufnahmen. Nervenarzt 45:178–182

GLICK, R. A., A. T. MEYERSON, E. ROBBINS, J. A. TALBOTT (Eds.) (1976): Psychiatric Emergencies. (Grune & Stratton) New York.

HUG H. H. (1981): Psychiatrische Notfälle und deren Versorgung in der Stadt Zürich. Inauguraldissertation. Sozialpsychiatrischer Dienst der Psychiatrischen Universitätsklinik Zürich.

HmbPsychKG (1977): Hamburgisches Gesetz über Hilfen und Schutzmaßnahmen bei psychischen Krankheiten vom 22. 9. 1977. Hamburgisches Gesetz- und Verordnungsblatt 39 I:261–268

SCHMIED K., K. ERNST (1983): Isolierung und Zwangsinjektionen im Urteil der betroffenen Patienten und des Pflegepersonals. Arch. Psychiatr. Nervenkr. 233: 211–222

SPENGLER, A., R. HAGENAH, G. FRIEDRICH (1983): Behandlungsindikationen bei psychiatrischen Notfällen. Psychiatr. Prax 10(6):200–208.

SPENGLER, A. (1984): Erfahrungen mit einem psychiatrischen Notdienst in Hamburg. Öff. Ges. wes. 46:367–371

SPENGLER, A. (1986 A): Factors influencing assignment of patients to compulsory admission. Soc. Psychiatr. 21:113–122

SPENGLER, A. (1986 B): „Invasive Therapiemaßnahmen" – Therapeutisches Eingreifen und Zwang in der Notfallpsychiatrie. Sozialpsychiatrische Informationen. 3:59–74

Der mobile psychiatrische Notdienst in Zürich

A. Uchtenhagen

Die Schaffung eines privatärztlichen psychiatrischen Notfalldienstes für den Bezirk Zürich im Jahre 1963 beruhte weder auf besonderen sekundärpräventiven Zielsetzungen noch auf Überlegungen zur Theorie über Entstehung und Behandlung psychischer Krisen. Zugrunde lag vielmehr zunächst einmal die gesetzliche Verpflichtung für jeden Arzt, Notfälle zu behandeln. Daß die schon damals zunehmende Zahl der Ärzte nicht in der Lage war, dem Bedürfnis nach effizienter Notfallbehandlung zu genügen, sondern daß die Verfügbarkeit für Notfälle im Turnus delegiert und organisiert werden mußte, ist nur eine der paradoxen Entwicklungen im Gesundheitswesen. Der psychiatrische Notfalldienst bildete dabei nur einen Spezialfall im organisatorischen Gesamtzusammenhang der allgemeinen und spezialärztlichen Notfalldienste. Es ist immerhin bemerkenswert, daß die den ordentlichen Praxisbetrieb „störenden" Notfalleinsätze nicht an eine staatliche Institution weiterdelegiert wurden, sondern daß die Ärzteschaft sich mit dieser Aufgabe voll identifizierte. Im Vergleich zu den anderen Notfalldiensten machte der psychiatrische am meisten Mühe. Auch dies ist ein Paradox: Mit steigender Ausbildungsqualität und wachsenden psychotherapeutischen Kompetenzen sank die Bereitschaft vieler Kollegen, sich den Herausforderungen der Notfallsituationen zu stellen und das klar definierte Setting der eigenen Praxisräume zu verlassen, um sich an den Ort des Geschehens zu begeben. Diagnostische Unsicherheiten bezüglich somatischer Erkrankungen mit akuter psychischer Begleitsymptomatik spielten dabei eine nicht geringe Rolle. 1978 übernahm der Ärzteverband des Bezirks Zürich selbst die Verantwortung für die Organisation der Notfalldienste. Seither funktioniert auch der psychiatrische Notdienst ohne Lücken und ohne größere Rekrutierungsprobleme.

Organisation des Notdienstes

Der Bezirksärzteverband betreibt eine Notdienstzentrale mit einheitlicher Rufnummer. Notfallmeldungen, die dort eintreffen, werden von erfahrenen Krankenschwestern am Telefon triagiert und an den diensttuenden Spezialisten weitergeleitet. Die definitive Triage und alle Vereinbarungen mit dem Patienten werden durch den Notfallarzt selbst vorgenommen. Es liegt im Ermessen des Notfallarztes, ob er es bei telefonischen Anweisungen bewenden läßt, ob er sofort oder je nach Entwicklung des Falles zum Patienten ausrückt, ob er ohne Zeitverlust sofort den Krankenwagen alarmiert oder sich erst am Ort des Geschehens persönlich informiert. Per Funk ist er auch unterwegs durch die Notrufzentrale ständig erreichbar. Der Arbeitsstil des Notfallpsychiaters ist, von diesem Ablauf her verständlicherweise, stark persönlich geprägt. Es gibt kaum eine einheitliche Strategie oder verpflichtende Doktrin für die Kollegen, die im psychiatrischen Notfalldienst Einsätze leisten. Sie sind in erster Linie den Patienten und deren Angehörigen verpflichtet. Sie stellen diesen direkt Rechnung für ihren Einsatz, nach großzügig gestaltetem einheitlichen Tarif. Unbezahlte Rechnungen begleicht die Stadtverwaltung, die außerdem den Betrieb der Einsatzzentrale subventioniert.

Zur Teilnahme verpflichtet ist grundsätzlich jeder im Bezirk praxisberechtigte Psychiater, wobei allerdings Alter und Behinderungsgründe berücksichtigt werden. Die Gestaltung des Einsatzplanes ist beweglich, meist handelt es sich heute um 24-Stunden-Dienste, während einzelne Kollegen den Notfalldienst vorübergehend hauptamtlich übernehmen. Bei einer Anzahl von rund 140 niedergelassenen Psychiatern läßt sich auf diese Weise der Notfalldienst gut abdecken. Aktiv beteiligt sind zur Zeit ca. 50 Kollegen.

Statistische Angaben über Notfalleinsätze

1985 kam es im Bezirk Zürich mit einer Gesamtzahl von ca. 430 000 Einwohnern zu 2710 Notfalleinsätzen des privatärztlichen Notfalldienstes. Die in den Notfallstationen und durch staatliche Equipen behandelten Notfälle sind dabei nicht mitgezählt. 1984 betrug die Gesamtzahl der Einsätze 2660, im Jahre 1978 lag sie noch bei 1061. In dieser Zeit hat sich die Wohnbevölkerung nicht vermehrt, sondern leicht reduziert. Die jahreszeitliche Verteilung der Notfälle, in den Jahren 1984 und 1985 analysiert, läßt keine klaren Gesetzmäßigkeiten erkennen (Tab. 1). 0,63% der Bevölkerung haben dem-

Tab. 1: Privatärztlicher psychiatrischer Notfalldienst Zürich 1984/85

Total Einsätze 1985 : 1061   Total Einsätze 1984 : 2660   Total Einsätze 1985 : 2710

Tab. 2: Anrufer bzw. Zuweiser der Notfalldienste

	Anzahl Pat.		Ehe-partner		Verwandte		Andere nahe Bezugs-personen		Wenig nahe-stehende Bezugs-personen		Therap. Instit.		Polizei Amts-stellen		Patient selber	
	N	%	N	%	N	%	N	%	N	%	N	%	N	%	N	%
PNFD	245	100	35	14,3	32	13,1	25	10,2	30	12,2	25	10,2	61	24,9	37	15,1
Drop-in	42	100	0	0	6	14,3	8	19,0	7	16,7	8	19,0	4	9,5	9	21,4
Psych. Pol.	39	100	0	0	3	7,7	3	7,7	2	5,1	10	25,6	9	23,1	12	30,8
NFD insges.	326	100	35	10,7	41	12,6	36	11,0	39	12,0	43	13,2	74	22,7	58	17,8

nach im Laufe des Jahres 1985 den privatärztlichen Notfalldienst beansprucht (Berechnung nach Einsätzen, nicht nach Personen; der nach Personen gerechnete Prozentsatz würde niedriger liegen, da einzelne Patienten den Notfalldienst wiederholt beansprucht haben). Eine eingehende Analyse von 546 psychiatrischen Notfällen (Vollerhebung während 3 Monaten im Jahre 1978) ergab folgende Hinweise (HUG 1981):

– Rund ein Viertel der Notfälle wurden durch Polizeibeamte und Amtsstellen gemeldet, der Rest verteilt sich auf Ehepartner, Verwandte, andere nahe Bezugspersonen, weniger nahestehende Bezugspersonen, Therapieinstitutionen und auf Patienten, die sich selbst melden. Gegenüber den staatlichen Notfallorganisationen (spezialärztlicher Drogennotfalldienst der Beratungsstelle Drop-in sowie Krisenberatung der Psychiatrischen Universitätspoliklinik) wird der privatärztliche Notfalldienst (PNFD) etwas seltener von Patienten direkt beansprucht oder durch therapeutische Institutionen alarmiert, hingegen häufiger von Ehepartnern der Patienten benutzt (Tab. 2).

– Was den *Einsatzort* betrifft, werden über die Hälfte der Einsätze in der Wohnung des Patienten registriert. Diese Situation ist beim privatärztlichen Notdienst häufiger anzutreffen als bei den anderen Notfalldiensten (Tab. 3).

Tab. 3: Einsatz in den NFD

	Patienten-wohnung		andere Priv'wg.		Polizei-wache		Praxis		Anderes		Anzahl Pat.
	N	%	N	%	N	%	N	%	N	%	
PNFD	114	55,3	12	5,8	39	18,9	24	11,7	17	8,3	206
Drop-in	7	33,3	3	14,3	3	14,3	2	4,5	6	28,6	21
Psych. Pol.	0	0	0	0	0	0	31	100,0	0	0	31
Anzahl Pat.	121	46,9	15	5,8	42	16,3	57	22,1	23	8,9	258

Tab. 4: Notfälle nach Wochentagen für die Notfalldienste

	Sonntag N	Sonntag %	Montag N	Montag %	Dienstag N	Dienstag %	Mittwoch N	Mittwoch %	Donnerstag N	Donnerstag %	Freitag N	Freitag %	Samstag N	Samstag %	Anzahl Pat.
PNFD	33	17,5	24	12,7	30	15,9	23	12,2	24	12,7	30	15,9	25	13,2	189
Drop-in	11	25,8	4	9,8	1	2,4	0	0	7	17,1	4	9,8	14	34,1	41
Psych. Pol.	0	0	11	28,2	9	23,1	3	7,7	8	20,5	6	15,4	2	5,1	39
NFD insges.	44	16,4	39	14,5	40	14,9	26	9,7	39	14,5	40	14,9	41	15,2	269

Tab. 5: Notfälle nach Uhrzeit für PNFD und Drop-in

	01–06 h N	%	06–09 h N	%	09–12 h N	%	12–14 h N	%	14–18 h N	%	18–21 h N	%	21–01 h N	%	Anzahl Pat.
PNFD	16	8,5	5	2,6	26	13,8	14	7,4	37	19,6	53	28,0	38	20,1	189
Drop-in	8	19,5	2	4,9	5	12,2	1	2,4	7	17,1	6	14,6	12	29,3	41
NFD (ohne PP)	24	10,4	7	3,0	31	13,5	15	6,5	44	20,5	59	25,6	50	21,7	230

Tab. 7: Auslöser: Familie und Freizeit nach Notfalldiensten unterteilt

	akute Familiensituation N	%	chron. Familiensituation N	%	akute Situation eheähnlicher Beziehungen N	%	chron. Situation eheähnlicher Beziehungen N	%	Vereinsamung + Konflikte unstrukturierter Beziehungen N	%	Alkohol andere Drogen N	%	Anzahl Pat.
PNFD	33	20,5	19	11,8	26	16,1	6	3,7	66	41,0	11	6,8	161
Drop-in	2	6,2	0	0	2	6,2	1	3,1	16	50,0	11	34,4	32
Psych. Pol.	3	12,0	4	16,0	4	16,0	0	0	11	44,0	3	12,0	25
Anzahl. Pat.	38	17,4	23	10,6	32	16,7	7	3,2	93	42,7	25	11,5	218

- Über die *Wochentage* verteilen sich die Einsätze einigermaßen gleichmäßig mit Ausnahme einer leichten Spitze am Sonntag. Dies fällt auf gegenüber dem Drogennotfalldienst, der besonders häufig am Wochenende zum Einsatz gelangt, sowie gegenüber der Psychiatrischen Poliklinik, die am Wochenende geschlossen ist und deshalb am Montag eine Spitzenfrequenz aufweist (Tab. 4).
- Die *tageszeitliche Verteilung* weist ein Beanspruchungsmaximum zwischen 18.00 Uhr und 1.00 Uhr auf, bei einem Beanspruchungstief in den frühen Morgenstunden. Im Vergleich zum Drogennotfalldienst fällt auf, daß hier das Maximum der Beanspruchung eine zeitliche Verschiebung bis gegen 6.00 Uhr früh erkennen läßt (Tab. 5).
- Bei den *Krankheitsbildern* dominieren akute psychotische Zustände, Exazerbationen chronischer Psychosen sowie depressive Zustände. Gegenüber den andern Notfalldiensten überwiegen vor allem die endogenen Psychosen, während reaktive Störungen eher in der Psychiatrischen Poliklinik, Toxikomanien und akute Vergiftungen mehr im Drop-in gesehen werden (Tab. 6).
- Was die *auslösenden Situationen* betrifft, so sind diese von einer akuten Beziehungsproblematik dominiert. Am häufigsten sind Vereinsamung sowie Konflikte unstrukturierter Beziehungen, am zweithäufigsten akute Konflikte in der Familie oder in eheähnlichen Beziehungen. Für die andern Notfalldienste gilt eine ähnliche Verteilung (Tab. 7).
- Von besonderem Interesse war die Frage danach, wie weit die Notfallpatienten bereits in *institutioneller Vorbetreuung* standen. Dies war bei rund einem Fünftel der Patienten der Fall. Nur im Drogennotfalldienst war diese Zahl erheblich höher (Tab. 8). Fast ebenso viele Notfallpatienten standen bereits in privatärztlicher psychiatrischer Behandlung, deutlich mehr als in den anderen Notfalldiensten (Tab. 9).
- Von den *demographischen Merkmalen* her läßt sich die Risikopopulation für psychiatrische Notfälle umschreiben als vorwiegend alleinlebende, ledige oder geschiedene, stellenlose Menschen ohne Berufsausbildung. Einem Drittel Männer stehen zwei Drittel Frauen gegenüber; die Altersgruppe der 20- bis 40jährigen stellt über die Hälfte aller Notfälle und ist damit überrepräsentiert.
- Was konnte der Notfallarzt für die Patienten tun? Bei über einem Drittel der Fälle kam es zu einer *Notfallhospitalisierung,* deutlich häufiger als bei den Notfalldiensten (Tab. 10). Gleichzeitig fällt auf, daß deutlich seltener als bei den anderen Diensten *weitere Konsultationen* mit den Patienten vereinbart wurden; dies war nur bei rund 15% der Patienten der Fall (Tab. 11). Hervorzuheben ist allerdings, daß es in jedem Notfall zu einem Gespräch mit dem betreffenden Patienten kam, in 44% der Fälle zu einem eingehenden Gespräch und in 37% zur Anwendung von *Psychopharmaka*. Nur rund 10% der Zwangshospitalisierten mußten vorher mit einer

Tab. 6: Zustandsbilder der Notfalldienste (NFD)

Zustandsbild	NFD insges. N	%	PNFD N	%	Drop-in N	%	Psych. Pol N	%
Depression	80	13,2	51	11,6	12	12,9	17	23,3
Toxikomanie	75	12,4	37	8,4	31	33,3	7	9,6
Akute Psychose	64	10,6	52	11,8	5	5,4	7	9,6
Akute Vergiftung	53	8,7	38	8,6	14	15,1	1	1,4
Exazerb. chron. Zust.	52	8,6	45	10,2	3	3,2	4	5,5
Angst- u. Panikzust.	50	8,2	31	7,0	8	8,6	11	15,1
Suizidalität	49	8,1	39	8,9	0	0	10	13,7
Hysterisches Z'bild	40	6,6	34	7,7	4	4,3	2	2,7
Verwahrlosung	36	5,9	24	5,4	8	8,6	4	5,5
Nichtpsychot. Err'zust.	25	4,1	24	5,4	1	1,0	0	0
Gewalttätigkeit	21	3,5	18	4,1	1	1,0	2	2,7
Drohverhalten	10	1,6	9	2,0	0	0	1	1,4
Neurasthenie	5	0,8	2	0,4	0	0	3	4,1
Organ. Err'zustand	5	0,8	5	1,1	0	0	0	0
Andere Zustandsbilder	41	6,8	31	7,0	6	6,4	4	5,5
Zustandsbilder insges.	606	100	440	100	93	100	73	100
Patienten	326		245		42		39	

Tab. 8: Vorbetreuung durch psychiatrische Institutionen nach Notfalldiensten differenziert

	Nein N	%	Ja N	%	Anzahl Pat.
NFD insgesamt	251	77	75	23	326
PNFD	199	81	46	19	245
Drop-in	19	45	23	55	42
Psych. Pol.	33	85	6	15	39

Tab. 9: Vorbetreuung durch niedergelassenen Psychiater in Notfalldiensten

Vorbetr. Psych.	Nein N	%	Ja N	%	Anzahl Pat.
PNFD	200	81,6	45	18,4	245
Drop-in	39	92,9	3	7,1	42
Psych. Pol.	37	94,4	2	5,1	39

Tab. 10: Hospitalisation in Psychiatrische Klinik

	Nein Hosp.		Ja Hosp.		Anzahl Pat.
	N	%	N	%	
PNFD	153	60,4	92	37,6	245
Drop-in	41	97,6	1	2,4	42
Psych. Pol.	28	71,1	11	28,2	39
NFD insges.	222	68,1	104	31,9	326

Tab. 11: Weitere Konsultationen mit Patient vereinbart

	Nein		Ja		Anzahl Pat.
	N	%	N	%	
PNFD	123	84,8	22	15,2	145
Drop-in	22	59,7	15	40,5	37
Psych. Pol.	17	60,7	11	39,3	28
Anzahl Pat.	162	77,1	48	22,9	210

Injektion behandelt werden. Für ein Drittel der Notfallpatienten wurden andere *weiterführende Kontakte* organisiert, 6% wurden an die vorbehandelnde Stelle zurückverwiesen, 5% der Polizei überlassen. *Keine Nachbetreuung* wurde für 39% organisiert, und bei 23% blieb es bei der telefonischen Gesprächsführung.

Auswirkungen und Erfahrungen aus der Sicht der beteiligten Psychiater

Die subjektive Bewertung und die Erfahrungen der Kollegen sind recht unterschiedlich, entsprechend dem persönlichen Arbeitsstil in Notfallsituationen. Fast einhellig lautet allerdings das Urteil darüber, daß der Notfalldienst eine zweckmäßige Einrichtung ist und daß mißbräuchliche Inanspruchnahme eine Seltenheit darstellt. Am meisten Schwierigkeiten bereitet der Mangel an alternativen oder Ausweichangeboten zwischen Hospitalisierung und Belassen in der unveränderten Situation.

Eine Mehrzahl von Kollegen hält eine sorgfältige Erledigung des Notfalldienstes für unvereinbar mit einer Weiterführung des üblichen Sprechstundenablaufs. Rund zwei Drittel der Kollegen reduzieren oder unterbrechen ihre Praxis, solange sie im Notfalldienst stehen. Die Praxiseinbuße wird auf rund 50% geschätzt.

Die Einsätze werden mit recht unterschiedlicher Intensität erlebt und mit unterschiedlichem Aufwand erledigt. Im Mittel dauern die Einsätze eine halbe bis eine Stunde. In rund drei Viertel aller Fälle wird zum Patienten ausgerückt.

Auch die Zielsetzungen sind nicht einheitlich. Während die einen Kollegen psychiatrischen Hospitalisierungen möglichst zu vermeiden suchen, benützen andere die Hospitalisation bewußt zur Unterbrechung einer verfahrenen Situation. Die subjektive Beurteilung der Notfalldiensttätigkeit reicht von selbstkritisch zu selbstzufrieden. Mühe machen u. a. unrealistische Erwartungen von Angehörigen, fehlende Plazierungsmöglichkeiten für geriatrische Notfälle, „Konsumhaltung" von Patienten, „Abschiebetaktik" von Kollegen.

An konstruktiven Vorschlägen für eine Verbesserung des Notfalldienstes steht die Einrichtung eines offenen Krisenbehandlungszentrums im Vordergrund. Die Kollegen, die sich für ein solches Zentrum aussprechen, möchten damit insbesondere eine akut zerstrittene oder sonstwie zugespitzte Lage entschärfen können, ohne zum einschneidenden Mittel der Zwangshospitalisierung mit allen ihren Folgen greifen zu müssen.

Beurteilung und Ausblick

Angesichts der Tatsache, daß es eine umschreibbare Risikopopulation für psychiatrische Notfallsituationen gibt, die zudem bis zu zwei Drittel in Betreuung oder Behandlung stand oder noch steht, fällt vor allem die fehlende Kontinuität auf zwischen Vorbetreuung und Beanspruchung im Notfall, aber auch zwischen Notfallintervention und Rückweisung an Vorbetreuer. Dies mag teilweise darin begründet liegen, daß jede Langzeitbehandlung und Langzeitbetreuung eine kooperative Strategie mit dem Patienten voraussetzt. Es fällt vielen Betreuern, ärztlichen und nichtärztlichen schwer, aus dieser partnerschaftlichen Rolle in eine direktive Rolle hinüberzuwechseln und allenfalls auch von Autorität und Gesetz Gebrauch zu machen, wenn eine veränderte Situation oder eben ein Notfall dies erfordert (UCHTENHAGEN 1985). Dafühlen sich denn die Notfallkollegen gelegentlich tatsächlich mißbraucht als diejenigen, welche die unpopuläre Ordnungsfunktion wahrzunehmen und dabei auch Gewalt einzusetzen haben. Daß Notfälle bei Abwesenheit des ständigen Betreuers oder Therapeuten auftreten können, ist bekannt. Daß Notfälle anderseits entstehen können sozusagen als letzte Zuflucht für einen Patienten, der mit seinem Betreuer oder Therapeuten nicht mehr zurecht kommt, ist ebenfalls nicht neu. Konfliktvermeidung innerhalb der Betreuung/Behandlung ist einer der häufigeren Gründe dafür. Hier kann die Intervention eines durch die Vorgeschichte „unbelasteten" Notfallpsychiaters außerordentlich hilfreich wirken. Überhaupt gewinnt man nicht selten den Eindruck, daß die Intervention durch einen unabhängigen Dritten über die eigentliche Notfallbehandlung hinaus eine klärende Funktion auszuüben vermag.

Die Ordnungsfunktion der Psychiatrie ist nicht unbestritten und wird vom Notfallkollegen oft besonders akzentuiert erlebt. „Gestapo in der Nacht" oder „Einzelrichter im Rekordtempo" sind Ausdrücke, die in diesem Zusammenhang geäußert wurden. Es gibt Lehrmeinungen, die eine Ordnungsfunktion ganz aus der Psychiatrie ausklammern und denen zuweisen möchten, die z. B. als Polizei- und Gerichtsinstanzen ohnehin eine Ordnungsfunktion haben. Ich kann mich persönlich einer solchen Auffassung nicht anschließen. Ob diese Instanzen generell besser in der Lage sind, Notfallsituationen zu durchschauen und zu entschärfen, ist doch zweifelhaft. Ob sie in der Lage sind, die Notwendigkeit für Notfallhospitalisationen besser abzuschätzen als der Psychiater, ist mehr als zweifelhaft. Weder die nichtpsychiatrischen Kollegen, noch die Ordnungshüter, noch die Angehörigen, noch viel weniger die Patienten werden eine solche Haltung des Psychiaters begrüßen, und die Bereitschaft zu freiheitlichen und großzügigen Lebensarrangements für psychisch Kranke wird gewiß nicht wachsen, wenn sich der Bürger in der Konflikt- und Notfallsituation allein gelassen fühlt. Ein privatärztlicher Notdienst, der diese schwierige und bedeutungsvolle Aufgabe nicht einfach einer staatlichen Institution delegiert, ist im weiteren am ehesten dazu geeignet, eine Entfremdung des praktizierenden Psychiaters von den Krisen- und Notfallsituationen seiner Patienten zuzulassen.

Veränderungen beim mobilen Notdienst in Zürich sind denn auch nicht in einem grundsätzlichen Sinne, sondern sehr gezielt geplant. Es geht um die Einrichtung einer offenen Krisenstation, die den diensttuenden Notfallkollegen zur Verfügung steht, nicht im Sinne einer Alternative zur Hospitalisierung (die bei eindeutiger Suizidalität oder anderen Sicherheitsrisiken nicht zu umgehen ist), sondern als Alternative dazu, den Patienten in einer momentan verzweifelten Situation sich selbst zu überlassen oder in einer verstrickten, eskalierenden Partner- oder Familiensituation zu belassen. Diese Krisenstation soll auch eher als der diensttuende „Einzelkämpfer" in der Lage sein, Kontakt mit vorbehandelnden Instanzen aufzunehmen und mehr Kontinuität in die Nachbetreuung zu bringen. Dieses Zentrum soll im Herbst 1986 mit einem 24-Stunden-Betrieb eröffnet werden, unter Leitung eines erfahrenen Kollegen, der im gleichen Domizil seine Praxis führt. Es ist zu hoffen, daß damit nicht nur eine Verbesserung der Notfallbehandlung möglich wird, sondern daß auch ein Stück zusätzlichen Vertrauens dafür geschaffen werden kann, daß die Psychiatrie ihre Patienten und deren Umwelt nicht im Stiche läßt, wenn es zu akuten und bedrohlichen Krisen kommt.

Literatur

HUG, HANS-HEINRICH (1981): Psychiatrische Notfälle und deren Versorgung in der Stadt Zürich. Inaugural-Dissertation Med. Fakultät Universität Zürich.

UCHTENHAGEN, AMBROS (1981): Réflexions sur la contrainte et l'hospitalisation forcée dans la psychiatrie. Cahiers médico-sociaux 25, 259–264.

UCHTENHAGEN, AMBROS (1985): Compulsory Measures in Psychiatric Emergencies. WHO working group on crisis intervention and psychiatric emergency services in Europe, Vienna 1985.

Spezialisierte Dienste und Einrichtungen: stationär

Die Kriseninterventionsstation am Max-Planck-Institut für Psychiatrie München

Th. Bronisch u. W. Feuerlein

1. Einleitung

Am 7. 1. 1981 wurde in der Klinik des Max-Planck-Institutes für Psychiatrie (MPI-P) München eine Station für Krisenintervention und Notfallpsychiatrie eingerichtet.

2. Struktur der Station

Das MPI-P liegt direkt neben einem städtischen allgemeinen Krankenhaus mit früher ca. 1800, jetzt 1350 Betten (Schwabinger Krankenhaus). Die psychiatrische Poliklinik, der die Kriseninterventionsstation angegliedert ist, versorgt u. a. konsiliarisch das Schwabinger Krankenhaus. Die Kriseninterventionsstation wird als offene Station geführt. Die Station hat 12 Planbetten. Sieben (früher sechs) Schwestern und Pfleger versorgen tagsüber die Station in einem Dienst in zwei Schichten; nachts steht für unsere Station und die Nachbarstation nur eine Pflegekraft zur Verfügung, die abwechselnd von einer der beiden Stationen gestellt wird. Dementsprechend haben wir die Aufnahmezeit auf 7 Uhr morgens bis 20 Uhr abends beschränkt. Patienten, die vom Schwabinger Krankenhaus nachts übernommen werden sollen, werden zwar von unserem Dienstarzt gesehen, bleiben aber bis zum Morgen auf der internen Aufnahmestation des Schwabinger Krankenhauses.

Das therapeutische Team besteht neben den erwähnten Pflegekräften aus einem Stationsarzt und zwei Assistenzärzten sowie einem Sozialarbeiter mit gruppentherapeutischer und familientherapeutischer Weiterbildung.

3. Indikation und Kontraindikation zur Aufnahme auf die Kriseninterventionsstation

Aufgenommen werden vor allem Patienten, die in einer akuten psychiatrischen Krise sind und bei denen wir erwarten, innerhalb einer kurzen Zeitspanne von durchschnittlich 10 Tagen entscheidende Impulse und Hilfen zur Bewältigung dieser Lebenskrise geben zu können.

Indikationen sind im einzelnen:
1. Gefahr von Autoaggression
2. Gefahr aktiver oder passiver Fremdaggression
3. Notwendigkeit der Entfernung aus extrem belastendem Milieu
4. Notwendigkeit intensiver und gewährleisteter Behandlung

Aus der Darstellung der Station ergibt sich auch, welche Patienten nicht aufgenommen werden können: Patienten mit groben Verhaltensstörungen (z. B. mit einem Delir, bei denen eine orale Therapie nicht ausreicht), Patienten, die betrunken oder sonst stark intoxiziert sind. Weiterhin können Patienten nicht aufgenommen werden, die im Rahmen einer Pflegschaft, einer Entmündigung oder nach anderen gesetzlichen Bestimmungen zum Freiheitsentzug untergebracht werden müssen. Es versteht sich von selbst, daß schwer suizidale Patienten, die auf einer geschlossenen Station unter ständiger Beobachtung stehen müssen, ebenfalls nicht aufgenommen werden können. Lediglich in seltenen Ausnahmefällen schließen wir bei akut gefährdeten Patienten die Station für einige Stunden.

4. Das Behandlungskonzept

Das Behandlungskonzept ist einzel- wie gruppentherapeutisch ausgerichtet. Die Ärzte führen täglich Einzelgespräche, der Sozialarbeiter leitet täglich eine einstündige gruppenpsychotherapeutische Sitzung. Hinzu kommen täglich Entspannungsübungen, die von einer Person aus dem Pflegepersonal durchgeführt werden, sowie dreimal wöchentlich eine Gestaltungstherapiegruppe durch die Beschäftigungstherapeutinnen des Hauses.

Wir verstehen uns als ein Teil eines vielschichtigen Verbundsystems und sind auf andere Stationen im Hause und auf andere psychotherapeutische und psychiatrische Einrichtungen angewiesen. Daher sehen wir unsere Aufgabe bei dem überwiegenden Anteil unserer Patienten in einer Motivation zu einer weiterführenden, zumeist ambulanten psychiatrischen und/ oder psychotherapeutischen Versorgung, die uns vor Aufnahme auf die Kriseninterventionsstation nicht gewährleistet schien.

Die Methode der psychotherapeutischen Behandlung läßt sich am besten mit dem Begriff einer „stützenden Psychotherapie" umschreiben.

Drei Vorgehensweisen stehen zur Verfügung:

1. Emotionale Stützung:
   Der Therapeut sollte ein emotionales Einverständnis mit dem Patienten suchen und dieses auch kundtun. Nur so läßt sich eine tragfähige Beziehung zum Patienten aufbauen.
2. Kognitive Stützung:
   Diese geschieht in Form von Klärung und Konfrontation. Klärung bedeutet dabei nicht, daß der Therapeut dem Patienten die Situation erklärt, sondern daß im Dialog mit dem Patienten die Hintergründe für das Verhalten, das zur Krise führte, einfühlbar sowie aus der Psychodynamik der Lebensgeschichte verstehbar werden. Mit dem Ansprechen von alternativen Verhaltensweisen und der evtl. Konfrontation mit den für den Patienten schädlichen Haltungen, kann dann ein Lösungsversuch der Krise erfolgen. Klärung und Konfrontation geschehen dabei auf drei verschiedenen Ebenen zwischenmenschlicher Beziehungen: Auf der

Ebene der Beziehung des Patienten zu seinem sozialen Umfeld, auf der Ebene der Beziehung zum Therapeuten sowie auf der Ebene der Beziehung zu früheren Bezugspersonen (Eltern und Geschwister).

3. Stützung durch direktes Eingreifen in die Umwelt des Patienten:
In die Einzelgesprächen mit den Patienten werden, wenn möglich, stufenweise die Angehörigen und andere. Personen aus dem sozialen Umfeld, soweit sie am Konflikt beteiligt sind, einbezogen.

Morgens erfolgt eine Übergabebesprechung des therapeutischen Teams, das sich aus dem Pflegepersonal, dem Sozialarbeiter und den Ärzten auf Station zusammensetzt. Mittags findet für das gesamte Team eine Supervisionsbesprechung mit dem Leiter oder stellvertretenden Leiter der psychiatrischen Poliklinik statt.

*5. Statistische Daten**

Abb. 1 zeigt die Anzahl entlassener Patienten von 1981 bis 1985 sowie die Anzahl der Wiederaufnahmen. Von 1981 bis 1983 verringerte sich die Zahl der auf Station behandelten Patienten deutlich, stabilisierte sich aber im Jahre 1984 und auch 1985. Die Wiederaufnahmen nahmen dagegen zunächst zu, wie zu erwarten war, erreichten jedoch auch 1984/1985 nicht mehr als 15%.

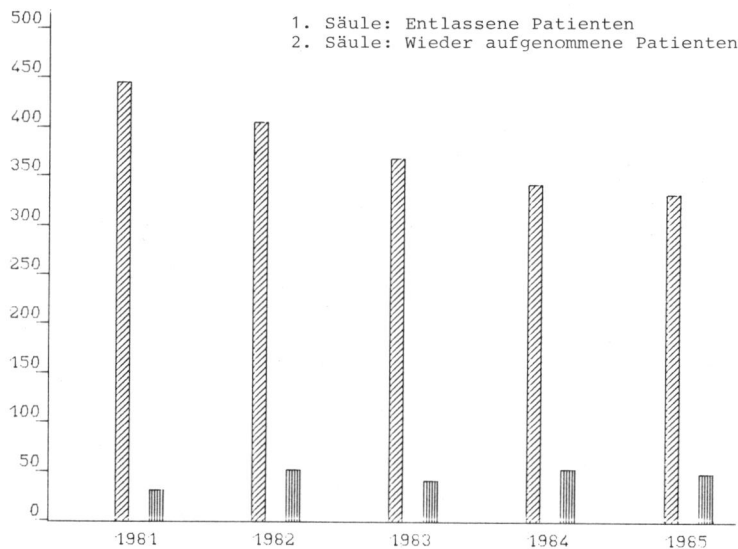

Abb. 1: Anzahl der Entlassungen

* Für die konsequente Überprüfung der Basisdokumentation und die statistische Auswertung danken wir ganz herzlich Frau R. Irmann.

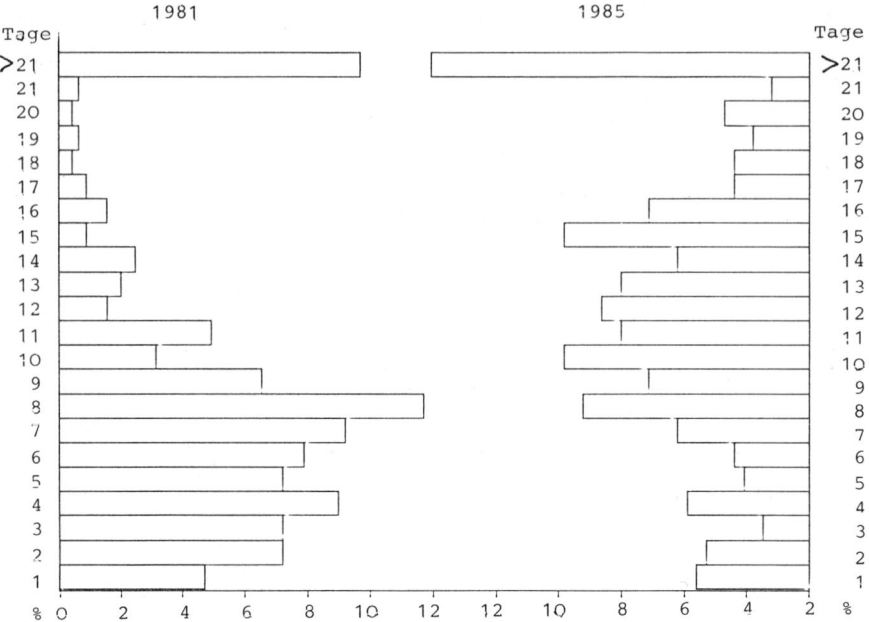

Abb. 2: Prozentuale Verteilung der Aufenthaltsdauer (in Tagen) — 1981 und 1985 gegenübergestellt

Die Verweildauer stieg von sieben Tagen 1981 auf zehn Tage 1984/1985. Abb. 2 gibt die prozentuale Verteilung der Verweildauer im Jahr 1981 und 1985 wieder. Kürzere Verweildauern nahmen ab, mittelfristige von 1—2 Wochen zu.

Faßt man die Ergebnisse der beiden Abbildungen zusammen, so zeigt sich ein Trend zu einer stärkeren Selektion und einer längerdauernden Behandlung der Patienten. Kurzfristige Behandlungen von einigen wenigen Tagen sowie vorzeitige Therapieabbrüche durch die Patienten nahmen 1981 bis 1985 deutlich ab. Der prozentuale Anteil der Patienten mit ausländischer Staatsbürgerschaft an der Gesamtzahl der Aufnahmen blieb mit 9—10% über die fünf Jahre hinweg konstant.

Abb. 3 gibt die prozentuale Verteilung der einweisenden Institutionen über die Jahre 1981 bis 1985 wieder. Hier zeigt sich eine relative Konstanz über die Jahre, wobei die Übernahme von Patienten aus dem Schwabinger Krankenhaus zurückging. Zwei Gründe erscheinen dafür plausibel zu sein. Einmal verringerte sich die Anzahl der Betten in diesem Krankenhaus deutlich. Zum anderen erfolgte eine gezieltere Auswahl von für die Krisenintervention geeignete Patienten. Andere einweisende Institutionen spielten eine untergeordnete Rolle.

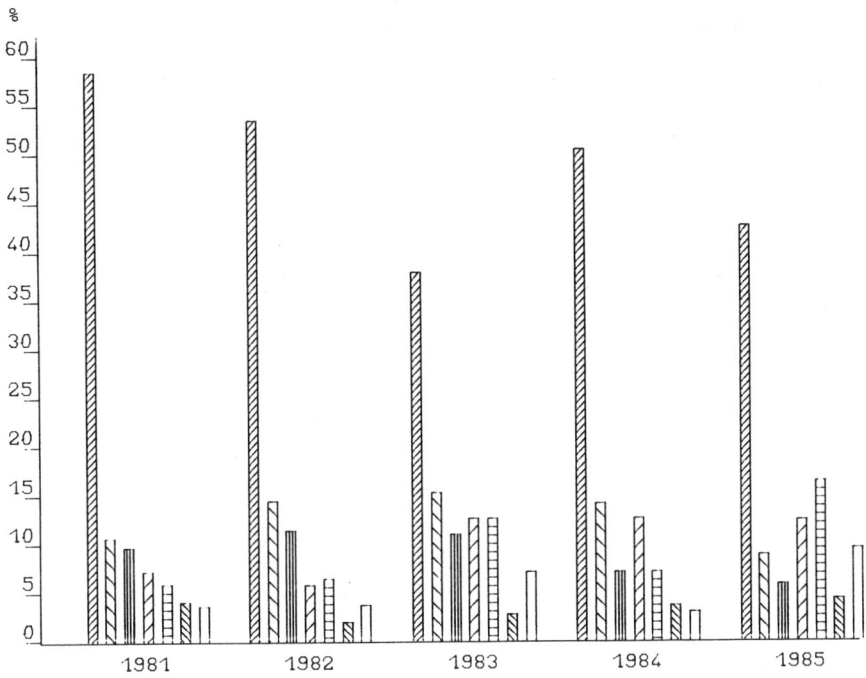

1. Säule: Krankenhaus München-Schwabing
2. Säule: Psychiatrische Poliklinik im MPI
3. Säule: Ohne Einweisung
4. Säule: Einschlägiger Facharzt
5. Säule: Praktischer Arzt oder Facharzt anderes Fachgebiet
6. Säule: Einschlägige Fachklinik
7. Säule: Nicht-einschlägige Fachklinik

Abb. 3: Überweisende Institutionen — Prozentualer Anteil der an der Gesamtzahl in den Jahren 1981—1985 entlassenen Patienten

Abb. 4 gibt das Durchschnittsalter und die Altersverteilung der Patienten über die vier Jahre hinweg wieder. Am häufigsten sind sowohl bei Männern wie bei Frauen die Altersgruppen 20—29, 30—39 und 40—49 repräsentiert. Die Altersverteilung sowie das Durchschnittsalter von rund 34—36 Jahren blieb über die Jahre konstant. Es handelt sich also um eine „junge" Station, wobei sich das Geschlechterverhältnis ⅔ Frauen und ⅓ Männer auch in den einzelnen Altersgruppen weitgehend widerspiegelt.

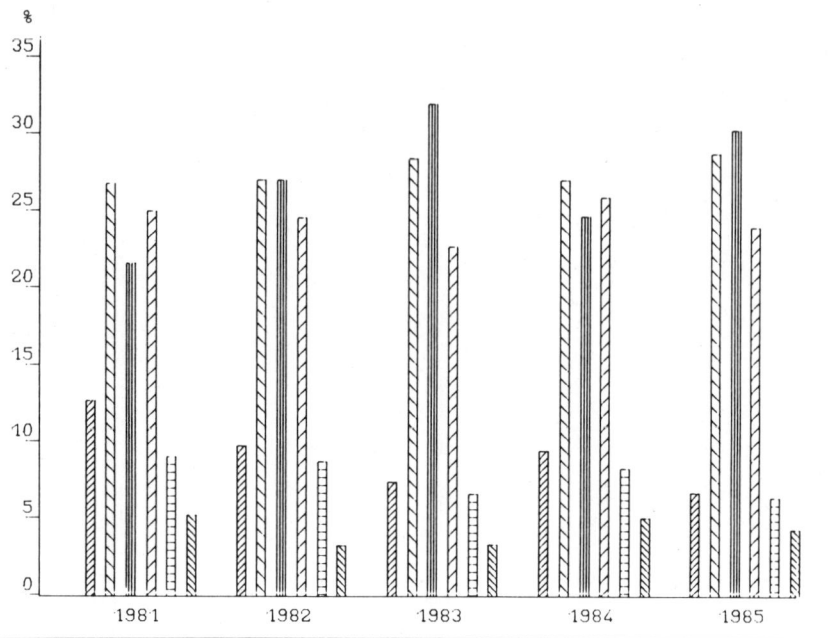

1. Säule:	≤ 19 Jahre
2. Säule:	20 - 29 Jahre
3. Säule:	30 - 39 Jahre
4. Säule:	40 - 49 Jahre
5. Säule:	50 - 59 Jahre
6. Säule:	≥ 60 Jahre

Abb. 4: Prozentuale Altersversorung der in den Jahren 1981–1985 entlassenen Patienten

In Abb. 5 sind die fünf übergreifenden Diagnosekategorien (Erstdiagnosen) der Patienten abgebildet. Dabei richteten wir uns nach der ICD-9 und wählten nur die Erstdiagnosen. Die psychogenen Reaktionen, fast ausnahmslos depressive Reaktionen, nahmen den größten Teil aller Diagnosen in Anspruch, auch wenn im Laufe der Jahre 1981 bis 1985 eine abnehmende Häufigkeit dieser Diagnosekategorie festzustellen ist. Das liegt darin begründet, daß die Selektion der Patienten zugunsten schwerwiegenderer Diagnosen, nämlich neurotische Störungen und Suchterkrankungen, erfolgte, wie auch aus der Verteilung der anderen Diagnosekategorien zu entnehmen ist. An zweiter Stelle stehen Suchterkrankungen, die sogar die psychogenen Reaktionen übersteigen, wenn man Zweit- und Drittdiagnosen hinzuzählt (zusätzlich noch 19 bis 26% aller Patienten). Sie nahmen im Laufe der Jahre zu. Als dritte Gruppe folgen Patienten mit Neurosen, Persönlichkeitsstörungen und psychosomatischen Störungen, welche im Laufe der Jahre ebenfalls deutlich zunahmen, während Patienten mit Psychosen deutlich abnahmen.

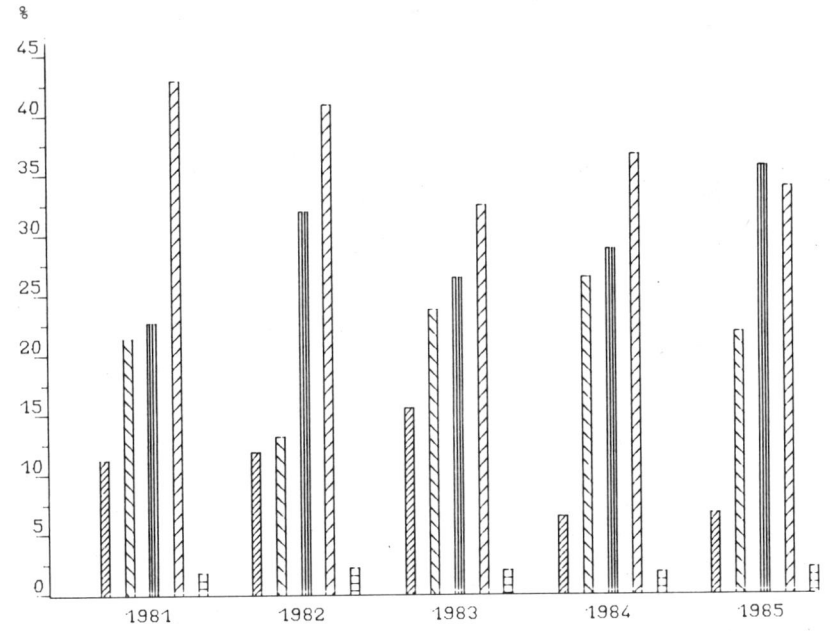

ICD-9 Diagnosen
1. Säule: (Psychosen) 290-299
2. Säule: (Neurosen, Persönlichkeitsstörungen, psychosomatische Erkrankungen) 300/301/306/316
3. Säule: (Alkohol-, Medikamenten-, Drogenabhängigkeit) 303/304/305
4. Säule: (Reaktive Störungen) 309
5. Säule: (Rest) 302/307/308/310/317-319

Abb. 5: Prozentuale Verteilung der Erstdiagnosen zusammengefaßt zu fünf übergreifenden Diagnosekategorien (1981–1985)

Abb. 6 schlüsselt die Patienten auf, die vor der Aufnahme während des stationären Aufenthaltes und direkt nach Entlassung von der Kriseninterventionsstation einen Suizidversuch unternommen hatten. Eine einzige Patientin suizidierte sich bis jetzt während des stationären Aufenthaltes; sie war nur drei Stunden auf Station. Insgesamt fünf Patientinnen begingen Suizidversuche während des stationären Aufenthaltes, wobei nur ein Suizidversuch als ernsthaft zu werten war. Dabei ist zu bedenken, daß zwischen 50 und 60% aller auf Station in den Jahren 1981 bis 1985 aufgenommenen Patienten direkt vor der stationären Aufnahme einen Suizidversuch unternommen hatten und/oder in der Vorgeschichte einen Suizidversuch aufwiesen. Von 16 Patienten ist uns bekannt, daß sie sich nach Entlassung aus unserer stationären Behandlung suizidiert haben. Von diesen 16 Patienten waren sieben männlichen und neun weiblichen Geschlechts. Folgende Methoden wurden dabei angewandt: Tablettenintoxikation in drei Fällen, Strangulation in vier Fällen, Sturz aus einem hohen Stockwerk in zwei Fällen, in jeweils einem Fall durch Erschießen, Ertrinken, Föhn in der

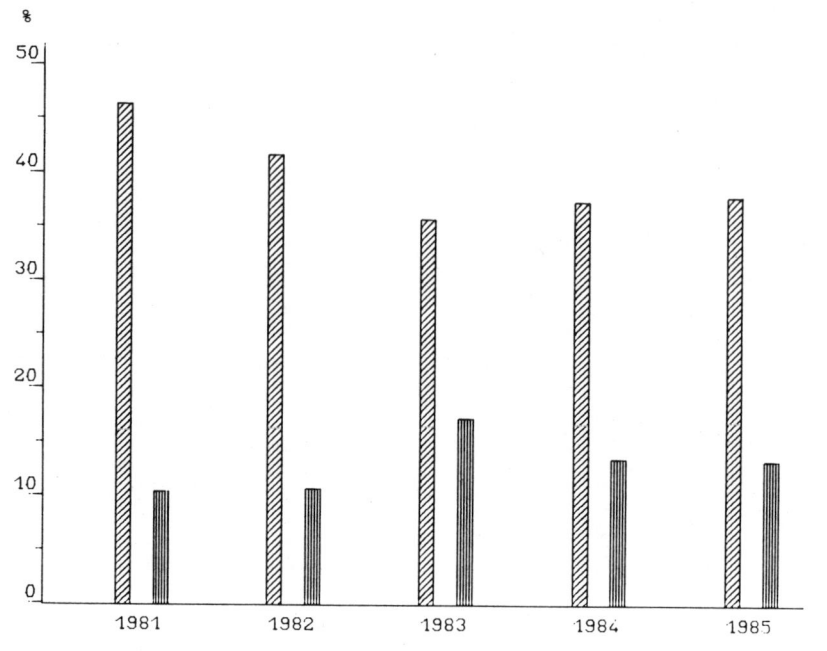

1. Säule: Patienten mit Suizidversuch vor Aufnahme auf die Kriseninterventionsstation
2. Säule: Patienten mit Suizidversuch in der Vorgeschichte

Abb. 6: Prozentualer Anteil von Parasuizidenten an der Gesamtzahl der in den Jahren 1981–1985 entlassenen Patienten

Badewanne und Überdosis von Insulin. In drei Fällen konnte von uns die Art der Selbsttötung nicht eruiert werden. Bei diesen Patienten wurden folgende Erstdiagnosen nach ICD-9 gestellt. Siebenmal Anpassungsstörung mit depessiver Symptomatik (ICD-9:309.1), viermal Alkohol- und/oder Medikamentenabhängigkeit (ICD-9:303/304), dreimal neurotische Depression (ICD-9:300.4), zweimal endogene Depression bei bipolarer Zyklothymie (ICD-9:296.3) bzw. monopolarer Zyklothymie (ICD-9:296.1). Über die Dunkelziffer weiterer gelungener Suizide können wir keine Aussage machen.

Abb. 7 gibt die prozentuale Verteilung der vorgeschlagenen weiterführenden Behandlung nach Entlassung von der Kriseninterventionsstation wieder. Nur 15% aller Patienten benötigten 1983/1984 eine weitere stationäre Behandlung. Zwei Dritteln wurde eine ambulante Behandlung angeboten. Dabei handelte es sich vornehmlich um Nervenärzte mit oder ohne Zusatztitel Psychotherapie/Psychoanalyse, niedergelassene Psychotherapeuten

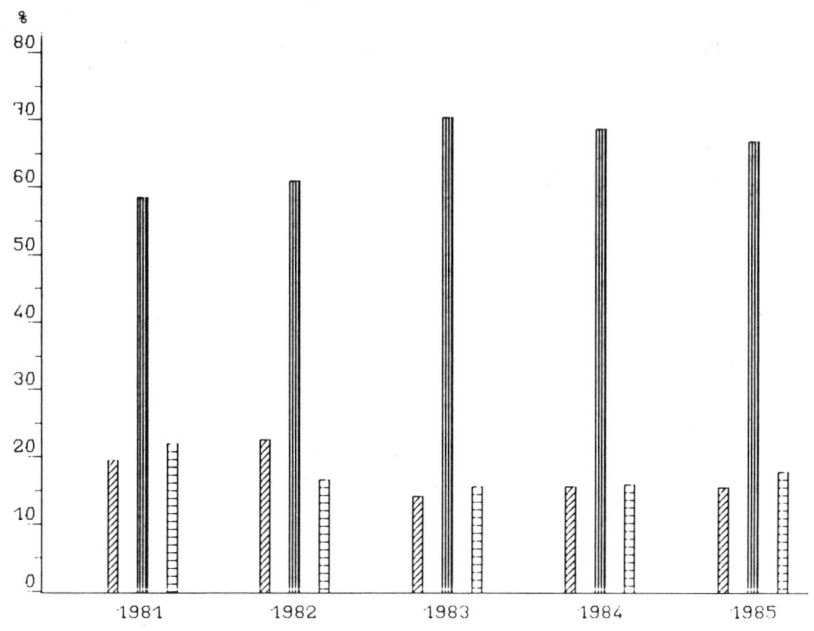

1. Säule: Stationäre Weiterbehandlung
2. Säule: Ambulante Weiterbehandlung
3. Säule: Keine Weiterbehandlung

Abb. 7: Prozentuale Verteilung der empfohlenen psychiatrischen/psychotherapeutischen Weiterbehandlung (1981–1985)

sowie im geringeren Ausmaß die „Arche", eine Einrichtung für die ambulante Betreuung von suizidalen Patienten, und die sozialpsychiatrischen Dienste. Bei 15% der Patienten erschien eine weitere Behandlung nicht erforderlich oder wurde von den Patienten abgelehnt. In einer Befragung der Patienten des Jahres 1983 von KOLITZUS (in Vorbereitung) konnte aufgezeigt werden, daß sich auch die meisten Patienten in eine weiterführende psychiatrisch/psychotherapeutische Behandlung begaben.

6. Änderung des Behandlungskonzeptes

Obwohl das Therapiekonzept während der letzten vier Jahre in seinen Grundzügen beibehalten worden ist, ergaben sich doch einige Modifikationen, die wir in formale und inhaltliche Änderungen des Therapiekonzeptes, in Änderungen des Kommunikationsstiles und des Verhaltens innerhalb des therapeutischen Teams gegliedert haben.

I. Formale Änderungen des stationären Behandlungskonzeptes

Entsprechend der großen Anzahl Suchtkranker, bei welchen oft schon während des stationären Aufenthaltes nach der Entgiftung eine längerfristige stationäre Entwöhnungsbehandlung eingeleitet wird, stellte sich das Problem der Weiterbetreuung bis zum Beginn der Entwöhnungsbehandlung. Deswegen wurde von unserem Sozialarbeiter eine Ambulanz für diese Patienten mit festen Terminen jeweils Montag vormittags eingerichtet. Durch dieses zusätzliche Angebot erhöhte sich die Anzahl der Patienten, welche tatsächlich in eine Entwöhnungsbehandlung weitervermittelt werden konnten. Um die auch nach einer Langzeitbehandlung weiterhin notwendige Betreuung zu gewährleisten, besteht seit einem Jahr eine Nachsorgegruppe für Suchtkranke. Diese findet jeweils einmal die Woche statt. Sie wird ebenfalls von unserem Sozialarbeiter geleitet. Die Patienten haben also während des stationären Aufenthaltes, während der Motivationsphase und in der Nachbetreuung jeweils denselben Ansprechpartner.

Während auch schon früher Angehörige mit in die Therapie einbezogen wurden, finden jetzt vermehrt familientherapeutische Gespräche statt, um die Kommunikationsweise des Patienten mit seinen engsten Bezugspersonen kennenzulernen und transparent zu machen. Aufgrund dieser Modellerfahrung wird dann auch häufiger eine Motivation zur familientherapeutischen Weiterbetreuung erreicht.

Schon wenige Monate nach Eröffnung ergab sich die Notwendigkeit täglicher Gruppensitzungen, welche Beziehungsschwierigkeiten des Patienten oft deutlicher machen als in der dualen Situation des Einzelgesprächs möglich. Deswegen findet jetzt jeweils fünfmal wöchentlich eine Gruppensitzung von 50minütiger Dauer mit anschließender 15minütiger Nachbesprechung statt, an welcher alle Teammitglieder teilnehmen.

Um auch jedem Patienten, insbesondere aber denen, die sich verbal nur unzulänglich äußern können, mehr Möglichkeiten zur Kommunikation einzuräumen, wurde eine Gestaltungsgruppe (vorwiegend Mal-Therapie) dreimal wöchentlich mit jeweils 90minütiger Dauer eingerichtet. So ist jedem Patienten die Möglichkeit gegeben, sich sowohl nonverbal, als auch in der dyadischen Situation des Einzelgespräches, als auch in der Vielpersonenkonstellation der Stationsgruppe Ausdruck zu verschaffen. Zwischen den Therapeuten der Gestaltungstherapie und dem Gruppentherapeuten besteht ein enger Austausch. Die Bilder der Patienten werden einmal wöchentlich in der Stationsvisite besprochen. Häufig treten dadurch Aspekte der Patienten zutage, welche bisher unbekannt waren und zum besseren Verständnis des Patienten beitragen.

Seit ca. drei Jahren besteht eine Teamsupervisionsgruppe, welche von einer auswärtigen Psychoanalytikerin geleitet wird. Sie findet zweimal im Monat bei einer Dauer von 1½ Stunden statt. Hier können entweder Spannungen innerhalb des Teams zur Sprache gebracht werden oder eher im Sinne einer

Balintgruppe Schwierigkeiten in Verständnis und Umgang mit den Patienten besprochen werden.

II. Inhaltliche Änderungen des Therapiekonzeptes

Während vor allem suchtkranke Patienten früher rasch in eine Langzeitbehandlung vermittelt wurden, welche sie dann häufig nicht antraten, wird jetzt versucht, durch längere Nachbetreuung eine stabilere Motivation zu erreichen.

Die psychotherapeutische Behandlung im Sinne einer psychoanalytischen Kurztherapie ist intensiver geworden, der vorwiegend beratende und vermittelnde Aspekt ist zurückgetreten. Dementsprechend änderte sich die Behandlungstechnik zugunsten konfrontativer Interventionen nach Herstellung einer tragfähigen therapeutischen Beziehung bei absolutem Ernstnehmen der vom Patienten geäußerten Gefühle. Konfrontationen mit oft hartnäckig geleugneten Konflikten oder auch realen Gefahren sind innerhalb eines stationären Rahmens sicherlich auch eher möglich, da der hierdurch gewährleistete Schutz größer ist und Kränkungen rechtzeitig angesprochen werden können. Die Zunahme konfrontativer Techniken ist jedoch sicherlich auch Folge der gewonnenen Erfahrung mit dem speziellen Patientengut einer Kriseninterventionsstation, wobei die Wahl eines eher stützenden oder eher konfrontativen Verfahrens selbstverständlich auch vom jeweiligen Patienten, seiner Struktur und seinen Konflikten abhängig ist. Mehr als früher wird auch der ambulante Erstkontakt des Patienten abgewartet, zumal, vor allem bei schwerer gestörten Patienten, die Ablösung nach einmal gewonnenem Vertrauen schwierig ist und eine enge Kooperation mit dem weiterbetreuenden Psychotherapeuten erfordert.

III. Änderungen des Kommunikationsstiles und des Verhaltens innerhalb des therapeutischen Teams

Etwa parallel mit den Änderungen der psychotherapeutischen Technik ist eine Änderung des Verhaltens, des Kommunikationsstiles und wohl auch der Erwartungen innerhalb des therapeutischen Teams zu beobachten. Während früher die Gruppenkohäsion wichtiger, oft unausgesprochener Bestandteil der Arbeit im Team war, tritt jetzt das Individuum mehr in den Vordergrund.

Dies ist einmal in den täglichen einstündigen Supervisionsbesprechungen zu beobachten, in welchen kritische Auseinandersetzungen häufiger und Diskussionen um Psychodynamik und Psychogenese intensiver werden. Dementsprechend ist der Wunsch nach Vorschlägen und Rückendeckung durch das gesamte Team seltener geäußert geworden. Die Falldarstellungen verlieren ihre reine Rapportfunktion, Sympathien oder Antipathien gegenüber einem Patienten (Gegenübertragungsgefühle) werden direkt geäußert und können infolge der Entlastung durch das Team, der Bewußtwerdung und der Diskussion im Team auch eher reflektiert und korrigiert werden.

Zum anderen hat sich die Diskussion in den Teamsupervisionen zugunsten der Schwierigkeiten mit Patienten verschoben. Probleme der Gruppenharmonie und der Veränderungen innerhalb des Teames werden als weniger bedrohlich erlebt und lösen weniger Angst und Kränkung aus.

7. Ungünstige Bedingungen und Veränderungen

Als ungünstig ist eine weitere Zunahme der Suchtkranken zu verzeichnen, da diese infolge ihres speziellen Abwehrverhaltens, ihrer Tendenz zur Harmonisierung und Konfliktverleugnung eine spezielle Patientengruppe darstellen und einer speziellen Behandlung bedürften. Gleichzeitig werden sie auch von nichtsuchtkranken Mitpatienten zu Sündenböcken ohne „eigentliches Problem" abgestempelt, was einerseits zu Minderwertigkeitsgefühlen führt, andererseits jedoch auch die bei ihnen oft vorhandene Neigung zum Bagatellisieren unterstützt (sie sehen dann auch keine Probleme mehr). Auch die oft längere Aufenthaltsdauer, vor allem bei Medikamentenabhängigen, schafft Probleme, da sie zu Rivalitäten mit den anderen Patientengruppen führt.

Weiterhin ungünstig ist, daß der Supervisor die Patienten jeweils nur aus den täglichen Berichten kennt. Dies soll zukünftig durch Teilnahme des Supervisors an der Stationsgruppe geändert werden. Eine weitere Intensivierung der täglichen Besprechung könnte hierdurch möglich sein.

Nachteilig ist bei der ohnehin kurzen Aufenthaltsdauer das Wochenende als „therapeutische Lücke", vor allem für Patienten, welche kurz vor oder während des Wochenendes aufgenommen werden. Es besteht lediglich Samstag vormittags und an Feiertagen die Möglichkeit eines Gespräches mit einem auf der Station tätigen Therapeuten. Das Pflegepersonal führt am Samstagvormittag eine Gruppenbesprechung über Wochenendaktivitäten durch und versucht an Wochenenden und Feiertagen nach Möglichkeit Einzelgespräche mit den Patienten zu führen.

Nach wie vor ungelöst ist das Problem der Teilnahme des Pflegepersonals an therapeutischen Gesprächen. Jedem Patienten, der auf Station aufgenommen wird, ist eine pflegerische Bezugsperson zugeordnet. Diese nimmt, soweit möglich und falls der Patient einverstanden ist, am Erstgespräch teil. Um die dyadische Einheit nicht zu gefährden und den Kontakt zum Patienten zu intensivieren, werden weitere Gespräche vom Therapeuten alleine geführt. Infolge des Schichtdienstes, oft unterbrochen durch Nachtwachen und den damit verbundenen Freischichten, ist eine Kontinuität der Bezugsperson zu einem Patienten oft nur schwer herstellbar, so daß eine ausführliche Information des gesamten Pflegepersonals über die jeweiligen Patienten um so wichtiger erscheint.

Das Kriseninterventionszentrum am Krankenhaus Am Urban, Berlin

M. Lindner

Das Kriseninterventionszentrum (KIVZ) ist Bestandteil der Psychiatrischen Abteilung des Städtischen Krankenhauses Am Urban in Berlin-Kreuzberg, einem Allgemeinkrankenhaus. Die Abteilung für Psychiatrie als stationäre Einrichtung im Rahmen der psychiatrischen Vollversorgung einer gemeindenah-sektorisierten Psychiatrie in Kreuzberg verfügt über 124 Betten, die sich wie folgt aufteilen:

3 allgemeinpsychiatrische Stationen mit 58 Betten (davon 16 geschlossen),
2 Stationen für Alkohol- und Medikamentenabhängige mit 38 Betten,
1 Psychotherapiestation mit 22 Betten und
1 Kriseninterventionszentrum mit 6 Betten.

Das KIVZ besteht seit Januar 1977 und entstand nach dem Vorbild niederländischer Krisenzentren in Den Haag, Groningen und Amsterdam. Unser Krisenbegriff ist ein pragmatischer, d. h., wir betrachten als Krisenpatienten diejenigen, die einerseits durch ein ambulantes Gespräch nicht ausreichend entlastet werden können, andererseits einer längeren psychiatrisch-stationären Behandlung voraussichtlich nicht bedürfen. Aufnahmekriterium ist, ob wir mit dem Patienten dahingehend einig sind, daß ihm konfliktzentrierte und entlastende Einzel-, Gruppen-, gegebenenfalls auch Partnergespräche, die intensiv über wenige Tage gehen, hilfreich sind und die akute Krisensituation auffangen können. Sicherlich läßt sich die Krisentheorie, wonach wir mit psychisch hinlänglich stabilen Menschen zu tun haben, die in traumatischen Krisensituationen, insbesondere Beziehungskrisen, aus dem Gleichgewicht geraten, anhand unserer Patienten nicht unbedingt bestätigen. Vielmehr erscheint es zunehmend so, daß die Patienten, die zu uns gelangen, an einer schwerwiegenden chronischen Persönlichkeitsproblematik leiden. Das mag auch damit zusammenhängen, daß das ambulante psychotherapeutische Angebot und Selbsthilfenetz in Berlin-Kreuzberg relativ dicht ist und sogenannte „leichtere Fälle" dort aufgefangen werden können.

Ich möchte nun zunächst über die räumlichen und personellen Gegebenheiten im KIVZ sprechen, dann über das therapeutische Angebot, des weiteren über den Weg, auf dem wir unsere Patienten bekommen, über Charakteristika der von uns betreuten Patienten sowie über die Organisation der Nachsorge.

Das KIVZ ist eine kleine separate Einheit auf dem Altbaugelände des Urban-Krankenhauses und wird als offene Station geführt. Das Zentrum besteht u. a. aus drei 2-Bettzimmern und einem Aufenthaltsraum, in dem die Mahlzeiten eingenommen werden und die täglichen Gruppengespräche stattfinden. Neben Stationsküche, Bad und Toilette gibt es einen Gesprächsraum, in dem Einzel- und Partnergespräche stattfinden, und einen Behandlungsraum, in dem Medikamente und für die medizinische Versorgung der Patienten benötigte Dinge untergebracht sind. Dieser Behandlungsraum wird für die körperliche Untersuchung sowie als zweiter Gesprächsraum genutzt. Außerdem gibt es für das therapeutische Team ein Dienstzimmer, in dem die Dienstübergabe und die täglichen Teamsitzungen stattfinden. Das Team besteht aus 3 Arztstellen, 3 Sozialarbeiterstellen und 7 Krankenpflegekräften, wobei aus der Berufsgruppe der Ärzte und Sozialarbeiter derzeit jeweils 2 Ganztags- und 2 Halbtagskräfte tätig sind. Außerdem können wir bei Bedarf die Psychologen der Psychiatrischen Abteilung konsultieren. Das Pflegepersonal arbeitet in drei Schichten rund um die Uhr, Sozialarbeiter und Ärzte arbeiten in zwei Schichten zwischen 8.00 und 22.00 Uhr, die Ärzte, die auch in die psychiatrisch-neurologischen Bereitschaftsdienste einbezogen sind, am Wochenende mit verkürzter Anwesenheitszeit. Montags bis freitags von 8.00 bis 16.00 Uhr wird von den Ärzten des Krisenzentrums der psychiatrische Konsiliardienst auf der Rettungsstelle bzw. Notaufnahme des Urban-Krankenhauses durchgeführt. Zur Zeit gehören zum Team des Krisenzentrums 9 weibliche und 7 männliche Mitarbeiter. Wir bemühen uns um weitgehende Teamarbeit, wobei nach Möglichkeit jeder Patient einen Hauptgesprächspartner aus der ärztlichen und einen aus der nicht-ärztlichen Berufsgruppe haben sollte. Zur Basisversorgung der Krisenpatienten gehören zumindest ein Einzelgespräch und zwei Gruppengespräche täglich, darüber hinaus bei Bedarf Partner- bzw. Angehörigengespräche, außerdem eine körperliche Untersuchung, eine Blutuntersuchung, das Erheben des psychischen Befundes, der medizinischen, sozialen und biographischen Anamnese. Wichtiger Bestandteil im Tagesablauf ist die tägliche, gut einstündige Teambesprechung zur Zeit des Schichtwechsels um 14.00 Uhr. Hier tragen alle anwesenden Teammitglieder ihre Wahrnehmung der Patienten zusammen, so daß wir gemeinsam zu einer Einschätzung der Persönlichkeit, Diagnostik und des weiteren therapeutischen Vorgehens kommen.

Es werden von Mitarbeitern aller Berufsgruppen kurze Aufzeichnungen über Gespräche mit den Patienten geführt.

Supervision findet statt

1. durch die unter fachärztlicher bzw. 2x wöchentlich oberärztlicher Leitung stehenden täglichen Teambesprechungen,
2. durch die Chefarztvisite 1–2x wöchentlich,
3. durch die 14tägige Balintgruppe, für die allerdings zur Zeit keine Geldmittel aus dem Krankenhausetat zu bekommen sind.

Bei der Gesprächsführung ist uns wichtig, den Patienten zunächst zu entlasten, ihn zu stützen und sein Selbstwertgefühl zu stärken, dann aber auch, ihn vorsichtig mit der Realität zu konfrontieren, schließlich nach Möglichkeit mit ihm einen gemeinsamen „Fokus" herauszuarbeiten, also das seinem Bewußtsein zugängliche Hauptproblem zu formulieren, was ihm als Motivation für weitere therapeutische Bemühungen dienen kann. (Beispiel: Ein Patient erkennt: „Ich verhalte mich so anklammernd in meinen Beziehungen, weil ich mich früher so oft im Stich gelassen fühlte".)

Die täglichen Gesprächsgruppen finden morgens um 9.00 Uhr und abends um 19.00 Uhr statt, wobei die morgendliche Gruppe ausführlicher und konfliktzentriert ist, die Abendgruppe dagegen zeitlich kürzer und Gelegenheit gibt, eine Art Resümee des Tages zu ziehen. Unser Vorgehen in diesen interaktionellen Gruppen, die unter Leitung eines ärztlichen und eines nichtärztlichen Mitarbeiters stattfinden, ist eher aktiv-strukturierend, d. h., den Einzelnen direkt anzusprechen, den Gruppenzusammenhang zu fördern und ein Klima von Enttäuschung und Kränkung zu vermeiden.

Die Zuweisung unserer Patienten erfolgt zum größeren Teil über die Rettungsstelle bzw. Notaufnahme des Urban-Krankenhauses. Diese liegt etwa 150 m vom Krisenzentrum entfernt im Hauptgebäude. 1985 kamen 211 von 365 Patienten, die wir im Krisenzentrum stationär behandelt haben, über die Notfallaufnahme des Urban-Krankenhauses, also 58%. Die weitaus meisten Krisenpatienten, auch die mit Suizidversuch, verbleiben nach medizinischer Erstversorgung zunächst im Bereich der Notaufnahme bzw. der ihr angegliederten Nachtaufnahmestation und werden dort vom psychiatrischen Konsiliararzt gesehen, der über das weitere Vorgehen entscheidet. Aufnahmen ins Krisenzentrum können in der Zeit von 8.00 bis 21.00 Uhr erfolgen. Krisenintervention findet auch bereits im Bereich der Notaufnahme statt. Es ist zum Beispiel auffällig, daß 1985 lediglich 25 von 365 Patienten des Krisenzentrums türkischer Nationalität waren bei einem Anteil türkischer Staatsbürger von 25% im Bezirk Kreuzberg.

Wir sehen auf der Notaufnahme häufig junge türkische Frauen nach parasuizidalen Handlungen wegen eines Konfliktes mit dem Vater bzw. allgemeiner wegen eines soziokulturellen Konfliktes. Hier wird meist schon auf der Notaufnahme nach Entgiftung ein Gespräch mit der Patientin und den Angehörigen geführt, wobei uns ein Dolmetscher bzw. eine Dolmetscherin behilflich sind. Danach kann dann oft nach Kontaktaufnahme mit einer therapeutischen Einrichtung oder einer Beratungsstelle die Entlastung erfolgen.

Wie erwähnt, kamen 211 von 365 Krisenpatienten 1985 über die Notaufnahme des Urban-Krankenhauses, 12 von der dortigen Intensivstation. Weitere 25 wurden von anderen Krankenhäusern zu uns verlegt. 34 Patienten wurden nach telefonischer Vereinbarung mit niedergelassenen Ärzten direkt im Krisenzentrum aufgenommen. 41 Patienten kamen durch Selbstmeldung, d. h., sie kannten unsere Einrichtung bereits bzw. hatten von ihr erfahren. 9 Patienten gelangten über sozialpsychiatrische Dienste zu uns, 3 über die Telefonseelsorge. Die übrigen 30 Patienten 1985 wurden von therapeutischen Einrichtungen, Angehörigen, Nachbarn, Arbeitskollegen oder Lehrern direkt ins Krisenzentrum gebracht. Bei 34 von den 365 Patienten handelte es sich um Wiederaufnahmen, d. h., sie waren im gleichen Jahr oder in einem der Vorjahre bereits im Krisenzentrum aufgenommen worden. Das durchschnittliche Alter unserer Patienten liegt bei 31 Jahren, bei einer Streubreite von 11 bis 88 Jahren ist die Gruppe der zwischen 20- und 30jährigen zahlenmäßig die größte. Etwa 30% unserer Patienten sind Arbeiter, 25% Angestellte oder Beamte, etwa 15% sind in Ausbildung befindlich, die Arbeitslosenquote liegt bei ca. 30%. Der Ausländeranteil unter unseren Patienten lag 1985 bei rund 15%. 12 der 365 Patienten aus 1985 waren in den letzten Jahren aus der DDR gekommen. 199 der im letzten Jahr aufgenommenen Krisenpatienten waren Frauen, also etwa 55%, 166 waren männlichen Geschlechts, also etwa 45%. Bei 153 von 365 Patienten aus 1985 lag ein Suizidversuch oder eine parasuizidale Handlung vor, also bei 42%. Unter den Suizidhandlungen überwiegen Medikamentenintoxikation mit ca. 77%, versuchte Pulsaderschnitte fanden sich bei rund 13%, die übrigen Suizidpatienten hatten durch Gas, Haarfön in der Badewanne, Trinken von Lösungsmitteln, Strangulieren, Fenstersprung bzw. mittels eines Luftgewehres versucht, sich das Leben zu nehmen. Bei den geäußerten Suizidmotiven stehen Kränkung durch Partner oder Angehörige deutlich im Vordergrund, daneben werden Einsamkeit, Probleme in Ausbildung und Beruf, finanzielle Schulden, Arbeitslosigkeit und körperliche Krankheit häufiger genannt. Bei etwa ⅓ unserer Suizidpatienten fällt ein Suchtproblem (überwiegend Alkoholprobleme) ins Gewicht. Diagnostisch finden sich bei ⅓ der Suizidpatienten (wie bei ⅓ der 1985 aufgenommenen Krisenpatienten insgesamt) nach psychoanalytischen Gesichtspunkten Hinweise auf ein Borderline-Syndrom. Akute Psychosen fanden sich unter den 1985 aufgenommenen Suizidpatienten nicht, da diese Patienten von der Notaufnahme auf psychiatrische Stationen verlegt wurden.

Von den 212 Krisenpatienten 1985, die keine Suizidhandlung begangen hatten, war bei 82 das Leitsymptom der Krise ein präsuizidales Syndrom mit Suizidgedanken. Bei 27 der 212 Patienten ohne Suizidversuch lag psychotisches Erleben vor. Bei weiteren 16 dieser 212 Patienten war eine Herzphobie das Leitsymptom, das zur Aufnahme führte. In 17 Fällen war das Leitsymptom ein Hyperventilationssyndrom, ein Globusgefühl oder eine psychogene Ohnmacht. Bei 9 Patienten führte ein aggressiver „Durchbruch" bzw. Erregungszustand zur Aufnahme, bei 3 Patienten Zwangsgedanken und Zwangsimpulse. Bei den verbleibenden 1985 aufgenommenen 58 Patienten ohne Suizidversuch war Leitsymptom eine nicht eindeutig psychotische Angst. Neben den Patienten mit phobischen und hypochondrischen Ängsten (außer der oben angeführten Herzangst) finden sich hierunter auffallend viele mit diffusen, frei flottierenden Ängsten, etwa mit der Angst, „verrückt zu werden", oder mit „Angst vor der Angst", verbunden häufig mit flüchtigen Depersonalisations- und Derealisationserlebnissen. Es ist unser Eindruck, daß der Anteil dieser Patienten in den letzten Jahren zugenommen hat. Bei 112 von 365 Patienten 1985 lag ein relevantes Suchtproblem vor, also bei fast 30%. 10 dieser 365 Patienten hatten eine manifeste Eßstörung, also eine Bulimie bzw. Anorexie.

Die Aufenthaltsdauer der Patienten im Krisenzentrum beträgt maximal 7 Tage, im Durchschnitt liegt sie zur Zeit bei etwa 5 Tagen. 75% der Patienten im letzten Jahr konnten danach in ambulante Weiterbetreuung entlassen werden. Hierbei ist uns wichtig, daß die Kontaktaufnahme mit der weiterbetreuenden Stelle mit Vergabe eines Ersttermins bereits vom Krisenzentrum aus erfolgt. Öfters bitten wir auch Mitarbeiter ambulanter Einrichtungen, zur Kontaktaufnahme mit Patienten ins Krisenzentrum zu kommen. Hier seien der Jugendpsychiatrische Dienst Kreuzberg und die Einrichtung für suizidgefährdete Jugendliche „Neuland" genannt (immerhin waren 13% unserer Patienten aus dem letzten Jahr unter 20 Jahre alt). Wir versuchen, mit unseren Patienten zu klären, ob Indikation und Motivation für eine Psychotherapie im engeren Sinne besteht, oder ob das Schwergewicht mehr auf Beratungs- und Selbsthilfemöglichkeiten liegen soll. Dementsprechend erfolgt eine Weiterbetreuung unserer Patienten durch den Hausarzt, niedergelassene Nervenärzte mit Psychotherapieangebot, andere Psychotherapeuten und Psychotherapie-Institute, die psychotherapeutische Beratungsstelle des Studentenwerks, durch die Beratungsstellen des Caritas-Verbandes, des Diakonischen Werks und des Deutschen Roten Kreuzes, durch Erziehungsberatungs- und Konflikt- und Bildungsberatungsstellen, aber auch durch Alkohol- und Drogenberatungsstellen, Abstinenzlerverbände und zahlreiche Selbsthilfeeinrichtungen. Anläßlich einer katamnestischen Untersuchung über einen Einjahreszeitraum gaben 60% der Befragten ehemaligen Krisenpatienten an, daß der Krisenzustand während des Aufenthaltes behoben wurde. Dennoch hielten ¾ eine weitere Nachbetreuung durch Mitarbeiter des Krisenteams für sinnvoll. Wenn wir auch eine kontinuierliche ambulante Betreuung ehemaliger Krisenpatienten nicht durchführen, so bieten wir doch überbrückend bis zum Beginn einer ambulanten Therapie und im Notfall stützende Gespräche an. Neben telefonischer Beratung führen wir monatlich mindestens 40 ambulante Gespräche im Krisenzentrum.

91 von 365 Patienten des Jahres 1985 wurden stationär weiterverlegt, also rund 25%. 33 dieser Patienten wurden auf eine offene allgemeinpsychiatrische Station verlegt, 27 auf eine Psychotherapiestation (überwiegend auf die Psychotherapiestation des Urban-Krankenhauses), 24 auf Suchtstationen. Lediglich 4 Patienten mußten wir auf eine geschlossene Station verlegen. 3 Patienten wurden auf organmedizinische Stationen weiterverlegt.

Vorläufiges Fazit:
Das Krisenzentrum im Urban-Krankenhaus hat sich bewährt als Alternative zur Einweisung selbstgefährdeter Patienten auf eine geschlossene Station bzw. für Menschen, auf deren akutes Problem im Alltag einer psychiatrischen Station nicht angemessen eingegangen werden kann. Die Zahl gelungener Suizide nach Aufenthalt im Krisenzentrum liegt einer katamnestischen Studie zufolge bei 1%. Ebenfalls bei etwa 1% liegt die Zahl derer, die wegen akuter Selbstgefährdung von uns auf eine geschlossene Station verlegt werden mußten. Bewährt hat sich unsere Einrichtung für depressive

und neurotische Menschen, als weniger effektiv hat sie sich erwiesen für Patienten mit akuten Psychosen und primärer Suchterkrankung.

Was das Personal anlangt, so zeichnet sich das Team durch eine recht hohe Stabilität aus, eine Mehrheit der Mitarbeiter ist 3 Jahre und länger dort. Das Arbeitsengagement ist über die Jahre hinweg hoch geblieben, es hat sich fast immer gezeigt, daß auch mißtrauische und ablehnende Patienten zumindest einen Gesprächspartner ihres Vertrauens finden konnten. Daß es mitunter Kontroversen im Team gibt zwischen einer sozialpsychiatrischen Richtung und einer mehr psychoanalytisch-psychotherapeutischen Ausrichtung sei nicht verschwiegen, auch nicht, daß wir gelegentlich Meinungsverschiedenheiten darüber austragen, ob ein mehr stützend-bestätigender oder ein mehr konfrontierender Umgang mit einem Patienten angezeigt ist.

Die Kriseninterventionsstation am Bezirkskrankenhaus Haar

M. Mützel

Die Kriseninterventionsstation am BKH Haar gibt es seit Februar 1977. Sie wurde gegründet, weil auf die psychiatrischen Zugangsstationen immer wieder Patienten kamen, die eigentlich keine psychiatrischen Patienten im engeren Sinn waren und auch vorrangig keiner medikamentösen Therapie bedurften, dafür aber eines intensiven Gesprächskontakts zur Klärung ihrer Situation; daneben häufig instrumenteller Hilfen, die möglichst unmittelbar zur Verfügung stehen sollten. Ein längerer stationär-psychiatrischer Aufenthalt erschien für diese Patienten nicht förderlich, sondern eher mit der Gefahr einer Hospitalisierung verbunden. Gleichzeitig reagieren diese Patienten auf das Zusammentreffen mit Psychotikern auf psychiatrischen Allgemeinstationen häufig mit einer ängstlichen Abwehr, die der Bearbeitung ihrer Situation zusätzlich im Wege steht.

Die Krisenintervention wurde im Erdgeschoß der Aufnahmeklinik nahe der Patientenaufnahme als geschlossene Station mit 13 Betten, die im Bedarfsfall kurzzeitig auf 18 erhöht werden können, eingerichtet. Der Wachbereich umfaßt zwei Dreibettzimmer und ein Mittelzimmer, die einsehbar sind. Außerhalb des Wachbereichs gibt es zwei weitere Dreibettzimmer, einen Aufenthaltsraum, einen Eßbereich und einige Sitznischen für die Patienten, ein Personalzimmer und jeweils ein eigenes Arbeitszimmer für jeden Therapeuten. Auf der Station können sich die Patienten von Anfang an frei bewegen, müssen sich also nicht etwa im Wachbereich aufhalten. Die geschlossene Führung der Station bedeutet, daß für jeden Patienten eine individuelle Ausgangsregelung getroffen und diese auch im Gespräch mit ihm erarbeitet wird. Die Zuweisung der Patienten erfolgt durch den Aufnahmearzt. Die Auswahl trifft er nicht in erster Linie nach diagnostischen Kriterien, sondern unter der Vorstellung, daß der Patient innerhalb einer Woche wieder entlassen werden kann. Es besteht die Tendenz, neben psychoreaktiven Störungen Ersterkrankungen mit psychotischer Symptomatik oder unklare Fälle ohne psychiatrische Anamnese der Kriseninterventionsstation zuzuweisen. Die Regelung kann deshalb relativ großzügig gehandhabt werden, weil wir jederzeit auf eine der psychiatrischen Zugangsstationen verlegen können, wenn sich eine länger stationär behandlungsbedürftige Erkrankung herausstellt. Die Einweisung in die Klinik erfolgt durch niedergelassene Ärzte, Sozialpsychiatrische Dienste und andere Beratungsstellen, durch Krankenhäuser; Psychosomatische Kliniken im Umkreis, durch Zuverlegung aus dem Haus, vormundschaftsgerichtlich oder nach dem Unterbringungsgesetz durch die Polizei. Manche Patienten kommen auch von sich aus. Unter den niedergelassenen Ärzten und den

Anzahl der Patienten	Einweisungsmodus
83 (23%)	Polizei
81 (23%)	Krankenhaus
55 (16%)	selbst
39 (11%)	Notarzt
36 (10%)	Facharzt
36 (10%)	Verlegung
7 (2%)	Therapeutische Wohngemeinschaft
7 (2%)	Sozialpsychiatrischer Dienst
6 (2%)	Tag- und Nachtklinik (ARCHE)
4 (1%)	Sonstiges

Abb. 1: Einweisungsmodi der 354 Patienten auf der Kriseninterventionsstation im ersten Halbjahr 1985

Beratungsstellen gibt es eine zunehmende Tendenz, Patienten direkt auf der Krisenintervention anzumelden, die für eine zunehmende Akzeptanz der Station spricht und wohl auch die Zunahme freiwilliger Aufnahmen auf der Station erklärt.

Hierzu einige Zahlen: Seit dem Bestehen der Station, d. h. seit dem 1. 2. 1977 bis zum 31. 12. 1985 wurden insgesamt 5672 Patienten aufgenommen. Die jährlichen Zugangszahlen stiegen von 552 im Jahr 1977 auf 693 Patienten im Jahr 1985. 1977 kamen 244 Patienten freiwillig auf die Krisenintervention, während es 1985 doppelt so viele, nämlich 489 waren. 155 kamen nach dem Unterbringungsgesetz zur Einweisung, wobei allerdings höchstens in einem der Fälle pro Jahr die vorläufige Unterbringung beantragt wird, während die übrigen Patienten entweder freiwillig bleiben oder nach einem Erstgespräch oder Familiengespräch entlassen werden.

Abbildung 1 zeigt die Einweisungsmodi für 354 Patienten, die im 1. Halbjahr 1985 auf die Station aufgenommen wurden.

Die durchschnittliche Aufenthaltsdauer der Patienten ist bei einer oberen Grenze von 10 Tagen von 7,3 Tagen 1977 auf 6,1 Tage 1985 gesunken. Von dem Patientenkollektiv des 1. Halbjahres 1985 waren 37% der Patienten 1–3 Tage, 28% 4–6 Tage stationär. 3% blieben länger als 19 Tage, wobei es sich hier größtenteils um psychotische Patienten gehandelt hat. Um tatsächlich als Kriseninterventionsstation fungieren zu können, haben wir den Anspruch, ohne Wartezeiten immer aufnahmebereit zu sein, da Menschen in Krisensituationen Akuthilfe benötigen und auf dem Höhepunkt der Krise besonders offen für die Bearbeitung ihrer Probleme sind. So kann man sagen, daß die Station jederzeit aufnimmt, mit der Einschränkung allerdings, daß in den Nachtstunden zwischen 21.00 Uhr und 6.00 Uhr morgens der Patient nach einem Gespräch mit dem Aufnahmearzt zunächst in einer eigenen Nachtaufnahme bleibt und erst morgens auf die Station gebracht wird. Einschränkungen gibt es auch an den Wochenenden, an denen die Station in den Visitendienst für die gesamte Aufnahmeklinik einbezogen ist. Dieser wird zum Teil von stationsfremden Ärzten geleistet, die sich dann in erster Linie um die Versorgung der neuaufgenommenen Patienten kümmern. Die Station wird in diesen Tagen vor allem durch die Schwestern versorgt, die dank ihrer langjährigen Erfahrung und Selbständigkeit in der Lage sind, die Patientengruppe zu überblicken, sich Einzelner durch Gespräche oder gemeinsame Aktivitäten besonders anzunehmen und Spannungen abzubauen. Es sind dies die Zeiten, in dem vor allem der Wirkfaktor der Station an sich zum Tragen kommt. Darauf möchte ich später noch eingehen.

Die personelle Ausstattung und die Arbeitsweise der Station

Das Team besteht aus 8 Schwestern im Tagdienst, 1½ Schwestern im Nachtdienst, einer Sozialpädagogin, einem Soziotherapeuten mit familientherapeutischer Zusatzausbildung, einer Psychologin, drei Ärzten, davon zwei Assistenzärzten, die an der halbjährlichen Rotation am BKH Haar teilnehmen, und einer Abteilungsärztin sowie einer Ganztagssekretärin.

Der Tag beginnt gegen 8.30 Uhr mit einem Treffen der Teammitglieder und dem Studium der Aufnahmeprotokolle und Einweisungsunterlagen der über Nacht zugegangenen Patienten. Alle Teammitglieder gehen zur Visite, bei der die einzelnen Patienten von ihren Bezugspersonen begrüßt werden.

Neuigkeiten können mitgeteilt werden und meist wird ein Gesprächstermin für den Tag vereinbart, auf den sich der Patient einstellen kann. Die neuen Patienten werden vom Abteilungsarzt begrüßt und um eine kurze Stellungnahme zu ihrer Einweisung gebeten. Dies ist eine Gelegenheit für das gesamte Team, den Patienten kurz kennenzulernen, der häufig in dieser ersten Szene durch sein Äußeres, seine Haltung, seine Stellungnahme, seine Kontaktaufnahme schon einen Teil seiner Problematik szenisch darstellt, so daß aus diesem kurzen ersten Kontakt oft wichtige Informationen stammen. Von denen ausgehend ist es meist möglich, ihm denjenigen Therapeuten zuzuweisen, in dessen Fachbereich der Schwerpunkt seiner Krise vermutlich fällt. Nach der Visite trifft sich das ganze Team und bespricht die Therapieverläufe aller Patienten, wobei jeweils die Bezugsperson über den Stand der Dinge berichtet. Sie erhält Rückmeldungen von den übrigen Teammitgliedern, die abhängig von ihrer Persönlichkeit und ihrer beruflichen Qualifikation jeweils unterschiedliche Aspekte betonen und einbringen. Besonders wertvoll sind auch hier die Beiträge der Schwestern, die den Patienten auf der Station einführen, ihn in seinem Verhalten im Stationsalltag gegenüber Mitpatienten und Besuchern erleben. Sie vervollständigen häufig das Bild in der Weise, daß auch die Stärken, die Ressourcen des Patienten deutlicher werden, die ja manchmal in der regressionsfördernden therapeutischen Zweierbeziehung zu wenig gesehen werden. Anschließend ist von 10.00−11.30 Uhr Zeit für Einzelgespräche und körperliche Untersuchungen, die bei jedem Patienten routinemäßig durchgeführt werden. Um 11.30 Uhr findet während der Mittagessenszeit der Patienten die Mittagsbesprechung statt, die sich in erster Linie mit den neuaufgenommenen Patienten beschäftigt. Zwischenzeitlich hat das Erstgespräch stattgefunden und die Bezugsperson stellt ihren Patienten vor, beginnend mit dem aktuellen Konflikt, der die Einweisung zur Folge hatte. Anschließend wird die Vorgeschichte berichtet. Im Team wird versucht, den Hauptkonflikt, der nicht immer der zunächst sichtbare ist, zu erarbeiten und den psycho-dynamischen Zusammenhang zur Vorgeschichte herzustellen. Wichtig ist auch die Darstellung der Beziehung, die sich zwischen Bezugstherapeut und Patient eingestellt hat, mit den dazugehörigen Gegenübertragungsgefühlen, die ausgedrückt werden sollen und möglichst diagnostisch oder therapeutisch zu nutzen sind. Es wird ein vorläufiges Therapieziel formuliert und bei Bedarf werden Kollegen aus dem Team hinzugezogen oder die Notwendigkeit instrumenteller Hilfen erwogen. Der nächste feste Termin im Tagesablauf ist die Gesprächsgruppe, die täglich von 14.00 Uhr bis 15.00 Uhr stattfindet und jeweils von einem der Therapeuten im Wechsel 1 Woche lang geleitet wird. Dabei wird keine strenge psychotherapeutische Linie verfolgt. Der Therapeut verhält sich zurückhaltend, versucht die Kommunikation der Patienten zu fördern, die bei dieser Gelegenheit oft erstmals wahrnehmen, daß es möglich ist, eigene Probleme mit anderen Menschen zu teilen, von anderen Anregungen, Verständnis und Trost zu bekommen, die Problemlösungsstrategien anderer zu erleben. Es geht also um eine Mobilisierung der Selbsthilfekräfte. Trotz der Inhomogenität der Gruppe bezüglich Alter, Geschlecht, sozialer Stellung, Problematik, aber auch Schwere der psychischen Erkrankung kommen häufig konstruktive Gruppengespräche zustande. Dem Therapeuten fällt mitunter die Aufgabe zu, schwache, oft psychotische Mitglieder zu stützen, aber auch eine gemeinsame Abwehr nicht zuzulassen. Im Team findet eine Gruppennachbesprechung statt, in der das Gruppenthema und die Atmosphäre, ebenso einzelne Beiträge geschildert werden. Danach folgt für die Patienten an 4 von 5 Wochentagen 1 Stunde Bewegungstherapie. Einmal in der Woche gibt es für die gesamte Patientengruppe eine Stunde Beschäftigungstherapie. Daneben können für einzelne Patienten die therapeutischen Einrichtungen des Hauses wie BT, AT, physikalische Therapie genutzt werden.

Zusammensetzung des Patientenkollektivs

Die Art der Krisen, mit denen wir auf der Station befaßt sind, ist äußerst vielfältig und reicht von Entwicklungs- und Reifungskrisen, über traumatische Krisen, zu Krisen, die auf dem Boden einer bis dahin kompensiert gebliebenen Sucht oder einer anderen psychiatrischen Erkrankung entstanden sind. Ziel ist es einerseits, eine vorzeitige Psychiatrisierung zu vermeiden, andererseits aber auch, psychiatrische Erkrankungen nicht zu übersehen, sondern nach Möglichkeit dem Patienten einen Zugang zu seiner Krankheit zu vermitteln, der ihn zu einem möglichst einsichtsvollen Umgang, häufig dann auch zu einer längerdauernden stationären oder ambulanten Therapie motiviert. Besonders häufig sind wir auf der Kriseninterventionsstation mit dem Problem der Suizidalität konfrontiert.

Dazu einige Zahlen: Von den 354 Patienten des 1. Halbjahrs 1985 hatten 115 einen SMV ausgeführt, 117 mit Suizid gedroht. Das sind insgesamt 66% der aufgenommenen Patienten. Von diesen hatten 31, das sind 9% einen Suizidversuch in der Vorgeschichte. Die Geschlechtsverteilung ist recht ausgewogen. Das Gros der Patienten ist im jungen Erwachsenenalter, 5% der Patienten waren jugendlich. Die Hälfte aller 354 Patienten war ledig, 22% geschieden oder getrennt, 27% verheiratet. Die Untersuchung der Erwerbstätigkeit der 354 Patienten im 1. Halbjahr 1985 ergab, daß nicht einmal die Hälfte (44%) zur Zeit ihrer akuten Krise in einem festen Arbeitsverhältnis standen. 24% waren arbeitslos, seit mehreren Monaten arbeitsunfähig 3%, in Rente 2%, in Ausbildung als Schüler oder Lehrlinge 9%, 5% Studenten und 11% Wehr- oder Zivildienstleistende, 10% Hausfrauen.

Bei der Zuordnung der Patienten nach diagnostischen Gesichtspunkten nach ICD 9 ergab sich folgende Einteilung:

Erstdiagnosen nach ICD-9	Anzahl der Patienten	
Organische Psychosen und endogene Psychosen (290−294, 295−299)	55	(16%)
Neurosen u. Persönlichkeitsstörungen; Körperliche Funktionsstörungen psychischen Ursprungs; Psychosomatische Erkrankungen im engeren Sinn (300, 301, 306, 316)	59	(17%)
Alkohol-, Medikamenten-, Drogenabhängigkeit; Alkohol-, Medikamenten-, Drogenmißbrauch (303, 304, 305)	47	(13%)
Psychogene Reaktionen (309)	185	(52%)
Andere Diagnosen	8	(2%)
Gesamt	354	(100%)

Tab. 1: Erstdiagnosen der 354 Patienten der Kriseninterventionsstation im ersten Halbjahr 1985, zuammengefaßt nach den wichtigsten Diagnosekriterien.*

* Tabellenschema in Anlehnung an FEUERLEIN, 1983

Von diesen Patienten waren 65 (18%) Wiederaufnahmen, 289 Patienten (82%) dagegen Erstaufnahmen.

Sehen wir uns die Stichprobe noch einmal unter dem Aspekt der Weiterbehandlungsvorschläge an, so zeigt sich, daß 297 Patienten (84%) von der Kriseninterventionsstation direkt nach Hause entlassen wurden, 16% wurden auf andere Stationen weiterverlegt. 20 Patienten auf psychiatrische Akutstationen, 15 in den Suchtbereich, 14 auf Soziotherapiestationen, 4 in die Tag- und Nachtklinik, 2 in die Geriatrie, 1 in die Neurologische Abteilung und 1 Patient in die neueröffnete Station für Psychosomatik und Psychotherapie. 40 Patienten (13%) die von der Kriseninterventionsstation entlassen wurden, befanden sich bereits in anderen Einrichtungen oder in ambulanter Therapie. Weiteren 147 Patienten (49%) wurden Therapievorschläge gemacht oder sie wurden direkt an andere Stellen vermittelt.

	Therapieempfehlungen (Anzahl d. Pat.)		
	Neuaufnahme	Fortsetzung	Gesamt
Einzeltherapie	49	18	67
Paartherapie	20	3	23
Familientherapie	5	–	5
Beratung, Sozialpsych. Dienst	17	3	20
Entwöhnung, Anonyme Alkoholiker	18	–	18
Tag- und Nachtklinik	7	3	10
ARCHE	3	1	4
Psychosomatische Klinik	10	5	15
Therapeutische Wohngemeinschaft	3	5	8
Ambulanz des BKH HAAR	8	–	8
Spezielle Einrichtungen	7	2	9
Gesamt	147	40	187

Tab. 2: Empfehlungen zum Beginn bzw. zur Fortsetzung einer ambulanten Therapie an 187 der 297 Patienten, die von der Kriseninterventionsstation im ersten Halbjahr 1985 entlassen wurden (absolute Zahlen).

In allerletzter Zeit ist auf Station die Tendenz festzustellen, die stationär begonnene Krisenintervention ambulant durch die entsprechenden Bezugstherapeuten noch kurze Zeit fortzusetzen. Dies ist im Rahmen unserer Institutsambulanz nach Kapazität der einzelnen Therapeuten möglich und könnte zukünftig möglicherweise zu einer weiteren Verkürzung der stationären Aufenthaltsdauer führen.

Ambulante/stationäre Krisenintervention innerhalb eines Bezirkskrankenhauses

Es gäbe noch vieles über die therapeutische Arbeit innerhalb des multidisziplinären Teams zu berichten. Ich möchte aber wegen der Knappheit der Zeit auf die besondere Situation unserer Krisenbehandlungsstation eingehen.

Im Unterschied zur ambulanten Krisenintervention hat die stationäre Krisenintervention vor allem dann Vorteile, wenn es sich um eine unselektierte Gruppe von Patienten handelt, die zu betreuen sind. Der Therapeut kann die Verantwortung von Anfang an teilen, steht in der Arbeit mit dem Patienten unter einem weit geringeren Erfolgszwang schon im Rahmen eines Erstgesprächs, die Krise zu klären, und kann dadurch offener mit dem Patienten, der auch außerhalb der Gesprächssituation aufgehoben ist, umgehen. In einer entsprechenden Stationsatmosphäre, für die vor allem die Schwestern sorgen, kann der Patient abschalten, sich in räumlicher Distanz von seinem Konfliktfeld entspannen, sich aussprechen, zum Nachdenken kommen, Gemeinschaft mit den Mitpatienten erleben. Es kommt somit leichter zu einem Abstand zwischen Krise und Kriselndem, wie es VERENA KAST in Lindau 1986 formulierte, so daß erst eine Beziehung zur Krise entstehen kann, wenn nämlich durch die Wegnahme der Angst die Einengung, in der sich der Kriselnde befindet, ein Stück aufgehoben werden kann. Viele Patienten empfinden auch den Schutz der Station hilfreich gegenüber den eigenen zerstörerischen Impulsen.

Unsere Krisenbehandlungsstation ist allerdings nicht nur eine stationäre Einrichtung, sondern außerdem eine Station innerhalb eines großen Bezirkskrankenhauses, das in der Bevölkerung, wie alle psychiatrischen Krankenhäuser, den Ruch des Verrückten und Ausgegrenzten nach wie vor hat. Dies führt sicher zusätzlich zu erheblichen Vorbehalten gegenüber der Station. Man begibt sich nicht freiwillig in eine Einrichtung für Verrückte, nur weil man Probleme hat. Ebenso befürchten die Patienten nach der Entlassung durch den Aufenthalt diskriminiert zu sein.

Zur Veranschaulichung die Ergebnisse eines Akzeptanzfragebogens, der an die Patienten des 1. Halbjahrs 1985 ausgegeben wurde

61% der Patienten gaben eine negative Einstellung gegenüber dem BKH Haar vor ihrem Klinikeintritt an. 13% äußerten sich nicht und 26% standen dem BKH Haar positiv gegenüber. Durch den Klinikaufenthalt trat eine Veränderung zum Positiven bei 65% der Patienten ein. ¾ aller Patienten erlebten den Aufenthalt als hilfreich und würden auch in einer ähnlichen Situation wieder auf eine Station für Krisenintervention gehen. Am häufigsten positiv beantwortet wurden die Fragen nach dem Kontakt zu den Mitpatienten und zu den Schwestern (97,9% bzw. 96,8%). Ähnlich positiv bewertet wurden die Geborgenheit auf der Station und die Einzelgespräche, so daß zusammenfassend noch einmal festzustellen ist, daß zumindest bei der Klientel, die zur stationären Aufnahme gelangte, die Station an sich in ihrer Atmosphäre mit der Möglichkeit zu Kontakten als entscheidende Hilfe zur Bewältigung der Krisensituation angesehen wurde. Allerdings hatte nach dem Fragebogen auch die Hälfte aller Patienten Angst vor sozialer Diskriminierung nach dem stationären Aufenthalt. Möglicherweise aber können die Krisenpatienten in ihrer relativen Gesundheit der Psychiatrie dadurch einen Dienst erweisen, daß sie, wie oben deutlich wurde, bei sich selbst und möglicherweise auch in ihrem sozialen Umfeld Vorurteile gegenüber der Psychiatrie abbauen.

Krisenintervention bei Suizidpatienten an den Städtischen Kliniken Darmstadt

H. L. Wedler

Psychosoziale Krisensituationen sind in der Klientel internistischer Abteilungen durchaus häufig. Wir fanden beispielsweise unter jährlich mehr als 3000 Patienten in der Notfallambulanz unserer Klinik in fast der Hälfte keinen oder keinen nennenswerten somatischen Befund, sondern akute psychosoziale Einweisungsanlässe. 21% der Notfallpatienten kamen wegen funktioneller Störungen und psychosomatischer Reaktionen, 18% im Zusammenhang mit Suchtmittelgebrauch, 8% nach Suizidhandlungen und in 2% lagen Psychosen vor.

Es ist eigentlich ein naheliegender Gedanke, die psychosoziale Versorgung dieser Patienten als Aufgabe des medizinischen Behandlungsteams zu begreifen. Denn − einmal abgesehen von der bedauerlichen Realität, daß bei dieser Klientel sonst überhaupt keine angemessene psychosoziale Therapie erfolgt − bietet sich hier in der akuten Notfallsituation eine für Krisenintervention smaßnahmen besonders günstige Situation, da die Patienten auf dem Höhepunkt der Krise in der Regel offen und gesprächsbereit sind, wichtige soziale Bezugspersonen, die häufig als Begleitpersonen mit in die Klinik kommen, unmittelbar einbezogen werden können und die Krisenintervention ohne jegliche Zeitverzögerung einsetzen kann. Auch tritt das Klinikpersonal selbstverständlich sowieso in eine Kommunikation mit dem Patienten − sei es in der Notfallambulanz, sei es auf der Station − ein.

Es geht also niemals darum, *ob* Ärzte und Schwestern in der medizinischen Klinik mit dem Patienten kommunizieren, sondern *wie* sie es tun, ob diese Kommunikation im Sinne der Krisenintervention therapeutisch nutzbar gemacht werden kann.

Natürlich hat es seine Gründe, daß dieser Ansatz, Krisenintervention als Aufgabe des medizinischen Teams zu betrachten, bisher sehr selten realisiert wurde.

1. Die Mitarbeiter medizinischer Kliniken sind in aller Regel mangelhaft bis unzureichend für die Bewältigung psychosozialer Probleme ausgebildet. Es fehlt an Kompetenz, und dort, wo Kompetenz vorhanden ist, wird diese nicht als solche akzeptiert und sinnentsprechend eingesetzt.
2. Zeitmangel − eine häufige Realität und ein häufiges Alibi.
3. Krisenpatienten gelten auf internistischen Abteilungen häufig als „ungeliebte Patienten". Die Zuständigkeit für deren Versorgung wird gern anderen Disziplinen zugeschoben.
4. In den meisten Allgemeinkrankenhäusern ist die psychosoziale Versorgung von Krisenpatienten ungeregelt, es fehlt eine verbindliche Versorgungsstruktur.

An der Medizinischen Klinik der Städtischen Kliniken Darmstadt wurde der Versuch unternommen, die psychosoziale Versorgung der internistischen Patienten, die aus psychosozialem Anlaß die Klinik aufsuchen, in den Aufgabenbereich des internistischen Teams zu integrieren. Als Zielgruppe boten sich in erster Linie die Suizidpatienten an — unter anderem, weil auch unter Internisten die psychosoziale Verursachung einer Suizidhandlung nicht strittig ist.

Strukturelle Voraussetzungen

Die Städtischen Kliniken Darmstadt sind mit rund 1100 Betten ein Krankenhaus der Maximalversorgung. Die 5 medizinischen Kliniken sind organisatorisch sehr eng miteinander verbunden und besitzen eine gemeinsame Notfall-Ambulanz.

Ihr sind zwei Krankenzimmer mit zusammen vier Betten zugeordnet, in denen notfallmäßig aufgenommene, „ambulant" geführte Patienten bis zu 24 Stunden überwacht werden können. Die Ausrüstung der Notfall-Ambulanz erlaubt die vollständige medizinische Behandlung leichterer Vergiftungsfälle.

Eine psychiatrische Klinik ist am Klinikum nicht vorhanden, sondern (seit 1979) einem Nachbarkrankenhaus angegliedert. Vorher erfolgte die stationäre psychiatrische Versorgung der Darmstädter Bevölkerung im 20 km entfernten Psychiatrischen Landeskrankenhaus. Mit der Einbeziehung Darmstadts als Modellregion in das „Modellprogramm Psychiatrie" der Bundesregierung sind zahlreiche neue teilstationäre und komplementäre Einrichtungen entstanden, die die psychosoziale Versorgung insgesamt entscheidend verbessert haben. Das hier beschriebene Versorgungsmodell für Suizidpatienten wurde seit 1974 schrittweise entwickelt und aufgebaut. Die Teilnahme am „Modellprogramm Psychiatrie" erlaubte wesentliche Erweiterungen und Verbesserungen.

Grundstruktur der Versorgung von Suizidpatienten

Die psychosoziale Erstversorgung von Suizidpatienten erfolgt in der hiesigen Klinik parallel zur somatischen Therapie durch das medizinische Team in enger Zusammenarbeit mit „Experten". Krisenintervention und psychosoziale Betreuung sind als Aufgaben des medizinischen Teams definiert und integrierter Bestandteil des Klinikprogramms.

Die gegebenenfalls notwendige Weiter- und Nachbehandlung (psychiatrische Therapie, Psychotherapie, soziale Maßnahmen) erfolgt dagegen durch externe Einrichtungen und Personen, an die Suizidpatienten nach Abschluß der Krisenintervention weitergeleitet werden.

Die psychosoziale Erstversorgung erfolgt entweder stationär oder ambulant. Für eine stationäre Aufnahme gelten folgende Kriterien:

- somatische Gründe (z. B. Behandlung auf der Intensivstation erforderlich)
- Klärung der Krisensituation innerhalb der ersten 24 Stunden nicht möglich
- Verdacht auf Vorliegen einer relevanten psychiatrischen Erkrankung
- unzureichende Hilfsressourcen im sozialen Feld des Patienten
- Herausnahme aus dem sozialen Feld für kurze Zeit erforderlich
- wiederholte Suizidhandlung.

Stationäre Versorgung

Suizidpatienten werden nach der Intensivbehandlung zum frühestmöglichen Zeitpunkt (noch in der Aufwachphase) auf eine Allgemeinstation verlegt. Zuständig für alle weiteren psychosozialen Maßnahmen einschließlich Krisenintervention ist das medizinische Team der Station, verantwortlich der Stationsarzt. Die Krisenintervention kann im Einzelfall an einen anderen Mitarbeiter (z. B. Sozialarbeiter) delegiert werden, der dann in enger Kooperation mit dem Stationsteam die weiteren Entscheidungen trifft. In jedem einzelnen Fall wird von Anfang an festgelegt, welcher Mitarbeiter als Hauptansprechpartner des Patienten zur Verfügung steht. Dieser, meist der Stationsarzt, kann bei entsprechender Erfahrung die Krisenintervention eigenständig unter Supervision eines „Experten" durchführen oder sich in den zweimal wöchentlich stattfindenden psychosozialen Teamkonferenzen mit „Experten" beraten.

Paar- und Familiengespräche werden immer gemeinsam vom Stationsarzt mit einem „Experten" durchgeführt. Auch bei der Auswahl von Nachsorgemaßnahmen läßt sich der Stationsarzt von Erfahrenen beraten und sorgt für eine lückenlose Weitervermittlung. In der Regel wird ein Kontrolltermin für die Zeit nach Entlassung des Patienten aus stationärer Behandlung vereinbart, um den Erfolg der Weitervermittlung zu überprüfen. (Bei Suizidpatienten besteht häufig im Anschluß an eine überstandene Krise eine sehr schlechte Compliance hinsichtlich der Einhaltung vereinbarter Nachsorgemaßnahmen.)

Ambulante Versorgung

Suizidpatienten, die nicht primär einer Intensivtherapie bedürfen, werden in der Notfallambulanz entgiftet und anschließend in einem der dort angeschlossenen Krankenzimmer überwacht. Innerhalb der ersten 24 Stunden finden ein oder mehrere Erstgespräche zur Vertrauensbildung und Klärung der Krisensituation in Grundzügen statt. Angehörige werden nach Möglichkeit umgehend einbezogen. Im Anschluß daran erfolgt die Entscheidung, ob eine stationäre Aufnahme erforderlich ist oder ob die Krisenintervention im weiteren ambulant durchgeführt wird (s. oben aufgeführte Kriterien).

Während das Erstgespräch je nach Situation von einem Arzt, einer Krankenschwester oder einem Sozialarbeiter durchgeführt werden kann, obliegt die ambulante Krisenintervention den Mitarbeitern des „psychosozialen Teams" der Klinik (ein Psychologe, zwei Sozialarbeiter und der Verfasser, internistischer Oberarzt der Klinik).

Diese „Experten" sind auch für die Beratung, Anleitung und Überwachung des medizinischen Teams bei der Arbeit mit Suizidpatienten auf der Station zuständig. (Auf die weiteren Aufgaben des psychosozialen Teams im Rahmen der Versorgung psychosomatisch Kranker und anderer psychosozialer Problemfälle soll in diesem Zusammenhang nicht näher eingegangen werden.)

Ambulante Krisenintervention erstreckt sich über 2—5, gelegentlich maximal 10 fest verabredete Einzelkontakte, die gegebenenfalls durch Paar- und Familiengespräche ergänzt werden. Die Gespräche finden in den Räumen der Mitarbeiter innerhalb der Klinik statt, ihre Ergebnisse werden in den Teamkonferenzen vorgestellt und diskutiert. Die Vermittlung zur Nachsorge folgt dem gleichen Modus wie bei stationären Patienten.

Nur in Ausnahmefällen wird die Nachsorge durch Klinikmitarbeiter übernommen. So standen manchmal, insbesondere in früheren Jahren, geeignete Nachsorge-Einrichtungen nicht zur Verfügung. Mitunter auch erlaubt der in der Krisenintervention entwickelte Übertragungsprozeß eine unmittelbare Weiterleitung an einen externen Therapeuten nicht. Bei ca. 8% der Suizidpatienten ist eine stationäre psychiatrische Therapie erforderlich. Diese Patienten werden unmittelbar verlegt. Zwangsverlegungen in die psychiatrische Klinik beschränken sich auf wenige Einzelfälle.

Psychosoziale Teamkonferenzen

Wie bereits erwähnt, finden zweimal wöchentlich 2stündige Teamkonferenzen statt, um die psychosoziale Arbeit mit Suizidpatienten zu koordinieren. Teilnehmer sind die Mitarbeiter des psychosozialen Teams und Stationsärzte, soweit sie Suizidpatienten betreuen. Die Teilnahme von Krankenpflegepersonal ist möglich, läßt sich aus zeitlichen Gründen jedoch nur selten realisieren. Der Informationsaustausch mit dem Pflegepersonal findet deshalb in der Regel auf den Stationen statt.

Während der Teamkonferenz werden die einzelnen zur Zeit in Behandlung befindlichen Patienten vom jeweils verantwortlichen Mitarbeiter vorgestellt. Neben biographischen Daten und Merkmalen der aktuellen Krisensituation wird auf die Erfassung und qualitative Beurteilung der Beziehungen besonderer Wert gelegt, die der Patient zu seinem Therapeuten, Pflegepersonal und Mitpatienten bereits hergestellt hat und in denen sich regelhaft die der Krise zugrunde liegenden Beziehungsprobleme spiegeln. In freier Aussprache werden die Mitteilungen diskutiert, Assoziationen zum Verständnis der Krisenentwicklung mitgeteilt, Hypothesen formuliert etc., bis ein einheitliches Bild des derzeitigen Wissensstandes über den besprochenen Patienten vorliegt. Auf dieser Basis werden die weiteren diagnostischen und therapeutischen Schritte festgelegt, über deren Erfolg in weiteren Teamkonferenzen Rückmeldungen erfolgen.

Neben ihrer Aufgabe als Koordinations-Instrument für die psychosoziale Versorgung in der Klinik hat die Teamkonferenz noch weitere Funktionen. Sie dient der regelhaften Begegnung zwischen medizinischen und nichtmedizinischen Mitarbeitern der Klinik, hilft Vorurteile abzubauen und hat vor allem einen hohen Lehreffekt. Noch unerfahrene Teilnehmer lernen hier am Beispiel den Umgang und die Gesprächsführung mit Suizidpatienten, die Beachtung wesentlicher diagnostischer und therapeutischer Daten, das Verständnis für unbewußte Reaktionsanteile und die Bedeutung einer klaren Struktur für den Erfolg aller Maßnahmen. Schließlich dient die Teamkonferenz der kontinuierlichen Weiterentwicklung des an der hiesigen Klinik entstandenen Modells, indem Versorgungslücken, personelle und organisatorische Defizite offenkundig und unmittelbar einer Diskussion zugänglich werden. Nach unserer Erfahrung ist die Teamkonferenz eine in jeder Hinsicht günstigere Alternative zu dem an den meisten Kliniken üblichen,

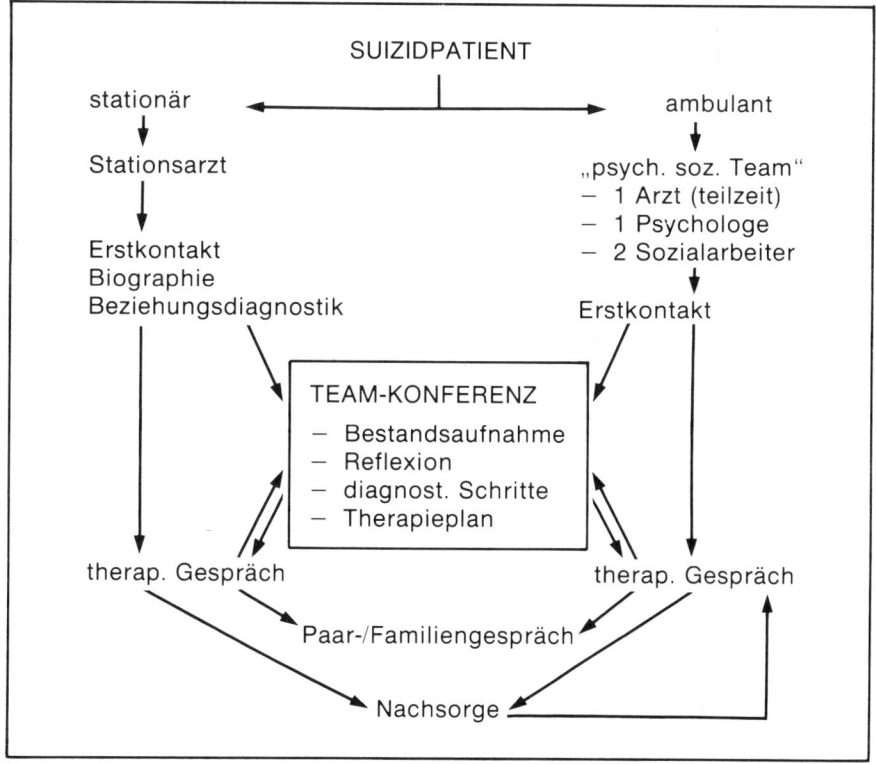

Abb. 1: Struktur einer integrierten, gemeinsamen Betreuung von Suizidpatienten durch das medizinische Team und psychosoziale Experten.

> 1. Klärung: psychosoziale Situation?
>   Beziehungsstruktur?
>   Verhaltensrepertoire d. Pat.?
> 2. Weichenstellung
> 3. Motivation zur Nachsorge/Therapie

Abb. 2: Ziele einer Krisenintervention durch das medizinische Team

strukturell und hinsichtlich therapeutischer Effizienz durchaus problematischen Konsiliarsystem.

In der Abbildung 1 ist die Struktur der Versorgung von Suizidpatienten in der Medizinischen Klinik Darmstadt noch einmal schematisch zur besseren Veranschaulichung dargestellt.

Die Beschränkung auf wenige, aber deutlich definierte Ziele der Krisenintervention (Abbildung 2) ist von besonderer Bedeutung, um die vorhandenen Mitarbeiter und ideellen Ressourcen nicht zu überfordern und andererseits das Erreichen realistischer Ziele auch nachprüfbar zu machen. So lassen sich die Organisationsstrukturen gegebenenfalls entsprechend anpassen. So aber können auch den einzelnen Mitarbeitern Erfolgserlebnisse vermittelt werden – unbedingte Voraussetzung für Freude am Umgang mit und positive Einstellung gegenüber dem Suizidpatienten.

Auswirkungen, Erfahrungen

1. Die Beurteilung der Effizienz der Versorgung von Suizidpatienten ist grundsätzlich problematisch. In vergleichenden katamnestischen Untersuchungen konnten wir keine stärkere Suizidgefährdung der ausschließlich durch das medizinische Team betreuten Suizidpatienten feststellen. Betrachtet man die Weichenstellung zur Nachsorge von Suizidpatienten in dem vorgestellten Modell, so wird erkennbar, daß gegenüber dem „Konsiliarsystem" in früheren Jahren die Inanspruchnahme psychiatrischer und sozialer Nachsorgedienste wesentlich angestiegen ist und die Zurückweisung an den – meist überforderten – Hausarzt auf ein Minimum vermindert werden konnte (Abb. 3).

2. Deutlich feststellbar ist eine Kompetenzerweiterung der medizinischen Mitarbeiter der Klinik. Suizidpatienten werden heute sowohl in der Ambulanz, als auch auf den Stationen als „normale" internistische Patienten betrachtet und versorgt. Ärzte und Pflegepersonen sind in aller Regel in der Lage, ein sachgemäßes Erstgespräch zu führen, dabei relevante psychosoziale Daten zu erheben und Risikogruppen zu erkennen. Diese Kompetenzerweiterung wirkt sich insbesondere an den Wochenenden und im Nachtdienst aus, zu Zeiten also, wenn bei ausgedünnter Personalausstattung besonders häufig Krisenpatienten in die Klinik kommen.

Weichenstellung zur Nachsorge von Suizid-Patienten	Erstbetreuung durch		
	Psych. Konsil 1969 (n = 250) %	Med. Team 1979 (n = 361) %	Med. Team und Psychosoz. Team 1983/84 (n = 295) %
psychiatr. Klinik	6	6	9
psychiatr. Ambulanz	9	5	5
Psychotherapie	1	13	7
eigener Krisendienst	0	7	59
soziale Dienste	10	16	2
Hausarzt	74	53	13

Abb. 3: Nachsorgeempfehlungen nach Erstbetreuung von Suizidpatienten in der Medizinischen Klinik durch psychiatrisches Konsil versus medizinisches Team versus Zusammenarbeit von medizinischem und psychosozialem Team

Es erwies sich dabei als notwendig, an den Wochenenden einen Rufbereitschaftsdienst für die psychosozialen Mitarbeiter einzurichten, um das medizinische Personal in zeitlichen Engpässen zu entlasten und auch die Verantwortung bei schwierigen Entscheidungen (z. B. stationäre Aufnahme bei Psychoseverdacht, Entlassung bei noch nicht sicher abgeklungener Suizidalität) mitzutragen.

3. Zur Aus- und Fortbildung: Die Beschränkung auf wenige Fortbildungsinhalte ist im Rahmen einer vorwiegend somatisch orientierten Klinik notwendig (Abb. 4). Neben einigen suizidologischen Grundkenntnissen

---

Suizidologisches Wissen
Gesprächsführung
Kontaktnahme am Krankenbett
Supervision: – Balintgruppe
　　　　　　　 – Team-Konferenz

Abb. 4: Krisenintervention bei Suizidpatienten unter Einbeziehung des medizinischen Teams: Ausbildung und Überwachung

ist die Vermittlung wichtiger Regeln der Gesprächsführung und der Kontaktnahme am Krankenbett von großer Bedeutung. Außerdem sollten alle Klinikmitarbeiter lernen, daß eine gezielte Reflexion des Umgangs mit Krisenpatienten (im Rahmen einer Supervision, Balintgruppe oder ähnlichem) unabdingbarer Teil der Versorgung ist. Die kognitive Wissensvermittlung beschränkt sich in Anlehnung an GARDNER et al. auf die in Abb. 5 wiedergegebenen Inhalte.

> Beurteilung der Persönlichkeit des Patienten
> Symptome der Depression
> Befragung über Suizidgedanken
> Fremdanamnese
> keine Korrelation Intoxikationsgrad – Suizidrisiko
> Rezidivrisiko/Risikogruppen
> Wann psychiatrische Therapie?
> Nachsorgemöglichkeiten am Ort
> Rückkopplung mit Nachbetreuer
>
> (nach GARDNER et al. 1978)

Abb. 5: Ausbildungs-Inhalte

Wir haben jedoch die Erfahrung gemacht, daß die Kompetenzerweiterung des medizinischen Teams weniger durch Fortbildungsveranstaltung, als durch die ständige Mitarbeit in den psychosozialen Teambesprechungen, aber auch durch exemplarisch vorgeführte Gesprächsführung im Rahmen von Visiten gefördert wurde. Ein nicht unerheblicher Anteil der ärztlichen Mitarbeiter unserer Klinik nutzt darüber hinaus psychosoziale Fortbildungsmöglichkeiten außerhalb der eigenen Einrichtung.

4. Seit Beginn der Arbeit mit Krisenpatienten in unserer Klinik ist ein ständig wachsender Sensibilisierungseffekt der medizinischen Mitarbeiter für akute psychosoziale Krisensituationen der internistischen Patienten festzustellen. Die im Rahmen der psychosozialen Teamkonferenzen im vergangenen Jahr vorgestellten Patienten waren in fast 50% internistische Patienten mit funktionellen und psychosomatischen Störungen oder auch gravierenden sozialen Problemen, die nicht primär wegen Suizidalität in die Klinik eingewiesen worden waren.

Die Sensibilisierung für psychosoziale Probleme bei internistischen Patienten scheint der wichtigste „Nebeneffekt" des hier vorgestellten Versorgungsmodells zur integrierten Krisenintervention am Allgemeinkrankenhaus zu sein.

Wir glauben, mit dem vorgestellten Versorgungsmodell gezeigt zu haben, daß Krisenintervention durch medizinische Mitarbeiter am Allgemeinkrankenhaus bei einer klar geregelten Versorgungsstruktur mit begrenzten Zielen zugleich möglich und sinnvoll ist. Die vor über 20 Jahren von STENGEL an seine Kollegen ergangene Mahnung hat unverändert Gültigkeit: „Es ist wichtig, daß wir unsere Kollegen auf internistischen und chirurgischen Stationen darauf aufmerksam machen, daß die psychologische und soziale Problematik ihrer Patienten genauso ihre Aufmerksamkeit erfordert, wie deren medizinische und chirurgische Symptomatik, und daß die Aufgabe des Psychiaters darin besteht, seinem Kollegen einen Rat zu geben und nicht seine Arbeit für ihn zu tun."

Ein integrierter psychiatrischer Kriseninterventionsdienst für Patienten nach Suizidversuch an einer internistischen Universitätsklinik

K. Böhme u. Ch. Mundt

Sobald an einem Universitätsklinikum die Entscheidung gefallen ist, der Suizidprophylaxe Raum zu schaffen und sie in eine innerklinische Prioritätenliste aufzunehmen, ergeben sich für alle, die daran beteiligt sind, zwei Aspekte, die das Vorhaben von vergleichbaren Projekten an nichtuniversitären Krankenhäusern unterscheiden:

— zum einen läßt sich der personelle Rahmen (Stellenausstattung) leichter nach den fachlichen Notwendigkeiten als nach kostentechnischen Aspekten organisieren.

— zum anderen muß sich dieses neue Projekt nicht nur den allgemeinen Erfordernissen der Krankenversorgung, sondern auch dem universitären Auftrag von Forschung und Lehre unterwerfen.

Die Verknüpfung dieser beiden unterschiedlichen Gesichtspunkte kann bedeuten, daß ein derartiges Projekt zunächst zwar relativ rasch und unkompliziert realisiert wird, dann jedoch in dem Maße, in dem sich das wissenschaftliche Interesse anderen Schwerpunkten zuwendet, allmählich in den Hintergrund tritt und schließlich ganz aufgegeben wird. Dies muß nicht bedeuten, daß alle Mühen vergeblich waren, wenn es im Laufe der zur Verfügung stehenden Zeit gelungen ist, das Gesamtkonzept soweit in sich schlüssig und funktionsfähig zu organisieren, seine praktische Handhabbarkeit unter Beweis zu stellen und seinen Nutzen zumindest in ersten Annäherungen deutlich zu machen. Dann nämlich sind die wesentlichen Voraussetzungen dafür geschaffen, daß ein solches Konzept übertragen werden kann auf die Krankenversorgung in größeren kommunalen und allgemeinen Krankenhäusern, wo — im Gegensatz zur primären universitären Situation — die etatmäßige Fixierung der Kosten zunächst ganz eindeutig im Vordergrund steht.

Am sogenannten Heidelberger Modell sollen im folgenden einige der wesentlichen Struktur- und Organisationselemente tertiärer Krisenintervention bei Suizidalen (i. S. von CAPLAN) dargestellt werden, so wie sie an einem Universitätsklinikum entwickelt werden konnten.

Alle Intoxikationen in suizidaler Absicht aus Heidelberg und aus der näheren Umgebung der Stadt (vgl. Abb. 1) werden auf einer Intensivstation (Station Griesinger) der Medizinischen Universitätsklinik (Ludolf-Krehl-Klinik) entgiftet. Die jährlichen Aufnahmezahlen in diesem Bereich schwanken und liegen im Mittel zwischen 500 und 600 Patienten. Der Anteil der suizidalen Intoxikationen an den Gesamtaufnahmen der Medizinischen Klinik macht im

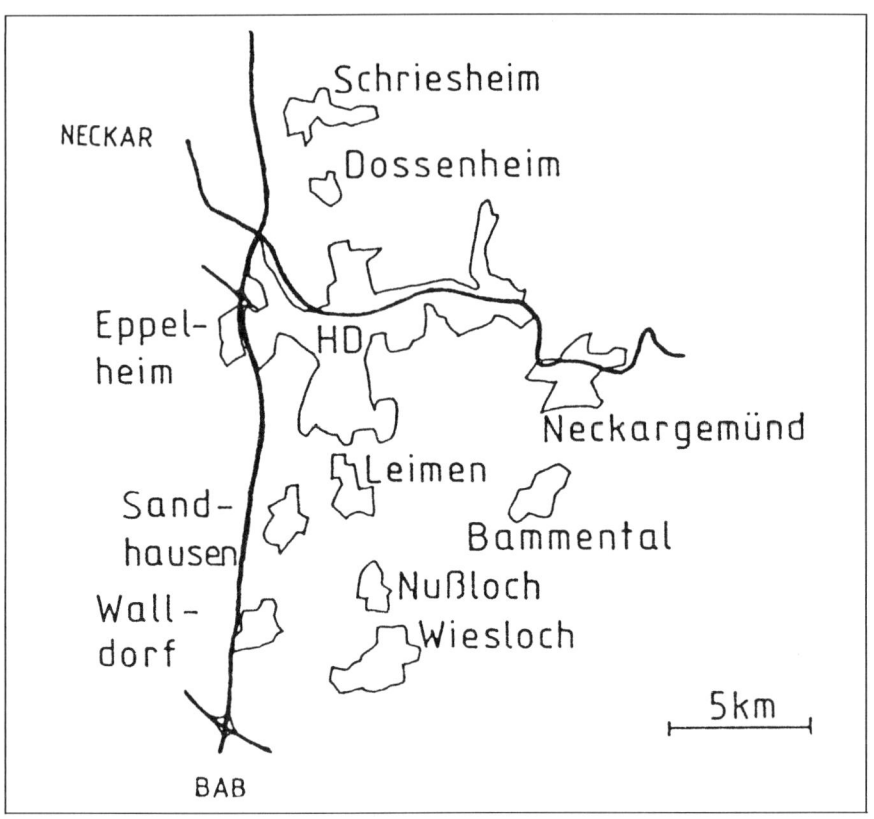

Abb. 1: Das Einzugsgebiet der Medizinischen Universitätsklinik Heidelberg mit den wichtigsten Orten.

Jahr jeweils 5–8% aus. Der Anteil der exogenen und endogenen Psychosen an den Suizidversuchen beträgt 10%, der Anteil der Suchterkrankungen 7%. Abb. 2 zeigt das Verhältnis der suizidalen zu den unsicher suizidalen und nichtsuizidalen Intoxikationen der Jahre 1974–1980 aus einer Dissertation von BECKER und BREITMAIER (1). Abb. 3 gibt den Anteil der Intoxikationen an den Gesamtaufnahmen der Medizinischen Klinik wieder.

Bis in die Mitte der 60er Jahre bestand die Versorgung der Suizidpatienten zunächst in der Entgiftung nach dem jeweiligen Stand der Intensivmedizin. Hielten die behandelnden Internisten eine psychiatrische Konsiliaruntersuchung nicht für erforderlich, so wurde der Patient unmittelbar im Anschluß an die körperliche Entgiftung wieder aus der Klinik entlassen. In der Mehrzahl der Fälle wurde jedoch eine psychiatrische Konsiliaruntersuchung veranlaßt, um – aus rechtlichen wie aus medizinischen Gründen – eine Antwort auf die Frage nach der fortbestehenden Suizidalität zu erhalten.

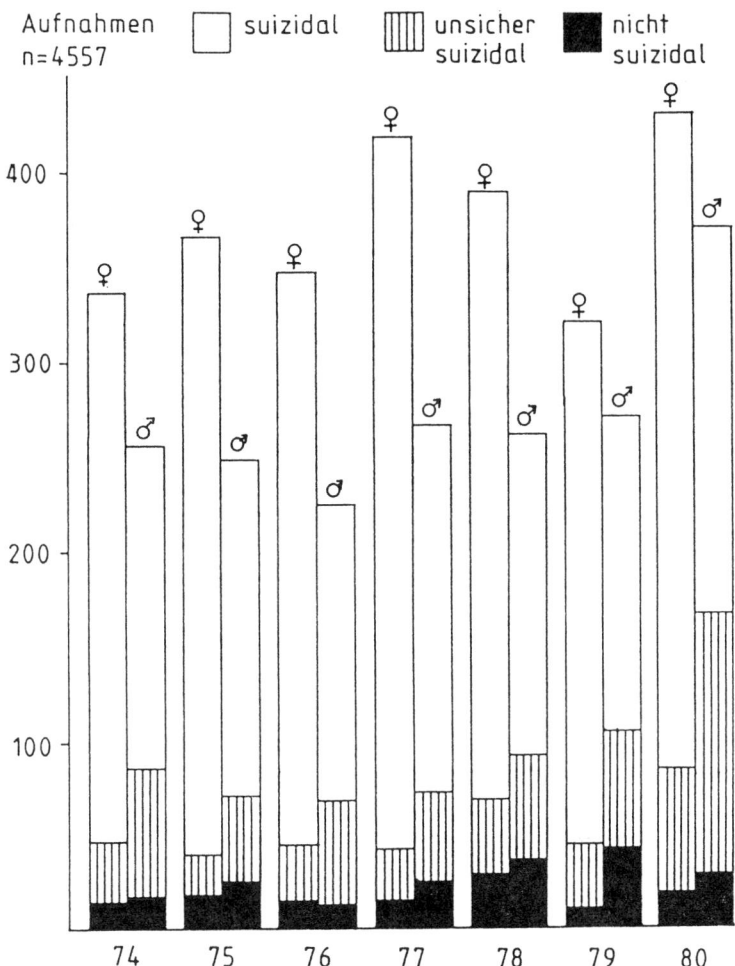

Abb. 2: Sämtliche Aufnahmen nach Intoxikationen in den Jahren 1974—80 an der Medizinischen Universitätsklinik Heidelberg, gegliedert nach Jahren, Geschlechtern und dem Grad der bestehenden Suizidalität.

Wurde die Frage bejaht, so erfolgte die Übernahme in die psychiatrische Klinik. Weit überwiegend geschah dies bei manisch-depressiven und schizophrenen Patienten, in geringerer Zahl auch bei Alkohol- oder Drogenabhängigen und psychisch Alterskranken. Die sehr viel größere Zahl der mehr oder weniger schwer neurotisch Gestörten blieb bei diesem Verfahren ebenso außer Betracht wie all diejenigen, bei denen die Suizidalität Ausdruck einer sozialen Krise war.

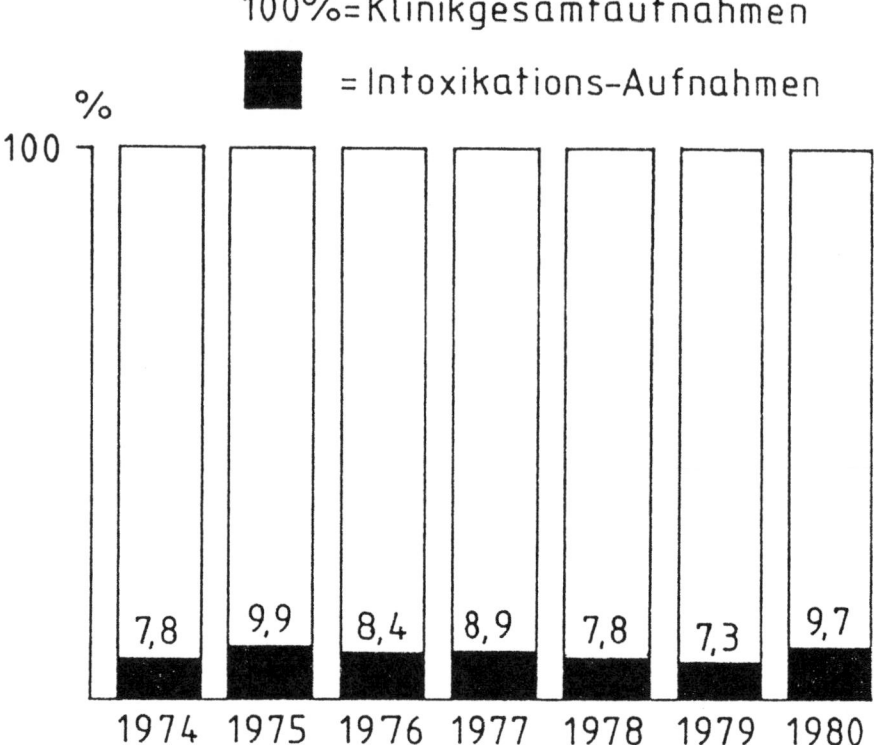

Abb. 3: Die jährlichen Gesamtaufnahmen der Medizinischen Universitätsklinik Heidelberg von 1974 bis 1980 mit den jeweiligen Anteilen der Aufnahmen nach Intoxikationen (Gesamtkollektiv) in Prozent.

Sozialarbeiter wurden damals allenfalls in Ausnahmefällen eingeschaltet

Es bedarf kaum der Erwägung, daß die Rolle des psychiatrischen Konsiliarius in dieser Situation bei den jüngeren Assistenten, denen dieses Los meist zufiel, auf wenig Gegenliebe stieß. Geringe berufliche Erfahrung und Angst einerseits, Abwehr und negative Gegenübertragung andererseits bedingten sich fast zwangsläufig.

Um das Jahr 1965 bildete sich erstmals eine Initiative aus psychosomatisch tätigen Ärzten, einer Sozialarbeiterin und einem Klinikseelsorger, die sich mit großem persönlichen Engagement etwa drei Jahre lang um eine Verbesserung dieser therapeutisch so unbefriedigenden Situation bemühten. Da jedoch ein etablierter institutioneller Rahmen fehlte, löste sich diese Gruppe wieder auf, als die Ärzte andere Aufgaben übernahmen. Es entstand wieder der status quo ante. Dennoch blieb dieser erste Ansatz nicht vergebens. Die Unzulänglichkeit war doch zu sehr bewußt geworden. Es bildete sich ein medizinisch-theologischer Arbeitskreis, der an einem „Tag der öffentlichen Information" im Januar 1974 eine Liste von Grundsatzforderungen für eine effektive Suizidentenbetreuung zusammenstellte, die sowohl innerklinisch wie in der Öffentlichkeit nicht ohne positive Wirkung blieb. Sowohl aus dem Bereich der inneren Medizin (G. SCHETTLER und P. CHRISTIAN) wie aus der Psychiatrie (W. JANZARIK) wurden nun die personellen und räumlichen Voraussetzungen für die Institutionalisierung eines in die medizinische Intensivstation integrierten psychosozialen Kriseninterventionsteams geschaffen. Im Jahre 1977 erfolgte die Einrichtung einer Sektion für Suizidforschung an der psychiatrischen Klinik, der ersten und bisher einzigen speziellen Forschungseinrichtung dieser Art in der Bundesrepublik.

Das Kriseninterventionsteam bestand am Anfang aus zwei psychiatrischen Assistenten, einer sozialpsychiatrisch ausgebildeten Sozialarbeiterin und zwei in der Suizidentenbetreuung besonders erfahrenen Klinikpfarrern. Das Team arbeitete unmittelbar auf der Intensivstation, ihm standen aber für Einzelgespräche auch eigene Räume innerhalb der Medizinischen Klinik zur Verfügung. Organisatorisch war das Kriseninterventionsteam an die psychiatrische Poliklinik angegliedert, deren Leiter (K. Böhme) zugleich Leiter der Sektion für Suizidforschung war.

Es soll an dieser Stelle nicht verschwiegen werden, daß die Integration des Kriseninterventionsteams in die internistische Intensivstation keineswegs selbstverständlich und problemlos vonstatten ging. Es bedurfte von beiden Seiten einiger Geduld und großer Kooperationsbereitschaft, um sich jeweils mit den unterschiedlichen Denk- und Handlungsansätzen in Psychiatrie und internistischer Intensivmedizin vertraut zu machen. Dabei zeigte sich jedoch im Laufe der Zeit, daß die Tätigkeit des Psychiaters auf einer internistischen Intensivstation keineswegs nur bei der Betreuung von Suizidalen hilfreich sein konnte (2). Umgekehrt entwickelten auch internistische Kollegen im Laufe der Zeit viel psychopathologisches und psychodynamisches Verständnis, so daß sich die anfänglichen Verständigungsschwierigkeiten verringerten.

Der organisatorische Ablauf in der Kooperation zwischen den Internisten, dem internistischen Pflegepersonal und den Mitarbeitern des Kriseninterventionsteams läßt sich in kurzen Zügen so beschreiben, daß täglich auf der Intensivstation nach der Visite eine Besprechung zwischen den Mitgliedern der genannten Gruppen stattfand, in der alle wesentlichen Informationen über den aktuellen Stand der Diagnostik und das weitere therapeutische Vorgehen ausgetauscht wurden.

Trotz des durchgehend hohen Aufnahmedrucks war es möglich, für die stationäre Krisenintervention bei etwa 80% der Patienten einen Zeitraum von 2–5 Tagen zur Verfügung zu halten. Während dieser Zeit konnten dem Suizidalen 3–5 Gespräche von durchschnittlich 45–60 Minuten Dauer angeboten werden. Diese Zeit reichte in der Regel aus, um die präsuizidale Konfliktkonstellation einschließlich der daran beteiligten Bezugspersonen zu erfassen, differentialdiagnostische Entscheidungen zu treffen und eine Weiterbetreuungsstrategie zu entwerfen. Zum frühestmöglichen Zeitpunkt wurden dabei von Anfang an Angehörige oder andere wesentliche Bezugspersonen sowohl informell wie kooperierend einbezogen. Insbesondere wenn es sich herausstellte, daß der soziale Bezugsrahmen stabil und eine tragfähige Zusammenarbeit mit den Angehörigen rasch zuwege zu bringen war, konnten die letzten Gespräche im Rahmen der unmittelbaren Krisenintervention bereits ambulant durchgeführt werden.

Für die Patienten, bei denen sich als Ergebnis des diagnostischen Teils der Krisenintervention die Notwendigkeit einer weiteren stationären Behandlung herausstellte, standen in der psychiatrischen Klinik ständig zwei Betten zur Verfügung, die nur vom Kriseninterventionsteam belegt werden durften. In der Regel wurden diese Betten für Psychosekranke, gelegentlich auch für Suchtkranke und psychisch Alterskranke in Anspruch genommen.

Es versteht sich von selbst, daß in den Fällen, in denen als Ergebnis der Krisenintervention eine weiterführende ambulante psychotherapeutische Behandlung indiziert war, die Möglichkeiten der Mitarbeiter des Teams, diese Therapie selbst durchzuführen, rasch an ihre Grenzen gelangten. Die Entscheidung, welcher Patient um einer kontinuierlichen und damit i. S. einer geringen Abbruchgefahr relativ sicheren Weiterbehandlung willen in die ambulante Weiterbehandlung eines Teammitgliedes übernommen werden sollte und wem das Risiko eines Therapeutenwechsels, sei es in die psychiatrische Poliklinik, sei es in die Behandlung eines niedergelassenen Psychiaters oder Psychotherapeuten, zuzumuten war, gehörte zu den schwierigsten Entscheidungen überhaupt.

In den ersten Jahren, in denen nach diesem Konzept gearbeitet wurde (3) bestand das Team aus Mitgliedern, die in ihrem jeweiligen Berufsfeld als sehr erfahren gelten konnten. Aus diesem Grunde brauchte dem Problem der Rollendiffusion nur eine geringe Beachtung geschenkt werden. Es galt daher zunächst der Grundsatz, daß derjenige, der den Erstkontakt zum Suizidalen in der Aufwachphase hergestellt hatte, für den weiteren Verlauf der stationären und ggf. der ambulanten Krisenintervention die wesentliche therapeutische Bezugsperson blieb. Mitarbeiter der jeweils anderen Berufsgruppen wurden nur herangezogen, wenn sich eine fachspezifisch zu lösende Problematik ergeben hatte.

Später (4), mit der personellen Erweiterung der Arbeitsgruppe um eine Psychologin und eine Sozialarbeiterpraktikantin, änderte sich der Schwerpunkt der Mitarbeit der beiden Klinikseelsorger in der Weise, daß sie sich überwiegend auf ethische und seelsorgerische Fragestellungen beschränkten. Nach wie vor war es aber ein besonderes Privileg und ein gruppendynamisch in der Auseinandersetzung mit vorgesetzten Dienststellen nicht zu unterschätzender Vorteil, daß die Klinikseelsorger nicht von der Klinik angestellt und somit auch nicht der Klinikhierarchie unterworfen waren. Die Entwicklung des Kriseninterventionsteams im einzelnen wurde kürzlich an anderer Stelle ausführlich beschrieben (5).

Die Einrichtung eines integrierten Kriseninterventionsteams aus Mitarbeitern unterschiedlicher Berufsgruppen war nicht zuletzt auf die Einsicht zurückzuführen, daß bei der psychosozialen Versorgung einer größeren internistischen Intensivstation jede Form konsiliarärztlichem „Einzelkämpfertum" dann zu einem unbefriedigenden Ergebnis führen mußte, wenn die Tätigkeit des dorthin delegierten Arztes sich ausschließlich auf die Krisenintervention bei Suizidalen bezog. Heute muß man dringend davor warnen, an großen Kliniken dergleichen Einzelkonsiliartätigkeit zu fördern (6), etwa weil es der organisatorisch und kostentechnisch einfachste Weg ist.

Die ausschließliche Arbeit in der Krisenintervention stellt eine hohe Belastung dar, die vom einzelnen ohne systematische Hilfen nicht lange getragen werden kann und die — verlangt man dergleichen doch — zu Resignation oder antitherapeutisch wirksamem Ressentiment führt.

Aus dem gleichen Grunde wurde bei der Organisation des Heidelberger Modells von Anfang an auch besonders großer Wert auf entsprechende Supervisions- und Kontrollmöglichkeiten gelegt, denn mit einer bloßen Verteilung der Last auf mehrere Schultern konnte es nicht getan sein.

Über die bereits erwähnten täglichen Besprechungen des Kriseninterventionsteams mit den Schwestern, Pflegern und Ärzten hinaus, die bei aller scheinbaren Selbstverständlichkeit eine große Bedeutung für die Vermeidung unnützer Friktionen hatten, wurde für die Mitarbeiter des internistischen Pflegedienstes zweimal im Monat eine Supervision angeboten, die teils Weiterbildungs-, teils Selbsterfahrungscharakter hatte. Es war auch eine Aufgabe der psychiatrisch und psychotherapeutisch ausgebildeten Mitarbeiter des Kriseninterventionsteams, den Schwestern und Pflegern der internistischen Intensivstation bei der notwendigen Neudefinition des eigenen Rollenverständnisses im Umgang mit Suizidalen zu helfen. Nur auf diese Weise konnte erreicht werden, daß der Suizidale künftig nicht mehr als ein unerwünschter Patient, als ein Störfaktor im Ablauf einer auf extreme Effizienz einer somatischen Behandlung orientierten Intensivmedizin mißverstanden und abgelehnt wurde.

Dem Kriseninterventionsteam selbst standen folgende Supervisions- und Kontrollmöglichkeiten zur Verfügung:
1. Ein Fallbesprechungsseminar mit dem Leiter der Sektion für Suizidforschung. Hier ging es schwerpunktmäßig um differentialdiagnostische Aspekte, um aktuelle Probleme der Krisenintervention, der Planung von

Weiterbetreuungsmaßnahmen und der oben schon angesprochenen Entscheidung, welche Patienten übernommen werden konnten und welche delegiert werden mußten.

2. Eine teaminterne Fallbesprechung (Peer-group) mit dem Schwerpunkt: ambulante Nachbetreuung.
3. Einzelfallkontrollen bei längerer Nachbetreuung im Rahmen eines analytisch-tiefenpsychologischen Kontrollseminars der Abteilung für allgemeine klinische Medizin. Es standen dem Team jeweils zwei Seminarplätze zur Verfügung.

Die tägliche Frühbesprechung in der psychiatrischen Poliklinik diente zum einen der Klärung organisatorischer Fragen, zum anderen aber auch der Anbahnung weiterführender psychiatrischer und psychotherapeutischer Behandlungen nach Abschluß der Krisenintervention.

Es könnte nun an dieser Stelle der Eindruck entstehen, als habe das Kriseninterventionsteam einen wesentlichen Teil seines Arbeitstages in der Beschäftigung mit sich selbst verbracht. Tatsächlich mußten 15−20% der Arbeitszeit für Besprechungen, Kontroll- und Supervisionsseminare veranschlagt werden. Die Erfahrung der jahrelangen gemeinsamen Arbeit zeigte, daß ein Zeitraum in dieser Größenordnung aber unbedingt notwendig war, um die Arbeitsfähigkeit des Teams zu erhalten und um Ansätze einer positiven Weiterentwicklung nicht unter dem Druck des Alltagsgeschäftes verkümmern zu lassen. Wer sich täglich aufs neue immer wieder ausschließlich mit der scheinbar ausweglosen Situation eines Suizidalen nach dem Erwachen aus der Intoxikation konfrontiert sieht, der läuft ohne den beschriebenen Hintergrund rasch Gefahr, zu resignieren und aufzugeben.

Über die Anbindung an die psychiatrische Poliklinik wurden schließlich auch die wissenschaftlichen Projekte und die Einführung des Themas Suizidalität in den akademischen Unterricht organisiert (7). Schwerpunkte im wissenschaftlichen Bereich waren zum einen epidemiologische Untersuchungen (6), speziell unter einer ökologischen Fragestellung (9) sowie Untersuchungen zur Frage der Effizienz der Einrichtung (10). Abb. 4 zeigt als Beispiel für die Einzelergebnisse einer ökologischen Mehrebenenanalyse, daß sich die Wohnquartiere mit besonders erhöhter Suizidalität innerhalb des Stadtgebietes von Heidelberg sehr exakt definieren lassen.

Als einzige psychiatrische Universitätsklinik in der Bundesrepublik bietet Heidelberg seit 10 Jahren im akademischen Unterricht ein Seminar zum Thema „Grundlagen und Praxis der Suizidprophylaxe" an. Im Rahmen einer hochschuldidaktischen Fragestellung wurde dieses Seminar wissenschaftlich begleitet und auf seine Struktur sowie seine Akzeptanz hin untersucht (11).

Die positiven Erfahrungen mit einem integrierten Kriseninterventionsteam der in Heidelberg entwickelten Art ermutigen zu dem Versuch, dieses

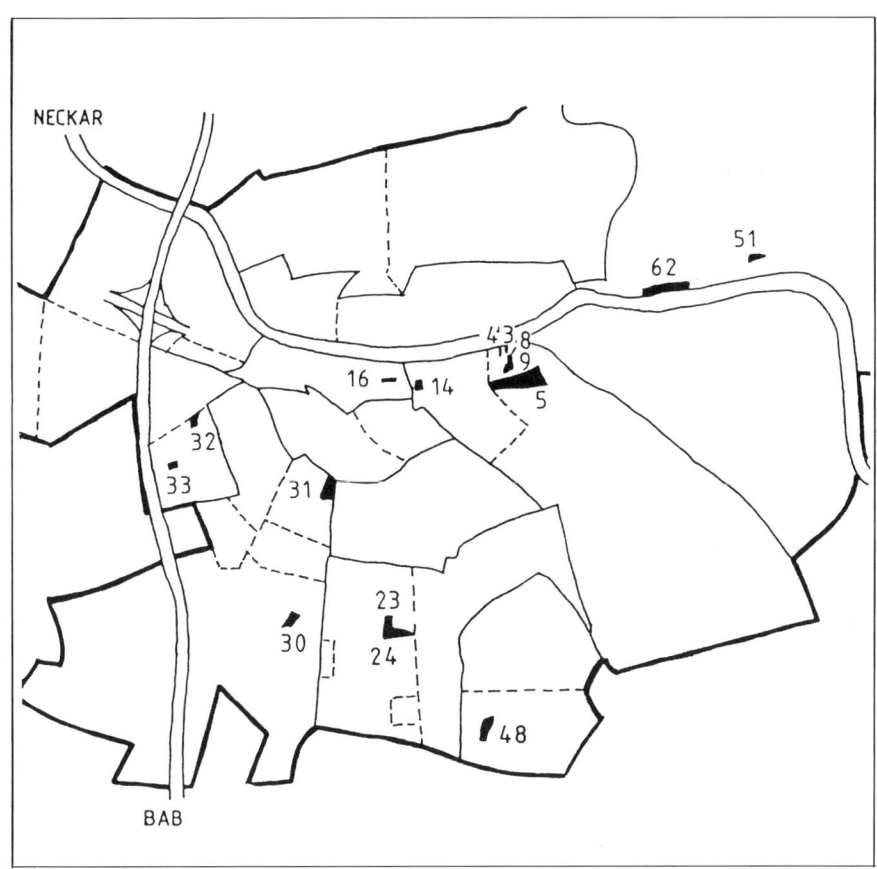

Abb. 4: Heidelberger Baublocks mit mehr als 30 Selbstvergiftungen pro 1000 Einwohner ab 15 Jahren (N = 16).

Konzept als eine der erprobten Organisationsformen tertiärer Suizidprophylaxe auch im außeruniversitären Bereich an großen Allgemeinen Krankenhäusern in Ballungsgebieten einzusetzen. Den Kern sollte dabei ein vierköpfiges Team aus einem psychiatrisch und psychotherapeutisch ausgebildeten Arzt, einem klinischen Psychologen, einem Sozialarbeiter und einer fachpsychiatrisch ausgebildeten Pflegekraft bilden. Nach Möglichkeit sollte eine enge Kooperation mit den Klinikseelsorgern gesucht werden. Als institutionelle Anbindung empfehlen sich in erster Linie Institutsambulanzen oder teilstationäre (tagesklinische) Einrichtungen, da auf diesem Wege der schwerpunktmäßig notwendigen ambulanten Nachbetreuung am besten Rechnung getragen wird.

Die personellen Kosten eines vierköpfigen Teams in der beschriebenen Zusammensetzung belaufen sich nach dem Stand 1986 jährlich auf ca. DM 350 000,—, einschließlich der Kosten für eine externe Supervision. In der Diskussion mit den Trägern und den Kassen kann es hilfreich sein, darauf hinzuweisen, daß ein integriertes Kriseninterventionsteam auch in der Lage ist, denjenigen Patienten Hilfestellung zu geben, die mit einer dekompensierten Suchtkrankheit ohne aktuelle Suizidalität zur Aufnahme kommen. Verstärkt wird dieser Hinweis aus den Ergebnissen der Heidelberger Begleitforschung, nach denen unter allen nichtpsychotischen Suizidversuchspatienten die Suchtkranken, die mit weitem Abstand größte Rezidivrate (um 60%) hatten.

Literatur

(1) BECKER, U. u. J. BREITMAIER: Suizidale und nichtsuizidale Intoxikationen in den Jahren 1974—1980 an der Med. Universitätsklink Heidelberg. Demographische Analyse und ökologische Mehrebenenanalyse. (1985) Dissertation. Fakultät für klinische Medizin II, Universität Heidelberg.
(2) BÖHME, K.: Psychiatrische Aufgaben und Erfahrungen auf einer internistischen Intensivstation. Internist (1981) 22:32—38
(3) BÖHME, K., CH. KULESSA u. A. REINER: Suizidentennachbetreuung — Psychosoziale Krisenintervention auf der Intensivstation der Medizinischen Universitätsklinik Heidelberg. Deutsches Ärzteblatt (1978) 50:3045—3047
(4) LANGENDÖRFER, R.: Suizidprophylaxe in der Klinik — Die Herausforderung der interdisziplinären Zusammenarbeit an den Klinikseelsorger. Suizidprophylaxe (1983) 10:210—215
(5) KULESSA, C. et al.: Krisenintervention nach suizidalen Intoxikationen auf der Intensivstation. In: „Suizidgefahr", Hrsg. V. Faust u. M. Wolfersdorf, (1984), Hypokrates-Verlag.
(6) BÖHME, K.: Modelle interdisziplinärer Zusammenarbeit bei der Versorgung von Suizidenten im Allgemeinen Krankenhaus: Psychiatrisches Konsil — Liaisondienst — multiprofessionelles Team, Verhandlungen der Deutschen Gesellschaft für Innere Medizin, 91. Band, J. F. Bergmann, München, 1985.
(7) KULESSA, CH., K. BÖHME, R. LANGENDÖRFER u. A. REINER.: Die Sektion für Suizidforschung an der Psychiatrischen Klinik der Universität Heidelberg. Suizidprophylaxe (1980) 7:116—125
(8) BECKER, U., et al.: Suizidale Intoxikationen im Raum Heidelberg 1974—1980 auf der Entgiftungsstation der Medizinischen Klinik der Universität. Suizidprophylaxe (1982) 9:244—269
(9) BREITMAIER, J., et al.: Ergebnisse einer ökologischen Mehrebenenanalyse der suizidalen Intoxikationen im Raume Heidelberg 1974—1980. Suizidprophylaxe (1983) 10: 217—240
(10) BÖHME, K. et al.: On the effect of crisis intervention in suicidal patients. (1986) I. European Symposion on Empirical Research of Suicidal Behavior. Kongreßband im Druck.
(11) VOGEL, W. D.: Lernziel: Suizidprophylaxe. Empfehlungen zu den Zielen und Methoden einer Ausbildung von Angehörigen der helfenden Berufe im Umgang mit Suizidalen. Dargestellt und entwickelt am Beispiel eines Wochenendseminars an der psychiatrischen Universitätsklinik Heidelberg. (1985) Dissertation. Fakultät für klinische Medizin II der Universität Heidelberg.

Diskussion II

(gekürzte Fassung)

Moderation: G. Bosch

Oschlies: Herr Dr. Spengler hat heute vormittag davon gesprochen, daß von allen eingelieferten Notfallpatienten diejenigen am stärksten belastet waren, die aus Familien kamen. Das hat wohl den Grund, daß sie sich in der Familie verhältnismäßig lange geborgen fühlen. Sie gehen — wenn überhaupt — erst in höchster Not zu einem Krisendienst. Das trifft sich mit Beobachtungen, die wir bei Gesprächen mit Angehörigen gewonnen haben.

Eine weitere Erfahrung: Wenig informierte Angehörige lösen sich von Betroffenen schneller als informierte. Der Grund dürfte sein, daß sie sofort — bei schweren Krisen — verunsichert, überfordert und mit ihren Kräften am Ende sind. Wir stellen leider immer öfter fest, daß aufgrund der ungeheuer schweren Belastungen, die immer selbstverständlicher auf die Schultern der Familien geladen werden, auch erfahrene, aber alleingelassene Angehörige resignieren. Sie greifen in den Geldbeutel und mieten den Betroffenen eine kleine Wohnung. Dort leben die psychisch Erkrankten ohne die nötigen Hilfen der Gemeinden alleine, wodurch der nächste Schub vorprogrammiert ist. Diese Entwicklung halten wir für außerordentlich schädlich. Wir fragen: Wäre den Patienten und ihren Familien nicht mehr geholfen, wenn sie fortlaufende und wirkungsvolle „Komm-Hilfen", z. B. durch Sozialpsychiatrische Dienste der Gesundheitsämter, erhielten?

Spengler: Ich sollte das vielleicht ganz kurz erläutern. Ich wollte mich ja in meinem Referat nicht damit befassen, welche Hintergründe bei der Entscheidung für oder wider eine Zwangseinweisung relevant sind. Dort hat sich nach eigenen empirischen Erhebungen vor allem herausgestellt, daß die Schwere der aktuellen Erkrankung von Belang ist, daneben die Selbst- und Fremdgefährung und die aktuelle Interaktion zwischen dem Notarzt und dem Patienten, also die Kooperationsfähigkeit und Kontaktbereitschaft des Patienten, während sich soziale Merkmale als Prädikatoren für Zwangseinweisung eigentlich nicht abgebildet haben. Das ist aber wohl nicht Thema dieser Tagung.

Meine Bemerkung war so zu verstehen, daß alleinlebende, isolierte Menschen eher freiwillig in stationäre Behandlung gingen, während die Unterbringungsentscheidungen häufiger waren bei Menschen, die in Familien und mit einem Partner lebten. Darauf bezogen Sie sich. Wir haben das so interpretiert, daß die stationäre Einweisung bei Menschen, die in einer Familie leben, viele Verschiebungen im Beziehungsgefüge zwischen den Beteiligten mit sich bringen. Zudem sind es eher ältere Menschen, die von daher nicht bereit sind, freiwillig in stationäre Behandlung zu gehen.

Ich wollte gerne die Diskussion von heute morgen kurz aufgreifen zu der Frage, ob aufsuchende Dienste nun ihre Berechtigung haben oder nicht. Meine Darlegung aus Hamburg sollte nicht so verstanden werden, daß aufsuchende Betreuung die Ideallösung bei allen psychiatrischen Notfällen wäre. Eine totale psychiatrische Notfallbereitschaft vor Ort würde Mißbrauch ermöglichen und manchmal auch ungünstige Entwicklungen verstärken. Die beschriebene Hamburger Notfallklientel ist hochgradig vorselegiert, allerdings unter einem administrativen und rechtlichen Gesichtspunkt. Das zeigt sich in einer Millionenstadt in einer anderen Breite. Es gibt dort einfach mehr Menschen, die mit so schweren Dekompensationserscheinungen so auffällig werden, daß ein aufsuchendes Angebot notwendig und vorteilhaft ist. Man denke nur daran, daß in Hamburg pro Jahr ein- bis zweitausend Menschen irgendwo auf einer Polizeiwache sitzen, akut psychisch dekompensiert, bedrohlich, gefährlich, gefährdet. Das heißt aber noch lange nicht, daß das Gros aller psychischen Krisen und Notfälle aufsuchend versorgt werden sollte.

Bosch: Ich darf vielleicht darauf aufmerksam machen, daß diese Frage der mobilen ambulanten Versorgung in einer größeren Breite als in solchen Spezialkonstruktionen wie der Ihren sicher in der morgigen Diskussion in den Vordergrund treten wird. Also sozusagen Gegenmodelle zu dem, was Herr Häfner aus Mannheim vorgetragen hat.

Zillmer: Ich arbeite als Sozialarbeiter im Sozialpsychiatrischen Dienst im Gesundheitsamt Dortmund. Unsere Problematik dort ist, daß wir uns vorrangig um Dauerkrisen kümmern müssen. Das sind depravierte Alkoholiker, das sind chronifizierte Psychosen mit festgefügtem Wahnsystem, die nur unter permanenter Betreuung und Medikamentengabe überhaupt außerhalb der Hospitäler gehalten werden können, das ist der gesamte Bereich der Gerontopsychiatrie, wo dann durch Verwahrlosung, mangelnde Versorgung, Verdreckung ganz akute Krisen auftauchen können und wo sich das bei uns halt eingeschliffen hat, daß wir psychiatrische, ärztliche und sozialarbeiterische Hausbesuche machen müssen, weil sonst die Leute einfach in ihrer Wohnung verrecken. Ich sag das mal jetzt so grob. Das ist mir bisher in den ganzen Beiträgen ein bißchen zu kurz gekommen.

Rössler: Mir ist aufgefallen, daß viele der hier vorgestellten spezialisierten ambulanten Krisendienste ihrem eigenen Selbstverständnis nach nur ein eingeengtes Spektrum von Patienten mit seelischen Krisen versorgen. Das Versorgungsinteresse richtet sich dabei ganz überwiegend auf Patienten mit neurotischen und psychoreaktiven Störungen; schwerer und chronisch psychisch Kranke nehmen dagegen in den meisten hier vorgestellten Versorgungskonzepten weder theoretisch noch praktisch einen größeren Raum ein, obwohl gerade diese Gruppe sich durch ein hohes Maß an Rückfallgefährdung und Krisen auszeichnet. Für diese Patienten ist ein 24stündiger Bereitschaftsdienst unerläßlich. Nun, mit einem hier auch diskutierten Betreuungskonzept, das erforderliche Behandlungen nur zwischen 8 und 18

Uhr gestattet, können sicher keine schwerer und chronisch psychisch Kranker betreut werden. In Mannheim fallen nämlich zwei Drittel aller behandelten seelischen Krisen und Notfälle nachts, an Wochenden und Feiertagen an. Ich würde nun gerne die Referenten fragen, die sich dadurch betroffen fühlen, ob dies ein Versorgungsmodell ist, das man sich in Großstädten erlauben kann, wo noch ein weiteres Spektrum anderer Angebote vorhanden ist. Aber wer übernimmt eigentlich bei Ihnen dann die Verantwortung für chronisch psychisch Kranke und Behinderte mit krisenhaften Entwicklungen?

Sonneck: Herr Rößler, es war im Krisenterventionszentrum in Wien niemals unser Ehrgeiz, auch bei chronischen psychischen Erkrankungen und dergleichen, also bei einer Klientel, die von der Krisentheorie her eine erhöhte Krisenanfälligkeit aufweist, zusätzlich noch ein bißchen kriseninterventionistisch mitzumischen. Uns ging es darum, jene Menschen zu betreuen, die in einer psychosozialen Krise waren und keinerlei Hilfe bekamen — es sei denn, sie hätten sich zum Beispiel als psychiatrischer Patient deklariert, der sie nicht sind, aber möglicherweise werden können, wenn sie mit ihrer Krise nicht zurechtkommen. Ein wesentlicher Aspekt unserer Tätigkeit ist natürlich die Zusammenarbeit mit anderen Diensten; aber es ist nicht unser Ehrgeiz, und wir sehen es auch nicht als unsere Kompetenz an, chronische Verläufe, die eine sehr lange, vielleicht auch lebenslängliche Betreuung brauchen, mit demselben Konzept zu betreuen. Wir meinen, daß eine Großstadt sich sehr wohl leisten kann, für diese völlig unterschiedlichen Gruppen von Menschen auch differenzierte Angebote zu erbringen. Ich übersehe nicht, daß zu dem Zeitpunkt, als wir mit Krisenintervention begonnen haben, das Elend der chronischen Patienten noch erheblich größer als heute war. Da ist glücklicherweise schon sehr viel geschehen. Wir haben uns damals überlegt, für wen noch überhaupt nichts geschieht. Die Klientel, die sie nannten, wurde und wird schon betreut, wenn auch nicht immer so, wie man es sich wünschen oder vorstellen würde, aber sie erhält wenigstens eine gewisse Hilfe. Ich möchte deshalb betonen, daß wir mit unserem Dienst ein kleiner Teil von glücklicherweise sehr vielen und auch sehr unterschiedlich arbeitenden psychosozialen Einrichtungen innerhalb dieser Stadt sind.

Böhme: Ich denke, viele von uns mußten aus der Not eine Tugend machen. Daher soll man nicht meinen, daß allein mit der zeitlichen Aufeinanderfolge, in der die einzelnen Einrichtungen entstanden sind, irgend etwas über deren Wichtigkeit in einer Art Hierarchie von Wichtigkeiten gesagt wäre. Nehmen wir als Beispiele Heidelberg und Hamburg, die ich aus den letzten Jahren ganz gut übersehe. In Heidelberg haben wir damals aus der Kliniksituation heraus gesehen, daß fünf- bis sechshundert Suizidale im Jahr in die Klinik kamen, bei denen einfach nichts zur Krisenintervention geschah. Da haben wir halt damit angefangen, unabhängig davon, daß in anderen Bereichen sicher ebenso wichtige Probleme anstanden. In Hamburg ist die Sache eher umgekehrt. Im Augenblick ist das wohl die Stadt mit der höchsten Suizidrate in Deutschland. Hier sind wir seit zwei Jahren dabei, ein tertiärprophylaktisches Modell an einem Allgemeinen Krankenhaus überhaupt erst einmal zum Laufen zu kriegen, bisher leider ohne Erfolg.

Für den Bereich der chronisch Kranken gibt es bei den Bezirksgesundheitsämtern, in Patientenclubs und in anderen Einrichtungen schon eine relative Vielfalt von Angeboten, die aus anderen Initiativen, zu anderen Zeiten entstanden sind. Wir sollten aus der Tatsache, daß in der einen Stadt das eine, in einer anderen Stadt das andere schwerpunktmäßig läuft, keine vorschnellen Hierarchien ableiten, sondern die Sachen erst einmal für sich betrachten und versuchen, das, was eventuell fehlt, zu ergänzen, ohne daß es zu Konkurrenzsituationen untereinander kommt. Das wäre ganz schlecht.

Wedler: Wir haben in Darmstadt versucht, auf die Probleme derer einzugehen, die in die Notfallambulanz der Inneren Klinik kommen. Wir haben nicht versucht, ein Versorgungsangebot für die ganze Stadt zu machen, sondern erst einmal denen gerecht zu werden, die zu uns kommen. Das sind nun einmal in einer weit überwiegenden Zahl psychoreaktive Störungen; Psychosen sind unter 5% vertreten. Wenn es dabei um chronisch psychisch Kranke geht, versuchen wir gemäß unserer Zielsetzung auch da eine Klärung der Krisensituation und eine Weichenstellung zu erreichen. Weil diese Patienten meistens schon in einer Behandlung sind, geht es in solchen Fällen sehr häufig darum, den Kontakt zum Therapeuten wiederherzutellen und z. B. am Wochenende, wenn dieser Therapeut nicht verfügbar ist, eine Krise abzufangen und den Patienten eine Zeitlang bei uns in der Ambulanz zu halten, um ihn dann weiterzuleiten. Diese Aufgabe übernehmen wir durchaus auch. Aber natürlich wenden sich in einer Stadt, in der es eine Psychiatrische Klinik gibt, viele solcher chronischen Patienten in einer Krise direkt an die Psychiatrische Klinik.

Uchtenhagen: Ich finde die Frage von Herrn Rößler ganz außerordentlich wichtig. Der von mir geschilderte mobile Dienst kann sich allerdings in der Beziehung sehen lassen, weil er den höchsten Anteil von psychotischen Patienten sieht, die Notfallsituationen und die chronisch psychotischen Patienten in hohem Maße berücksichtigt. Ich finde das deshalb so wichtig, weil es für mich ein ganz entscheidendes Gegenstück ist zur offenen und aktiv rehabilitativen Psychiatrie, die wir eigentlich betreiben wollen. Wir können nicht Patienten, so weit es geht, wieder zu integrieren versuchen, ohne dann da zu sein, wenn mit diesen Patienten tatsächlich wieder Notfallsituationen entstehen; wir müssen dem Umfeld und insbesondere den Angehörigen in solchen Notfallsituationen beistehen. Ich glaube, das ist ein ganz wichtiger Punkt. Und wenn der mobile Dienst überhaupt eine Berechtigung hat, dann sehe ich ihn dort, daß er in allen Fällen einspringen kann, wo ein Patient in einer Krise nicht von sich aus Hilfe sucht, sondern unter Umständen eben auch gegen seine Widerstände und trotz seiner Ängste zur Entlastung des Umfeldes aufgesucht werden muß. Ich halte das nicht in erster Linie für einen drohenden Mißbrauch von seiten der Angehörigen, sondern für einen ganz entscheidenden Sektor innerhalb der gesamten Versorgung.

Frau Mützel: Als Kriseninterventionsstation am Bezirkskrankenhaus Haar erleben wir uns bezüglich der personellen Ausstattung durchaus als sehr privilegiert gegenüber den anderen psychiatrischen Stationen. Das ist zum Teil dadurch zu rechtfertigen, daß von den Patienten auch viel verlangt wird, also viel Veränderung in kurzer Zeit, und ihnen dieser Luxus an Betreuung wirklich nur für kurze Zeit zur Verfügung steht. Dennoch können wir auch für die chronischen Patienten manchmal in der Form etwas tun, daß wir sie zum Beispiel, wenn sie sehr frühzeitig im Rahmen ihrer Dekompensation kommen, auch tatsächlich auf die Krisenstation aufnehmen; und dabei machen wir manchmal ganz positive Erfahrungen.

Zum zweiten verbessern wir vielleicht den Ruf des Bezirkskrankenhauses einfach ein bißchen und helfen, Vorurteile gegenüber psychiatrischen Abteilungen abzubauen, weil doch viele Patienten die Erfahrung bei uns überraschend positiv erleben. Und vielleicht profitieren ja davon auch die chronischen Patienten ein wenig.

Trostdorf: Meine Frage betrifft die Kosten. Für Zürich wurde sie klar beantwortet, es kostet 200 Franken. Für Wien ist es mir nicht so klar geworden, ist es da umsonst? Ein Telefongespräch von 1 Std. Dauer okkupiert einen Arzt oder anderen qualifizierten Mitarbeiter mit der Folge von Kosten. Wer bezahlt das?

Wir in Hannover kommen gerade in der letzten Zeit in diesbezügliche Schwierigkeiten. Wirtschaftlichkeits-Prüfunternehmen sehen uns auf die Finger, und wir müssen unsere Tätigkeiten belegen und abrechnen.

Sonneck: Bei uns ist es nicht ganz umsonst — und ich hoffe auch nicht vergebens —, aber wir haben einen Vertrag mit den Krankenversicherungsträgern. Und da bekommen wir pro Patient pro Quartal einen allerdings sehr geringen Pauschalbetrag, umgerechnet nicht ganz 50 DM im Quartal. Das deckt ungefähr ein Sechstel dessen, was wir brauchen. Den Rest müssen wir uns über irgendwelche Zuwendungen, Subventionen und dgl. zusammenkratzen. Das ist einer der Gründe, weshalb ich auch jedem abrate, ein ähnlich finanziertes Modell anzugehen, weil ich jetzt seit zehn Jahren erlebe, was das bedeutet.

Crefeld: Zu den stationären Modellen habe ich ein paar Vorbehalte, die mir bisher nicht in jedem Fall widerlegt worden sind. Einerseits meine Frage, ob in all diesen Fällen tatsächlich ein Bett als Bett notwendig ist? Teilweise wurden hierfür plausible internistische Gründe genannt; ein anderer akzeptabler Grund wäre die Notwendigkeit der Herausnahme aus der Situation. In vielen Fällen hatte ich aber aus meiner ambulanten Erfahrung heraus Zweifel, ob hier tatsächlich das Bett im Krankenhaus ein *notwendiger* Bestandteil der gebotenen Krisenhilfe war, oder ob nicht der betreffende Hilfsbedürftige einfach eine relativ intensive Betreuung benötigt, die offenbar nicht anders finanzierbar ist als über den Schlüssel Krankenhausbett. Gerade auch Krisensituationen in Zusammenhang mit paranoiden Psychosen und Suchtkrankheiten erfordern zwar zeitaufwendige und intensive therapeutische Zuwendungen, oft aber kein Krankenhausbett.

Zweitens bin ich immer skeptisch gegenüber solchen organisatorischen bzw. institutionellen Lösungen, die aufgrund hoher Zugangszahlen sehr vielfältige und entsprechend kurzzeitige Kontakte zwischen Therapeuten und Patienten mit sich bringen. Wir kennen das Prinzip z. B. in Gestalt der rasch weiterleitenden Aufnahmestation. Für den Therapeuten führt das zu der Arbeitsbedingung, daß er sehr viele Menschen – u. U. täglich neue – kennenlernen muß. Damit wird er sehr rasch psychohygienisch-emotional überlastet; er wird gezwungen, die emotionale Ebene in der Beziehung zum Patienten stark zurückzunehmen und sich auf eine unverbindlich-unpersönliche Freundlichkeit zu beschränken. Die Diagnose der Gesamtsituation wird dann oberflächlich; die gerade in Krisen geforderte Problemlösefähigkeit, die Vertrautheit mit dem individuellen Problem, Kreativität und Konzentration voraussetzt, verkümmert; man flüchtet in einen überindividuellen Schematismus vorwiegend psychopathologisch geleiteter Verfahrensweisen – als seien für die Lösung einer Krise nicht andere diagnostische Dimensionen ebenso wichtig. Es handelt sich hier um verständliche psychohygienische Schutzmechanismen. Ohne sie kommt es bald zu versteckten Aggressivitäten und patientenschädlichen Gegenübertragungsreaktionen. Mancher löst für sich das Problem mit einer Flucht aus der Allgemeinpsychiatrie in geruhsamere medizinische Gefilde. Kriseninterventionsstationen könnten sich für solche Mechanismen besonders anfällig erweisen.

Weber: Ich möchte anknüpfen an das, was Herr Crefeld gesagt hat, und anregen, daß man etwas genauer unterscheidet zwischen Krisenintervention und Krisenbetreuung. Viele Krisen, auch psychotische Krisen, müßte man ambulant mit einem höheren Aufwand betreuen, als dies bei bloßer Krisenintervention möglich ist. Die Alternative zu einer kurzzeitigen stationären Behandlung kann nicht Krisenintervention heißen, wenn man darunter kurze Kontakte von ein bis zwei Stunden pro Tag oder wo möglich nur einen einzigen Kontakt versteht.

Schuler: Die meisten Modelle die hier vorgestellt wurden, sind doch in der Psychiatrie angesiedelt. Nur das eine Modell in Wien ist nicht institutionell mit der Psychiatrie verknüpft. Gibt es nicht noch andere Städte, in denen in ähnlicher Weise eine solche Möglichkeit außerhalb der Psychiatrie gegeben ist? Das wäre für mich interessant, weil wir in Erlangen ebenfalls diesen Weg außerhalb der Psychiatrie gehen wollen, allerdings in Kontakt mit der Psychiatrie.

Meine zweite Frage schließt daran an: Ist nicht der Grund, daß dergleichen kaum außerhalb der Psychiatrie möglich ist, eben der, daß dort auch die Gelder nicht entsprechend fließen? Innerhalb der Psychiatrie ist es möglicherweise noch leichter, vom Staat oder von den entsprechenden Stellen Gelder flüssig zu machen.

Feuerlein: Zunächst einmal zu Herrn Crefelds beiden Fragen. Ist erstens immer ein Bett notwendig? Sicher gibt es Fälle der akuten Krisenintervention, wo man auch mit einer Tagesklinik hinkommen könnte, die aber dann im Grunde das gleiche therapeutische Angebot bieten müßte. Aber wo gibt es eine solche Tagesklinik? Die Tageskliniken, die ich kenne, sind eher abgestellt auf die Rehabilitation von Patienten, die schon längere Zeit stationär in Behandlung waren, oder von geriatrischen Patienten, die aber in unserem Zusammenhang fast keine Rolle spielen. Aber Patienten, die nun akut hilfsbedürftig werden, wo werden die so intensiv in einer Tagesklinik behandelt?

Und dazu kommt noch etwas anderes. Es sind ja nicht nur die definierten Therapeuten, die hier therapeutisch wirksam sind, sondern es ist auch der Mitpatient, der eine sehr wesentliche kotherapeutische Rolle spielt. Und der ist oft gerade in den Abend- und Nachtstunden, wenn der Patient nicht schlafen kann, wenn er herumgeht, von Bedeutung, wo dann übrigens auch die Nachtschwester eine sehr wichtige Rolle spielen kann. Ich glaube, daß es in sehr vielen Fällen doch hilfreich ist, den Patienten stationär aufzunehmen, in den Fällen wo überhaupt eine solche intensive Intervention notwendig ist. Ich würde Herrn Crefeld durchaus zustimmen, daß die emotionale Beanspruchung der Therapeuten immens ist, und insofern eine intensive Supervision, auch im Sinne von Balint-Gruppen, für die Therapeuten einer solchen Einrichtung unbedingt notwendig ist, schon zu ihrer eigenen Entlastung und um sie vor Fehlverhalten und vor Fehlentwicklungen zu bewahren.

Vielleicht aber noch ein Wort zum Modell der Krisenintervention „außerhalb der Psychiatrie". Ich würde dann zunächst mal fragen: was tun diese Modelle anders als das, was wir hier gehört haben? Ob man das nun psychiatrische oder psychotherapeutische oder medizinisch-psychologische Modelle nennt — es ist ja schließlich etwas ganz ähnliches, was hier geschieht. Die Frage ist nur, wer die Federführung hat und welches Etikett die ganze Geschichte bekommt. Daß man hier gelegentlich auch einen neuropsychiatrischen Hintergrund braucht, das erfährt jeder, der einmal längere Zeit auf einer solchen Station gearbeitet hat. Es gibt eben auch hier Grenzgebiete, auch hin zur somatischen Medizin, und die muß ein Therapeut irgendwie mit berücksichtigen können, wenn er nicht irgendwann im Laufe einer längeren Zeit ganz schwerwiegende diagnostische Fehler machen will.

Böhme: Im Augenblick hat in der Bundesrepublik die Struktur der Finanzierungswege sicher einen wesentlichen Einfluß auf die Struktur der therapeutischen Angebote. Ob man etwa über regionale Budgets Veränderung erreichen kann, wird sich erst erweisen müssen. Darüber wird ja sehr viel diskutiert und wohl auch das eine oder andere erprobt. Aus der Sicht der stationären Psychiatrie ist es m. E. in der Tat wichtig, was Herr Crefeld auch gesagt hat, zu versuchen: von dem bettenbezogenen Denken wegzukommen, dabei aber unter Umständen die Vorteile der Finanzierungswege noch so lange auszunützen, solange wir keine besseren haben. Das Ziel sollte sein, daß man eben aus dem stationären Bereich über den teilstationären in die ambulanten Bereiche hineingeht. Wir versuchen im Augenblick in der Ambulanz, die Herr Spengler leitet, ganz systematisch, die Grenzen zwischen teilstationärem und ambulantem Bereich möglichst minimal zu halten, um so immer wieder Hin- und Rückläufe möglich zu machen. Da kann man, Herr Feuerlein, mit einer Tagesklinik sehr gut Krisenintervention machen. Man braucht unter Umständen eine Voraussetzung, nämlich die, daß die Tagesklinik nicht zu nah bei der Klinik gelegen ist. Sondern die muß weit weg sein, die muß ganz autonom sein, dann geht das nämlich plötzlich. Im Raum Süderelbe, in Harburg, haben wir eine Tagesklinik mit 30 Plätzen, die macht wirklich Krisenintervention, rein teilstationär, so daß ich manchmal sage: „Kinder, seid vorsichtig, so was hab' ich früher immer stationär behandelt." Es geht aber auch teilstationär.

Wedler: Tatsächlich ist es so, daß eine ambulante Krisenbehandlungstätigkeit an einer Medizinischen Klinik bisher überhaupt nicht finanziert ist. Es gibt keine Finanzierungsregelung. Nur denke ich, wir sollten uns mit dieser Tatsache nicht abfinden, sondern nach möglichen Wegen suchen. Die Krisenintervention wird bei uns in der Medizinischen Klinik gemacht, ohne Psychiatrie. Und wenn Sie einmal herumfragen, werden sie erstaunt sein, wie viele Einrichtungen ähnlicher Art es bereits gibt. Ich war kürzlich in Hannover bei einer Sozialarbeitertagung, und da habe ich allein 10 neue Krankenhäuser kennengelernt, in denen Krisenintervention in mehr oder minder ausgeprägter Form organisiert ist. Das ist etwas, was nicht nur in Darmstadt in der Internistischen Klinik gemacht wird, sondern mehr und mehr jetzt auch in vielen anderen Kliniken. Und es ist sicher wichtig, einen Weg zu finden, daß das auch vernünftig finanziert wird. In Hessen deuten sich da zur Zeit neue Möglichkeiten an.

Noch ein Gesichtspunkt zur Frage der stationären Aufnahme. In Internistischen Kliniken ist man, anders als in Psychiatrischen Kliniken, gewohnt, immer nur einen sehr kurzen Kontakt zum Patienten zu haben und damit auch emotional umzugehen. In Hinblick darauf ist es für uns sehr viel leichter, einen Patienten aufzunehmen, der uns gefährdet erscheint, zumal wir auf diese Weise eine bessere Kommunikation mit ihm herstellen können. Er müßte ja sonst erst wieder zu einem neuen Termin kommen, und da ist dann nach unserer Erfahrung die Verlustrate relativ groß. Gerade wenn Patienten gefährdet erscheinen, glaube ich, ist die kurzfristige stationäre Aufnahme in der medizinischen Klinik doch zu rechtfertigen.

Allgemeinpsychiatrische Notfall- und Krisenversorgung

Notfallpsychiatrie und Krisenintervention an der Psychiatrischen Abteilung eines Allgemeinkrankenhauses

M. Bauer u. W. Schölzel

Die Rolle und Bedeutung Psychiatrischer Abteilungen an Allgemeinkrankenhäusern für die Bewältigung von Krisen und psychiatrischen Notfällen war bisher nur selten Gegenstand wissenschaftlichen Interesses.

Im folgenden Beitrag soll auf der Grundlage statistischer Erhebungen der letzten drei Jahre in der Psychiatrischen Abteilung des Stadtkrankenhauses Offenbach sowie anhand einer 4-Wochen-Stichprobe hierzu empirisches Material geliefert werden. Darauf aufbauend soll der Versuch unternommen werden, einige Rahmenbedingungen, die eine schnelle und flexible Krisenbewältigung ermöglichen, darzustellen.

Das traditionelle und noch vielerorts bestehende System psychiatrischer Versorgung leidet vor allem unter dem strukturellen Problem, daß die Psychiatrischen Krankenhäuser in der Regel vom Ort des Geschehens weit entfernt sind. Psychiatrische Notfallhilfe wird dabei in erster Linie vom allgemeinärztlichen Notdienst häufig unter Einschaltung der Polizei, zuweilen auch nur durch sie geleistet. Entsprechend hoch ist die Zugangsschwelle zu psychiatrischer Fachkompetenz.

Eine Psychiatrische Abteilung, die sich einer gemeindenahen Arbeit verpflichtet fühlt, muß deshalb darauf bedacht sein, diese Zugangsschwelle zu erniedrigen und ihre Inanspruchnahme flexibel zu gestalten.

Dabei wird sie unweigerlich mit der Reichsversicherungsordnung in Konflikt geraten, die vorsieht, daß die ambulante Versorgung inklusive der Beherrschung von Notfällen zunächst durch niedergelassene Haus- und Fachärzte gewährleistet wird. Erst wenn das jeweilige Krankheitsbild einer ambulanten Behandlung nicht mehr zugänglich ist, wird der Hausarzt oder entsprechende Facharzt eine ordnungsgemäße Krankenhauseinweisung veranlassen. So, etwas verknappt, verläuft also der geordnete Weg eines Patienten in die Klinik.

Daß die Versorgungsregularien immer häufiger an der Wirklichkeit vorbeigehen, läßt sich in allen Fachdisziplinen erkennen, die in ihren Krankenhäusern Notfallambulanzen unterhalten und dort einen stetigen Zuwachs der Inanspruchnahme verzeichnen können.

Zunächst sei die Psychiatrische Abteilung des Stadtkrankenhauses Offenbach, eines Krankenhauses der sogenannten Maximalversorgung, mit einigen Sätzen skizziert. Sie besteht seit fünf Jahren, verfügt heute nominell über 80 Betten sowie eine Tagesklinik mit 18 Plätzen. Darüber hinaus gibt es einen ebenfalls in den letzten Jahren gut ausgebauten komplementären

Bereich mit je etwa 50 betreuten Wohn- und beschützten Arbeitsplätzen, einen personell vernünftig ausgestatteten Sozialpsychiatrischen Dienst am städtischen Gesundheitsamt, diversen Beratungsstellen freier und auch kommunaler Träger, sechs niedergelassene Nervenärzte sowie eine aktive Laien- und Angehörigenvereinigung. Dazu verschiedene Selbsthilfegruppen, die besonders den Suchthilfebereich betreffen. Insgesamt für die Stadt Offenbach mit ihren knapp 115 000 Einwohnern eine gute psychiatrische Infrastruktur, die im großen und ganzen ausreicht, die Regelversorgung zu gewährleisten, ohne daß das Psychiatrische Krankenhaus Riedstadt hierfür noch in Anspruch genommen werden müßte.

Derzeit verfügt die Klinik über sechs gemischt-geschlechtlich geführte Stationen mit je 12 Betten. Jedes Stationsteam arbeitet relativ autonom nach dem Prinzip der therapeutischen Gemeinschaft. Fünf der sechs Stationen sind insofern undifferenziert, als sie alle Patienten im Alter von 18 Jahren bis Lebensende aufnehmen und bei Bedarf geschlossen werden können. Die sechste Station verfügt neben sechs Normal- über fünf Intensiv- bzw. Krisenbetten, in denen Patienten sowohl in ihren Körperfunktionen kontinuierlich überwacht als auch in einem personellen 1:1 Verhältnis in Akutsituationen betreut werden können. Darüber hinaus sind zwei dieser Krisenbetten stets für akut Erkrankte freizuhalten, so daß immer die Möglichkeit besteht, zwangseingewiesene Patienten aufzunehmen. Anspruch dieser Station ist nicht, eine Miniaturintensivstation zu sein, jedoch bietet insbesondere die Erweiterung des medizinischen Spektrums die Möglichkeit, Patienten in Krisensituationen gezielter und intensiver betreuen zu können. Zu nennen sind dabei größere Arbeitssicherheit bei hochdosierter medikamentöser Behandlung, schnelleres Erkennen und Abfangen somatischer Komplikationen sowie die Möglichkeit auf risikohafte Verlegungen auf somatische Abteilungen verzichten zu können. Darüber hinaus sind Notfälle in der Psychiatrischen Klinik durch hausinterne Verlegungen besser beherrschbar.

Diese erst seit einigen Monaten vorgenommene Differenzierung hat die Klinik in die Lage versetzt, ihrem Vollversorgungsauftrag im Rahmen der Sektorisierung nachkommen zu können. Insbesondere konnten alle zwangseingewiesenen Patienten aus der Stadt Offenbach bei uns behandelt werden. Darüber hinaus konnte die Weiterverlegung in andere Psychiatrische Krankenhäuser ausnahmslos vermieden werden. Einige Zahlen:

Im Jahre 1985 wurden 681 Patienten aufgenommen. Dabei betrug die Rate der Zwangseinweisungen ca. 6%, die mittlere Verweildauer lag bei 30 Tagen.

Außerhalb der stationären Betreuung hat die Klinik konsiliarische Verpflichtungen gegenüber der Gesamtklinik. Der psychiatrische Konsiliardienst, der in der Regel von den Oberärzten der Klinik umschichtig wahrgenommen wird, soll hier nur kurz skizziert werden. Pro Jahr werden etwa 400 Patienten konsiliarisch gesehen und gegebenenfalls mitbehandelt, wobei die meisten dieser Patienten in der internistischen Klinik, seltener in der Chirurgie oder

Neurochirurgie zu finden sind. Diagnostisch stehen dabei im Vordergrund drei Patientengruppen:
- Alkohol- bzw. Medikamentenabhängige
- Patienten, die einen Suizidversuch unternahmen, und
- Patienten mit exogenen Psychosen, vor allem alte Menschen mit einer internistischen Grund- und einer psychiatrischen Begleiterkrankung.

In fast 90% der Fälle genügt eine einmalige konsiliarische Beratung, bei nur 5% aller Konsiliaruntersuchungen sind drei oder mehr Kontakte erforderlich. Psychiatrisch dichter zu betreuende Patienten werden relativ schnell in die eigene Klinik übernommen.

Während die Stationen der Psychiatrischen Klinik als Ort der Regelversorgung gesehen werden können, ist die Poliklinik des Gesamtkrankenhauses der traditionelle Ort, an dem Krisenintervention ansetzen kann. Daneben hat sich aber, wie wir noch zeigen werden, ein informeller „unbürokratischer" Zugangsweg zur Psychiatrischen Klinik selbst entwickelt, der dieser wiederum einen ambulatorienhaften Charakter gibt. Während wir in der Poliklinik überwiegend Patienten sehen, die erstmalig oder nach längerer Zeit wieder Kontakt mit der Psychiatrie bekommen, werden die informellen Zugangswege von einer zahlenmäßig gleichbleibenden Klientel von „chronisch akuten" Patienten wahrgenommen.

Beschäftigen wir uns aber zunächst mit dem konventionellen Teil der Versorgung, mit der Poliklinik, die, weil Allgemeinkrankenhäuser derartige Institutionen bekanntlich nicht betreiben dürfen, offiziell „Aufnahmeabteilung" heißt. Sie wird im Bereitschaftsdienst von Ärzten aller Kliniken, jedoch erstrangig von Internisten und Chirurgen betreut. Sie ist Tag und Nacht geöffnet, je nach Krankheitsbild ist es möglich, umgehend internistische, chirurgische oder noch spezialisiertere Zusatzuntersuchungen durchführen zu lassen. Außerdem steht die gesamte diagnostisch-apparative Infrastruktur des Krankenhauses zur Verfügung. Soweit der medizinische Aspekt. Schon in der Aufnahmesituation werden Kollegen anderer Fachdisziplinen konsiliarisch durch den diensthabenden Psychiater mitberaten, wobei sich naturgemäß eine Häufung in der Zusammenarbeit mit Internisten ergibt, wenn es um die Erstbehandlung intoxikierter, deliranter oder auch geriatrischer Patienten geht. Gleichzeitig ist es aber auch möglich, schnelle Zusatzdiagnostik somatischer Art bei psychiatrischen Patienten zu erhalten. Dadurch lassen sich krisenhafte bedrohliche Entwicklungen nach der Aufnahme, z. B. Erregungs- und Verwirrtheitszustände akut Erkrankter, durch interdisziplinäres Zusammenspiel wesentlich besser abfangen.

In den letzten fünf Jahren konnten wir sehen, daß die Poliklinik auch von psychiatrischen Patienten in zunehmenderem Maße aufgesucht wurde. Aus der Erhebung des Jahres 1985 ergab sich folgendes Bild: insgesamt stellten sich 688 Patienten in der Poliklinik vor, wobei dies für den überwiegenden Teil der erste Kontakt mit der Psychiatrischen Klinik war. Dabei ergab sich

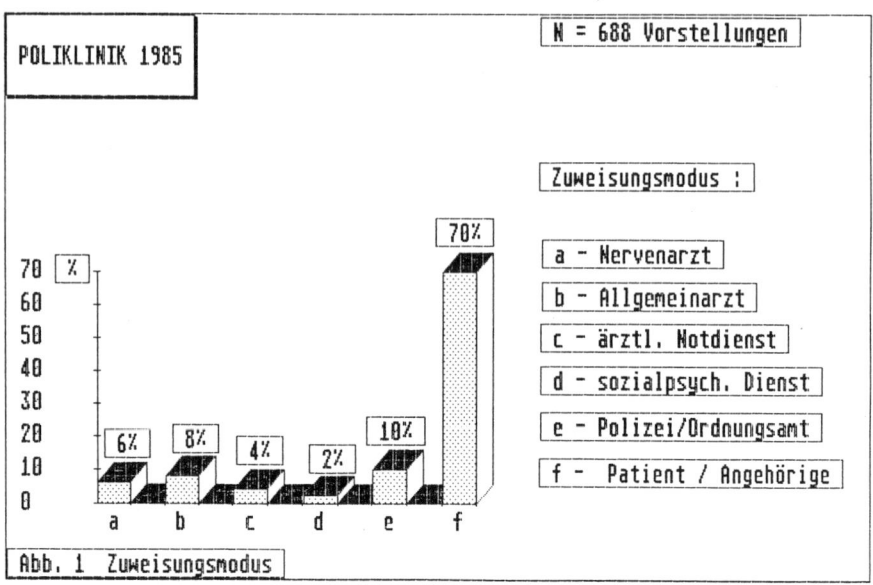

Abb. 1: Zuweisungsmodus poliklinischer Patienten

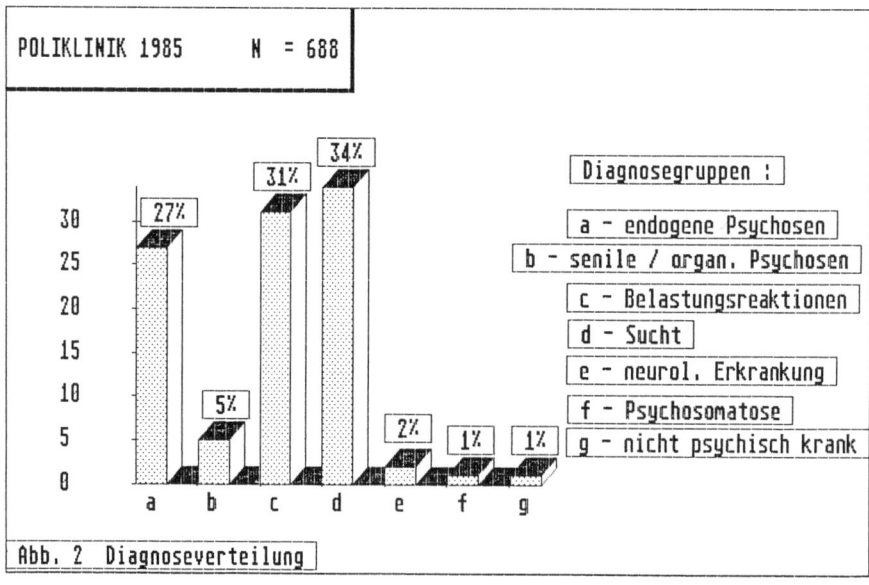

Abb. 2: Diagnoseverteilung poliklinischer Patienten

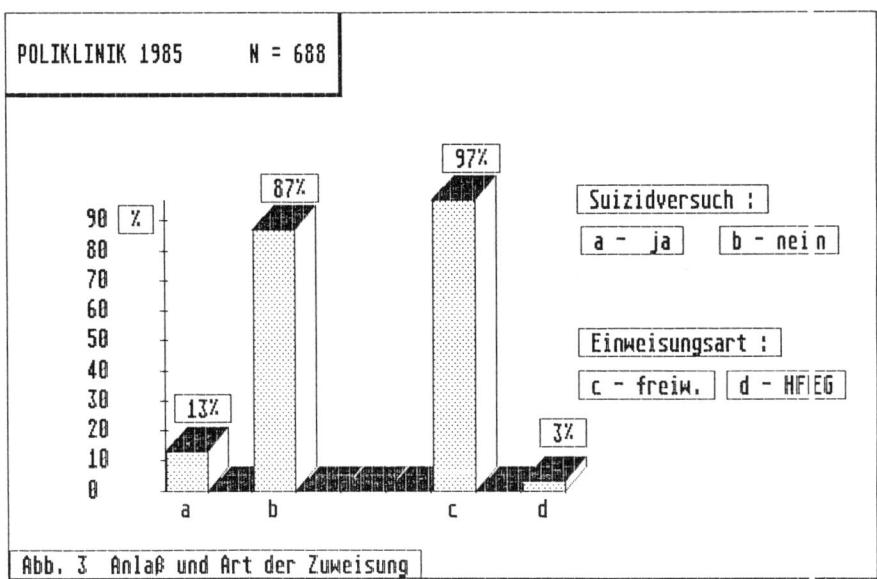

Abb. 3: Anlaß und Art der Zuweisung

die überraschende Tatsache, daß 70% der Patienten entweder aus eigenem Entschluß oder in Begleitung oder auf Veranlassung von Angehörigen psychiatrische Hilfe suchten. 6% wurden vom Nervenarzt überwiesen, 8% hatten eine Einweisung durch den Hausarzt oder Allgemeinarzt, der ärztliche Notdienst war mit 4% an den Einweisungen beteiligt, der Sozialpsychiatrische Dienst schickte lediglich 2%. 10% der Patienten wurden auf Veranlassung und in Begleitung der Polizei vorgestellt.

Eine grobe diagnostische Zuordnung ergab folgendes Bild:

ohne auffällige Änderungen über die letzten Jahre hinweg sind 27% an einer akuten, meist schizophrenen Psychose erkrankt oder wieder erkrankt, der Anteil der Patienten, die sich in einer akuten Konfliktsituation befinden beträgt 31%, Patienten mit aktueller Suchtproblematik sind mit 34% vertreten.

Der weitaus größte Teil der Patienten kommt freiwillig in die Klinik. Lediglich bei 3% wurden HFEG-Maßnahmen erforderlich, trotz einer Zuweisungsrate von 10% durch Polizei oder auch Ordnungsamt.

Wie aus der gleichen Abbildung zu ersehen ist, haben 13% der Patienten einen Suizidversuch unternommen, der weitaus größere Teil der Suizidpatienten wurde erstrangig von Internisten oder Chirurgen behandelt und erscheint deswegen nicht in dieser Erhebung.

Aus den bisher genannten Zahlen läßt sich die eingangs aufgestellte Behauptung, daß die rechtlich vorgegebene Struktur der ambulanten psychiatrischen Versorgung von den Bedürfnissen der Patienten selbst unterlaufen wird, bestätigen. Dies wird ergänzt durch die in der Poliklinik zur Anwendung gebrachten Problemlösungsstrategien, die den selben Sachverhalt unter einem anderen Aspekt beleuchten: nur 50% aller vorstellig gewordenen Patienten werden stationär aufgenommen, 26% davon in der eigenen Abteilung, 18% weil nicht im Einzugsbereich wohnend in anderen psychiatrischen Kliniken, 6% auf anderen nichtpsychiatrischen Stationen des eigenen Hauses. Die übrigen 50% können nach einer ambulanten Beratung, gegebenenfalls auch medikamentöser Erstbehandlung wieder nach Hause geschickt werden, wobei 18% eine fachspezifische Weiterbetreuung empfohlen wird. Immerhin 15% sind mit einem Beratungsgespräch zufriedengestellt, wobei zu fragen ist, ob das Krankenhaus der geeignete Ort hierfür ist.

Wenden wir uns nun den schon genannten informellen „unbürokratischen" Zugangswegen zu. Da wir aus unserer Alltagsarbeit wußten, daß in der Klinik selbst, auf den Stationen, durch Ärzte, Sozialarbeiter, Psychologen und Krankenpflegepersonal eine nicht ganz kleine Gruppe von ambulanten Patienten in Krisensituationen schnell und unbürokratisch beraten und gegebenenfalls behandelt wurden, haben wir versucht, diese zu erfassen. Gemeint sind dabei all jene Aktivitäten, die unter einem etwas weiter gefaßten Krisen- und Notfallbegriff insofern fallen, als Patienten zu jeder Tages- und Nachtzeit an sieben Tagen der Woche unter Umgehung der Poliklinik unangemeldet bei einer Krankenschwester auf einer Station oder im Zimmer eines der Ärzte, Sozialarbeiter oder Psychologen auftauchten und Rat und Hilfe suchten. Vom 10. 3. 1986 bis 7. 4. 1986 haben wir darüber Buch geführt und dabei auch die als Krisenintervention zu betrachtenden Telefonate registriert.

In diesem Zeitraum nahmen 174 Personen insgesamt 323mal auf die beschriebene informelle Art und Weise notfallmäßig stationär tätige Mitarbeiter der Klinik in Anspruch, Männer und Frauen gleichermaßen. In 58% aller Fälle geschah dies in der Klinik selbst, 40% der Kontakte gingen über das Telefon. In immerhin 7 Fällen erfolgte ein sofortiger Hausbesuch.

Grob kategorisiert stellen sich die Probleme, die die Patienten zur Kontaktaufnahme veranlaßten, wie folgt dar:

39% litten an einer akuten psychischen Erkrankung, die eine Intervention dringlich machte. Wir erlebten Patienten, die akut psychotisch dekompensiert waren, Anrufe von Angehörigen, die gerade den Ausbruch einer solchen Krankheit erlebten oder auch schwerwiegendere medikamentöse Komplikationen bei schon anbehandelten Patienten. Suicidalität in allen Formen ihrer Bedrohlichkeit fand sich bei 14%. 22% der Patienten befanden sich in Krisensituationen, in denen Angst, Einsamkeit und schwere depressive Verstimmungen ihren Handlungsspielraum äußerst einengten. Bei 8% war ein Beziehungskonflikt akut eskaliert, weitere 4% waren in eine akute

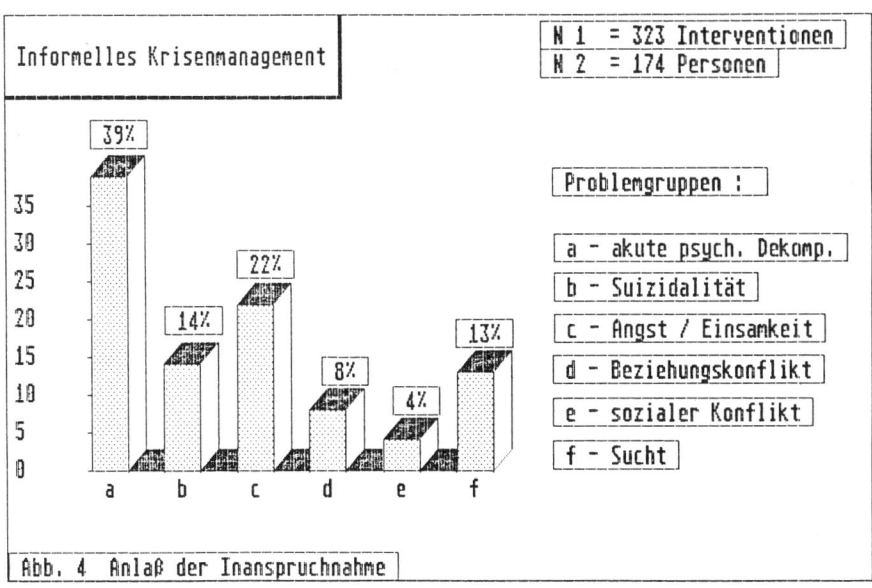

Abb. 4: Informelles Krisenmanagement — Anlässe 4-Wochen-Erhebung

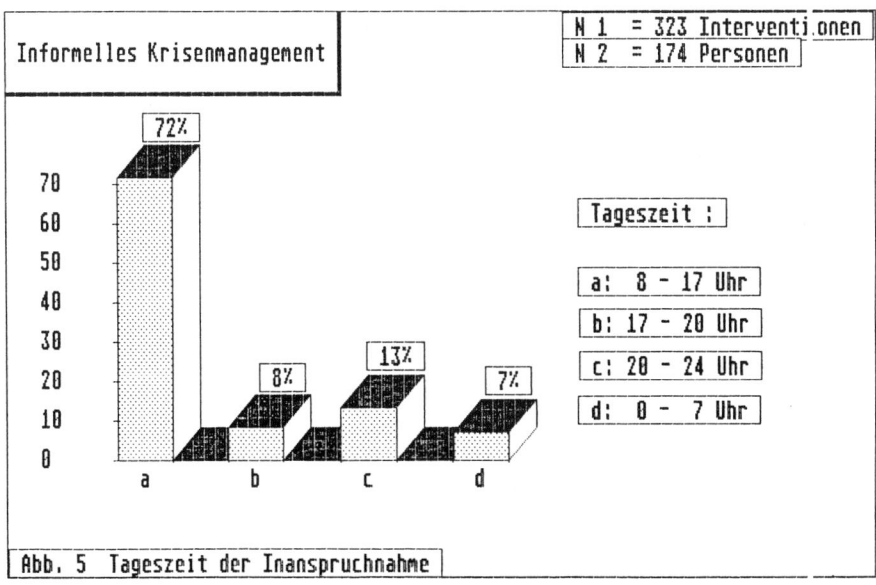

Abb. 5: Tageszeit der Inanspruchnahme

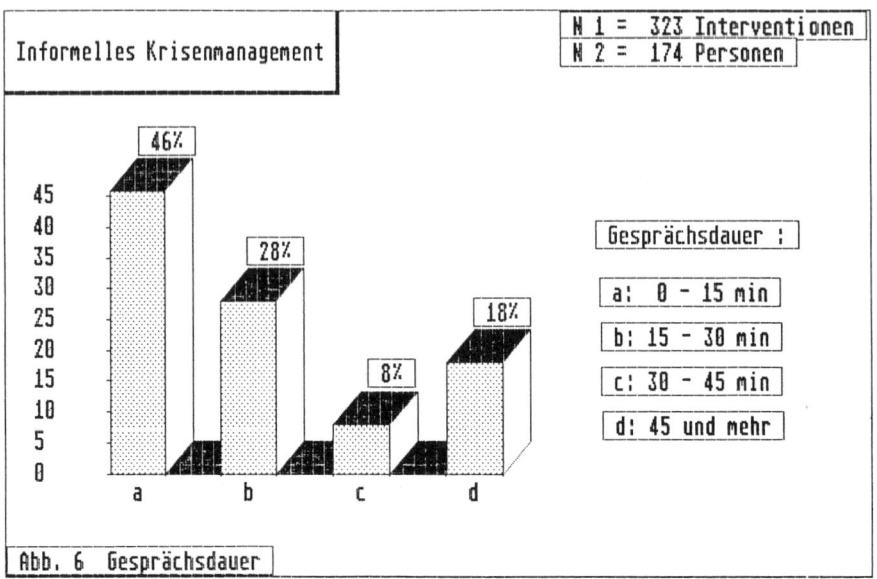

Abb. 6: Gesprächsdauer

soziale Krise geraten, überwiegend durch Verlust des Arbeitsplatzes oder der Wohnung. Schließlich litten 13% an einer Suchterkrankung, zumeist Alkohol, die zu einer dramatischen Zuspitzung geführt hatte.

Fast ¾ aller Gesprächskontakte erfolgten in der regulären Dienstzeit, immerhin 20% in der Zeit zwischen 20.00 Uhr und 7.00 Uhr. Die Gesprächsdauer reichte von einigen Minuten bis zu einer Stunde und mehr. Über 25% der Gespräche dauerten länger als eine halbe Stunde.

Wendet man sich nun der Art der Krisenintervention zu so zeigt sich, daß 53% der Patienten eine ausführliche Beratung durch den Erstangesprochenen zunächst genügte. Immerhin 19% der Krisensituationen erforderten die sofortige stationäre Aufnahme, während weitere 4% der Krisen so eskaliert waren, daß Polizei oder Ordnungsamt eingeschaltet werden mußte. 24% der Patienten konnten zur spezifischen Betreuung an Ärzte (16%), Sozialarbeiter (3%) oder Beratungsstellen (5%) vermittelt werden.

Bei genauerer Überprüfung zeigte sich, daß in dieser Erhebungsgruppe ganz überwiegend chronisch kranke Menschen erfaßt wurden, die sich aufgrund der Schwere ihrer Erkrankung in einem „chronisch akut" zu nennendem Zustand befinden. Sie sind am allerwenigsten in der Lage die normalen und geregelten ambulanten Dienste in Anspruch zu nehmen, haben meist schon stationäre Erfahrungen mit der Klinik gemacht und wenden sich wie selbstverständlich an die Personen, von denen sie schon

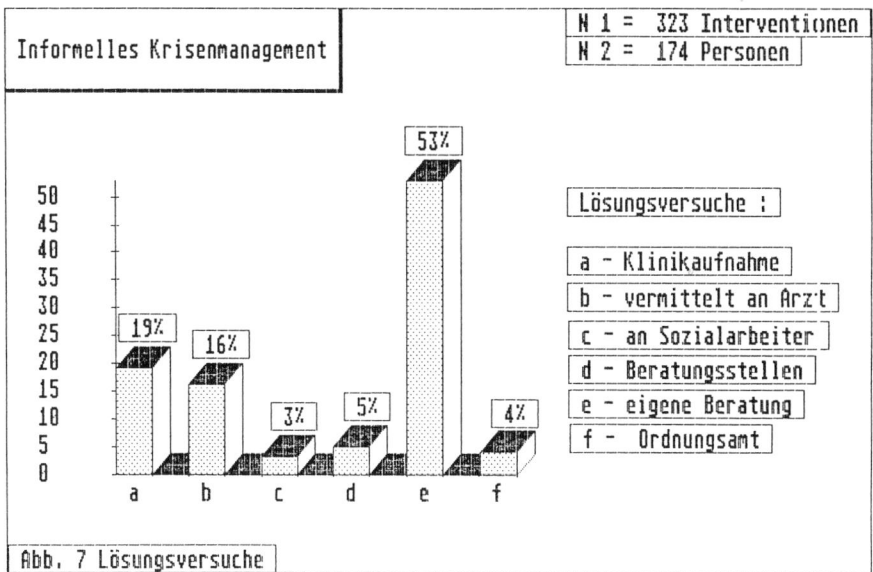

Abb. 7: Lösungen

einmal Hilfe erfahren haben. In Offenbach dürfte es sich dabei um eine Gruppe von 200 bis 300 Personen handeln, die in der beschriebenen Art und Weise Hilfe suchten.

Wie lassen sich nun die genannten Daten bezüglich der Organisationsstruktur der Klinik zur Bewältigung von Krisen und Notfällen interpretieren?

Wir haben gesehen, daß sich in den fünf Jahren seit dem Bestehen der Klinik zwei Bereiche als Ort der Krisenbewältigung herausgebildet haben.

1. Die institutionalisierte „Aufnahmeabteilung", die Poliklinik und
2. einzelne Stationen der Psychiatrischen Klinik selbst. Der zweite Weg ist ausgesprochen personenabhängig.

Ganz sicher kommt auch heute noch der erste Kontakt eines Patienten mit der Psychiatrischen Klinik in der Poliklinik zustande, anschließend werden verstärkt die „unbürokratischen" Zugangswege genutzt. Hier gewinnt die Klinik einen mehr ambulatorienhaften Charakter mit einem recht hohen Differenzierungsgrad an Betreuungsmöglichkeiten. Besonders sog. chronische Patienten, die gerade wegen der spezifischen Art ihrer Erkrankung nicht in der Lage sind, sich einer „geordneten Behandlung" zu unterziehen, finden auf diesem informellen Weg eine Möglichkeit, sich in akuten Belastungssituationen schnell Hilfe zu holen. Es erscheint angesichts der Erfolge gerade des Stationspersonals, wenn es um das frühe Abfangen von

Krisen geht, durchaus berechtigt, sich hier vom Verhalten der Patienten leiten zu lassen.

Nicht die Aufrechterhaltung eines auch gerade von den Kostenträgern geforderten institutionellen Weges, der bei Berücksichtigung aller Regularien fast schon wie ein Hürdenlauf anmutet, kann zur Krisenbewältigung beitragen. Viel eher vermag dies ein informelles Krisenmanagement, eine stationsbezogene ambulante Unterstützung langzeitig betreuungsbedürftiger Patienten.

Abschließend sollen auf der Basis der von uns vorgelegten empirischen Daten und gestützt auf alltägliche Erfahrungen einige wenige Feststellungen getroffen werden.

Die Einrichtung einer Psychiatrischen Abteilung am Allgemeinkrankenhaus hilft ohne Zweifel zu einer besseren Bewältigung von psychischen Krisen und Erkrankungen in der entsprechenden Versorgungsregion.

Sie ergänzt allerdings nicht nur das bestehende Versorgungsangebot sondern rekrutiert offensichtlich eine zusätzliche Klientel, die bisher kaum in der Lage war, fachpsychiatrische Hilfe in Anspruch zu nehmen. Bei dieser Patientengruppe handelt es sich um „chronisch akut" Kranke, in deren Krankheitsverlauf sich kurzfristige stationäre Behandlungen mit immer wiederkehrenden ambulanten Therapieepisoden abwechseln.

Diese Patienten benutzen die Klinik auch zur Strukturierung ihres Alltags. Die Tatsache, daß an sieben Tagen der Woche rund um die Uhr Gesprächs- und Hilfsmöglichkeiten abgerufen werden können, scheint für diese Patienten vielfach ausreichender Ersatz für eine ansonsten notwendige stationäre Behandlung. In dem Maß, in dem die ursprüngliche Institution Psychiatrisches Krankenhaus abgelöst wird von einem differenzierten System psychiatrischer Klein-Institutionen in der Gemeinde, ist damit zu rechnen, daß die Psychiatrische Abteilung am Allgemeinkrankenhaus für eine bestimmte Patientengruppe jene Restfunktion zu übernehmen hat, die komplementäre und formalisierte ambulante Dienste offensichtlich nicht ausreichend zu erfüllen vermögen. Stationsbezogene Krisenintervention scheint diese Lücke im System dann ausfüllen zu können, wenn sie wahrgenommen und problembezogene Lösungen unbürokratisch und informell zugelassen werden können.

Literaturverzeichnis

BAUER, M. u. RAVE-SCHWANK, M. (Hrsg.): Psychiatrische Abteilungen an Allgemeinkrankenhäusern, Aktion Psychisch Kranke, Bd. 10, Bonn 1984

BAUER, M. u. BERGER, H.: Die Rückverlagerung der psychiatrischen Regelversorgung in die Gemeinde — Erste Erfahrungen am Beispiel Offenbach, Spektrum 6/1984, S. 239—248

KATSCHNIG, H. u. KONIECZNA, T.: Notfallpsychiatrie und Krisenintervention, Psychiatrie der Gegenwart 2, 3. Auflage, Springer Verlag 1986

MITCHEL, S. T. u. BIRLEY, J. L. T.: The Use of Ward Support by Psychiatric Patients in the Community, Brit. J. Psychiat. 142/1983

Notfallpsychiatrie und Krisenintervention im Rahmen des konsiliar-psychiatrischen Dienstes an der Medizinischen Hochschule in Hannover.

D. Trostdorf

Die Medizinische Hochschule Hannover ist eine in den 60er Jahren konzipierte und errichtete Hochschuleinrichtung, die neben allen medizin-theoretischen Fächern mit wenigen Ausnahmen alle medizinisch klinischen und zahnklinischen Bereiche unter einem Dach beherbergt. Zu den erwähnten Ausnahmen zählen Gynäkologie und Orthopädie, die in räumlicher Nähe angesiedelt sind, weiter entfernt sind Hautklinik und Kinder- und Jugendpsychiatrie gelegen.

Die Hochschule hat in ihrem stationären Bereich eine Größe von etwa 1100 Betten und 40 000 stationäre Behandlungen pro Jahr. Die psychiatrische Klinik arbeitet nach dem Konzept regionaler Patientenversorgung, diese Versorgungsaufgabe umfaßt die Diagnostik und Mitbehandlung psychisch kranker Menschen in dem Zentralklinikum. Die Konzeption vieler Kliniken der MHH, insbesondere in dem chirurgischen Transplantationsbereich, ist hoch spezialisiert hinsichtlich der Patientenversorgung, so daß Menschen von weither zur Behandlung hierher gebracht werden. Daraus ergibt sich eine besondere Situation für die psychiatrische Arbeit, die sich von Allgemeinkrankenhäusern unterscheidet. Die Weiterführung einer im Rahmen des Konsildienstes begonnenen Behandlung über den stationären Behandlungsaufenthalt hinaus bleibt vielfach die Ausnahme, es wird erforderlich, an weiterführende Behandlungseinrichtungen zu verweisen. Hier muß also das Prinzip der Kontinuität bzw. der therapeutischen Kette notgedrungen verlassen werden. Als günstig ist hervorzuheben, daß eine psychiatrische Ambulanz im Rahmen des Konsildienstes zustandegekommene Kontakte bei regionaler Zugehörigkeit der Patienten weiterführen kann. Dies gilt besonders für Patienten mit Abhängigkeitsproblemen oder solchen, deren somatische Beschwerden Ausdruck psychischer Gestörtheit sind, und die vielfach in klinische Behandlung kommen. Der hier darzustellende psychiatrische Konsildienst erfüllt seine Aufgabe neben medizinisch-psychologischen Versorgungsangeboten anderer Bereiche, so daß es für den in der Somatik tätigen ärztlichen Beginner vielfach nicht leicht ist, die Aufgabengebiete zu unterscheiden.

Um dies zu erleichtern, ist eine kontinuierliche Wahrnehmung der Konsilaufgaben durch erfahrene Psychiater erforderlich, zumal es sich vielfach nicht allein um eine – häufig erwartete – Dienstleistung an dem Patienten handelt, sondern spezifisches Verständnis für den jeweiligen Patienten bei dem somatisch behandelnden Arzt geweckt und gefördert werden soll.

Dafür ist ein längeres Einander-kennen förderlich, das allerdings durch vielfachen Arztwechsel in dem Klinikum, bedingt durch befristete Arbeitsverträge und Rotation erheblich erschwert ist. Die Aufgabe des psychiatrischen Konsildienstes besteht darin, unter diesen Bedingungen diagnostische und therapeutische Hilfe in psychiatrischen Krisensituationen zu geben, wobei die die stationäre Behandlungszeit begleitende Mitbetreuung überwiegend den an endogenen Psychosen leidenden Patienten vorbehalten bleibt. Der hohe Prozentsatz der an psychischen Begleitsymptomen leidenden organisch kranken Menschen ist weithin bekannt. Ich sehe eine vielfach in den Konsilanforderungen erwünschte „Mitbehandlung wegen psychischer Probleme" als nicht gewinnbringend an, da dies eine Verstärkung von Erwartungshaltung beinhaltet und zu einem unerwünschten Nebeneinander von organischer und psychischer „Behandlung" führt. Der psychiatrische Konsildienst ist hier der Gefahr des Mißbrauchs ausgesetzt, ohne Hilfe für die Patienten, den somatisch Tätigen Arbeit zu erleichtern, beispielsweise anamnestisches Material zu liefern. Ich ziehe bei solchen Konsilanforderungen in aller Regel einmalige diagnostische Gespräche vor, in denen ich Möglichkeiten weiterer psycho-therapeutischer Vorgehensweisen abschätze und in aller Regel sowohl mit dem Patienten als auch dem konsilanfordernden Arzt erörtere. Ich sehe es als Aufgabe des somatisch behandelnden Arztes an, psychische Begleitsymptome der organischen Erkrankung mit in seine Betreuung einzubeziehen und nicht an Spezialisten zu delegieren. Dies bleibt besonderen Problemsituationen vorbehalten. Psychosomatische Erkrankungen im engeren Sinne werden im Rahmen einer supportiven Psychotherapie von der Psychosomatischen Abteilung, die von der Psychiatrischen Poliklinik getrennt ist, mitbehandelt. Es gibt weitere Bereiche, die sich speziellen Aufgabenstellungen zuwenden, zu nennen ist eine psychologische Begleitung onkologischer Patienten, ein Arbeitsbereich pädiatrischer Psychologie sowie eine gynäkologische Psychosomatik. In diesem Zusammenhang ist auch der Kliniksozialdienst hervorzuheben sowie – nicht zuletzt – das Klinikpfarramt. Diese Aufzählung läßt erkennen, daß die Gesamtheit der psychologischen Betreuung vielfältig aufgeteilt ist, Notfall- und Krisensituationen bleiben jedoch in aller Regel dem Management des psychiatrischen Konsildienstes vorbehalten. Über Ergebnisse der täglichen Arbeit berichte ich im folgenden.

Hervorheben möchte ich noch die räumlich strukturelle Situation der Notfallversorgung an der MHH. Es besteht sowohl eine zentrale Notfallaufnahme als auch eine gemeinsame Aufnahmestation für alle medizinischen Disziplinen. Die Psychiatrie ist in beide Bereiche integriert. Eine fachbezogene Trennung der Patienten findet nicht statt, die ärztliche Verantwortung liegt bei dem Fachgebiet, in deren Obhut sich der Patient befindet, interdisziplinäre Zusammenarbeit ist leicht möglich. Das krankenpflegerische Personal arbeitet fachübergreifend. Die Erstbehandlung auf der allgemeinen Aufnahmestation ist selbstverständlich nicht für alle Patienten obligatorisch, sondern bleibt Situationen vorbehalten, in denen die genannten Vorteile genutzt werden können, beispielsweise Detoxikationen nach Suizidversuchen, diagnostisch unklare organischer Psychosyndrome. In diesem Arbeitsbereich ist die fachliche Nähe von Psychiatrie und Neurologie am stärksten erhalten geblieben.

Im Durchschnitt der letzten Jahre wurden bei 1 bis 1½% der in dem Klinikum behandelten Patienten konsiliar-psychiatrische Untersuchungen angefordert und durchgeführt. Anläßlich dieses Kongresses habe ich unser Material des zweiten Halbjahres 1985 und des ersten Quartals 1986 durchgesehen. In diesem Zeitraum wurden 377 Patienten, teils mehrfach oder vielfach, untersucht. Mich interessierten dabei folgende Fragestellungen:

1. Für welche klinischen Abteilungen wurden die Konsiluntersuchungen durchgeführt? Die interdisziplinäre Aufnahmestation ist als gesonderte konsilanfordernde Einheit berücksichtigt worden.
2. Welche psychiatrischen Diagnosen wurden gestellt, wobei ich die folgenden Diagnosegruppen zusammenstellte:
   a) endogen psychotische Erkrankungen
   b) psychoorganische Syndrome
   c) neurotische Erkrankungen
   d) depressive- und Belastungsreaktionen
   e) Suizidversuche
   f) Suchterkrankungen einschließlich Intoxikationen und Entzugssymptome.
3. In welchem Zeitraum nach der Konsilanforderung wurde die Untersuchung ausgeführt, wobei ich zwischen
   a) sofort
   b) am selben Tag
   c) später, in aller Regel am folgenden Tag unterschied.
4. Bei welchen psychiatrischen Erkrankungen wurden Patienten mehrfach im Rahmen des Konsildienstes behandelt?

Die prozentuale Verteilung der Konsiluntersuchungen auf die klinischen Bereiche ist der folgenden Tabelle 1 zu entnehmen. Sie zeigt auch die Beziehung der psychiatrischen Diagnose des Konsils und der anfordernden Klinik auf.

Die Summe von 377 Konsilen entspricht der Patientenzahl, nicht der erbrachten Leistungen oder mehrfacher Konsiluntersuchungen. Von diesen 377 Patienten kamen 35% aus der Inneren Klinik und 23% von der Aufnahmestation. Ein großer Anteil der Patienten der Aufnahmestation ist der Inneren Klinik zugehörig, so daß fast 50% der Konsilpatienten aus dieser Klinik überwiesen wurden. 16% der Konsilpatienten kamen aus der Chirurgie, 12% aus der Neurologie, fast 6% aus der Hals-Nasen-Ohren-Klinik und jeweils mehr als 1% aus der Urologie und Augenklinik sowie 3% aus den übrigen Bereichen. Bei den psychiatrischen Diagnosen fällt der hohe Anteil an hinorganischen Psychosyndromen bei Patienten aus der Inneren Klinik auf. Gerontopsychiatrische Patienten finden sich in dieser Gruppe, außerdem ist auf pharmakologisch indizierte Psychosyndrome hinzuweisen. Die

Tab. 1: Prozentuale Verteilung der Konsiluntersuchungen auf die klinischen Bereiche

	Gesamt	Einzeldiagnosen					
		Endogene Psychosen	Organische Psychosyndrome	Neurosen	Depressive und Belastungsreaktionen	Suizidversuche	Sucht
Innere Medizin	35.55	3.71	10.34	4.77	4.77	6.37	5.57
Aufnahmestation	23.87	2.12	3.45	2.65	1.33	8.49	5.84
Chirurgie	16.45	2.92	4.24	0.27	5.31	1.06	2.65
Neurologie	12.20	1.86	1.86	3.98	1.59	–	2.92
HNO	5.84	0.80	1.06	0.27	1.86	0.27	1.55
Urologie	1.86	0.53	0.80	0.27	0.27	–	–
Augenklinik	1.33	0.27	0.80	–	0.27	–	–
Sonstige	2.92	1.59	0.53	0.27	0.27	–	0.27
	100.00	13.79	23.08	12.47	15.65	16.18	18.83

Alle Zahlenangaben in %
Gesamtkollektiv N = 377

Zahl der Patienten nach Suizidversuchen ist erwartungsgemäß auf der Aufnahmestation besonders hoch, hier erfolgen klinische Detoxikationen. Für den Bereich der Chirurgie ist die Zahl der Patienten mit endogen-psychotischen Erkrankungen auffällig, die genauere Aufschlüsselung zeigt, daß sich hinter dieser Zahl Suizidversuche im Rahmen psychotischer Erkrankungen verbergen. Der Anteil an neurotischen Erkrankungen ist gering, besonders hoch erwartungsgemäß Belastungs- oder depressive Reaktionen im Zusammenhang mit den chirurgischen Behandlungsereignissen. Bei Patienten aus der Neurologie fällt der hohe Anteil an neurotisch gestörten Menschen auf, in der Hals-Nasen-Ohren-Klinik ist die hohe Zahl an Patienten mit Alkoholentzugssymptomatik hervorzuheben. Das Risiko für Ösophago-pharyngiale Erkrankungen ist bekanntlicherweise bei Potatoren erhöht. Bei der Betrachtung der Gesamtsumme der psychiatrischen Diagnosen von Konsilpatienten fällt die relativ niedrige Zahl der neurotisch Erkrankten (12%) auf, dies ist sicherlich in einem Zusammenhang mit der Versorgung durch die Psychosomatische Abteilung zu sehen. Hoch ist der Anteil an hirnorganisch Erkrankten, den Erwartungen entsprechend der Anteil an Suchtpatienten.

Ich möchte jetzt auf die sogenannten Mehrfachkonsile eingehen, d. h. Patienten, die im Rahmen des Konsildienstes mehr oder auch vielfach behandelt wurden. Von den 377 Patienten der Gesamtgruppe waren dies 72 (etwa 20%). Eine Aufschlüsselung erfolgt in der nachfolgenden Tabelle 2.

Überwiegend psychopharmakologische Fragestellungen waren für Mehrfachbesuche bei Patienten mit organischen Psychosyndromen oder Suchterkrankungen der Anlaß. Bei Patienten mit endogen psychotischen Erkran-

Tab. 2: Prozentuale Verteilung der Mehrfachkonsile auf die klinische Bereiche

	Gesamt	Einzeldiagnosen					
		Endogene Psychosen	Organische Psychosyndrome	Neurosen	Depressive und Belastungsreaktionen	Suizidversuche	Sucht
Innere Medizin	33.33	8.33	15.28	1.39	2.78	2.78	2.78
Aufnahmestation	16.67	2.78	1.39	–	–	2.78	9.72
Chirurgie	25.00	11.11	4.17	–	1.39	2.78	5.56
Neurologie	12.50	4.17	4.17	1.39	2.78	–	–
HNO	5.56	1.39	2.78	1.39	–	–	–
Urologie	1.39	–	–	–	1.39	–	–
Augenklinik	1.39	–	1.39	–	–	–	–
Sonstige	4.17	2.78	–	–	–	–	1.39
	100.00	30.56	29.18	4.17	8.43	8.34	19.45

Alle Zahlenangaben in %
Gesamtkollektiv N = 72

kungen stellt sich die Situation anders dar, hier wurde vielfach eine enge und zeitaufwendige psychiatrische Mitbetreuung erforderlich, bis hin zu dem Einsatz beschäftigungstherapeutischer Aktivitäten. Der Anteil dieser Gruppe bei chirurgischen Patienten ist deshalb besonders hoch, weil hier vielfach eine Verlegung in die Psychiatrische Klinik, bedingt durch chirurgische Behandlungsmaßnahmen, nicht möglich war.

Gering ist die Zahl der Mehrfachkonsile bei neurotischen Erkrankungen; dies ist darin begründet, daß ich eine zeitliche Entzerrung von somatischer und psychotherapeutischer Behandlung anstrebe. Unberührt bleibt davon, wie bereits erwähnt, die Behandlung der psychosomatischen Krankheiten.

Von der Gesamtsumme der Konsile wurden wegen der Eilbedürftigkeit 10% sofort ausgeführt, 70% wurden am selben Tag erledigt, 20% später, d. h. in aller Regel am folgenden Tag bearbeitet. Die Zuordnung der Eilbedürftigkeit ist der folgenden Tabelle 3 zu entnehmen.

Hirnorganische Psychosyndrome gaben in erster Linie Anlaß zur sofortigen Intervention, gefolgt von Suchterkrankungen, zumeist Entzugssyndromen, Suizidversuchen und endogen psychotischen Erkrankungen.

Von den 377 Patienten wurden 30 (fast 10%) in stationär psychiatrische Behandlung übernommen, wobei es sich hinsichtlich der Diagnose überwiegend um Suchtprobleme, mit körperlichem Entzug und andersgeartete hirnorganische Psychosyndrome zumeist aus der gerontopsychiatrischen Gruppe, handelte. Bei 9 Patienten wurde eine Gebrechlichkeitspflegschaft in die Wege geleitet, bei 3 Patienten eine Behandlungspflegschaft zur Durchführung chirurgischer Eingriffe erwirkt und bei 3 Patienten eine Unterbringung nach dem Nds. Psych. KG veranlaßt.

Tab. 3: Prozentuale Verteilung der Eilbedürftigkeit der Konsiluntersuchungen auf die klinischen Bereiche

	Gesamt	Einzeldiagnosen					
		Endogene Psychosen	Organische Psychosyndrome	Neurosen	Depressive und Belastungsreaktionen	Suizidversuche	Sucht
Innere Medizin	5.84	1.59	1.59	0.80	1.33	–	0.53
	25.73	1.33	6.63	3.98	3.45	5.84	4.51
	3.98	0.80	2.12	–	–	0.53	0.53
Aufnahmestation	1.33	–	0.53	0.27	0.27	0.27	–
	20.69	1.59	2.65	2.39	1.06	7.43	5.57
	1.86	0.53	0.27	–	–	0.80	0.27
Chirurgie	2.65	0.53	0.53	–	1.06	–	0.53
	11.67	2.39	2.92	0.27	3.98	0.53	1.59
	2.12	–	0.80	–	0.27	0.53	0.53
Neurologie	6.10	0.80	1.33	3.18	0.80	–	–
	5.57	1.06	0.27	0.80	0.80	–	2.65
	0.53	–	0.27	–	–	–	0.27
HNO	2.12	0.27	0.27	0.27	1.06	–	0.27
	2.65	0.27	0.27	–	0.80	0.27	1.06
	1.06	0.27	0.53	–	–	–	0.27
Urologie	0.80	0.27	0.27	–	0.27	–	–
	1.06	0.27	0.53	0.27	–	–	–
	–	–	–	–	–	–	–
Augenklinik	–	–	–	–	–	–	–
	1.06	0.27	0.53	–	0.27	–	–
	0.27	–	0.27	–	–	–	–
Sonstige	1.33	0.80	–	0.27	0.27	–	–
	1.06	0.80	0.27	–	–	–	–
	0.53	–	0.27	–	–	–	0.27
	20.16	4.26	4.52	4.79	5.06	0.27	1.33
	69.50	7.98	13.81	7.71	10.36	14.07	15.38
	10.34	1.60	4.53	–	0.27	1.86	2.14

oben = Ausführung des Konsils ‚später'
Mitte = Ausführung des Konsils ‚selber Tag'
unten = Ausführung des Konsils ‚sofort'

Alle Zahlenangaben in %
Gesamtkollektiv N = 377

Nach der Darstellung dieser Zahlen möchte ich auf konsiliar-psychiatrische Probleme der einzelnen Diagnosegruppen eingehen.

Psychotische Erkrankungen, sei es aus dem schizophrenen Formenkreis oder zyklothymen Gepräges, bedürfen einer kontinuierlichen und vielfach arbeitsintensiven Mitbetreuung neben der organischen Erkrankung. Besonders bei langfristig schizophren Erkrankten ist es notwendig, das Netzwerk sozialpsychiatrischer Versorgung neu zu knüpfen oder entstandene Lücken zu schließen. Es ist bemerkenswert und wird an Einzelkasuistiken von Zeit zu Zeit deutlich, wie katastrophal psychotische Vereinsamung wirken kann und zu welchen körperlichen Folgeerscheinungen dies gelegentlich führt. In dem Beobachtungszeitraum wurde bei zwei Menschen mit psychotischen Erkrankungen die Einrichtung einer Behandlungspflegschaft erforderlich, um die rechtlichen Voraussetzungen für dringend erforderliche chirurgische Eingriffe zu schaffen, da ein Einverständnis dazu, resultierend aus der psychischen Erkrankung, nicht zu bekommen war. Bei der konsiliarpsychiatrischen Betreuung schizophren Erkrankter sehe ich es als erforderlich an, unter bestimmten Kriterien beschäftigungstherapeutische und psychiatrisch-sozialarbeiterische Hilfe zum Einsatz zu bringen.

Aufgabe des Konsilarztes ist es, das nichtpsychiatrisch-medizinische Behandlungspersonal mit den spezifischen Symptomen und Problemen des jeweiligen Patienten vertraut zu machen, um die Begegnungssituation im täglichen Umgang zu verbessern.

Eine vielfach zu beobachtende Schwierigkeit ergibt sich aus der noch immer bestehenden Stigmatisierung psychiatrisch mitkranker Patienten einerseits und der geringen Differenzierungsmöglichkeit unterschiedlicher psychischer Gestörtheit durch das medizinische Personal.

Bei der Diagnose *hirnorganisches Psychosyndrom* sind vielfach psychopharmakologische Fragestellungen Anlaß für die Konsilanforderung. Der Anteil an alterskranken Menschen ist groß, die psychische Gestörtheit ist Symptom organischer Erkrankung. Je nach Vordringlichkeit wird eine Behandlung entweder in der Medizinischen Klinik oder in dem gerontopsychiatrischen Bereich erforderlich werden. Die Übergänge sind fließend, eine interdisziplinare Zusammenarbeit ist hier besonders vordringlich. Als besonderes Problem für diese Patientengruppe hat sich in der letzten Zeit die Frage nach Gebrechlichkeitspflegschaften herausgestellt. Bereits nach kurzdauerndem Krankheitsverlauf, bei spielsweise nach hirnlokalen akut-ischämischen Ereignissen bei vorbestehender allgemeiner Gefäßerkrankung und einem hinzukommenden organischen Psychosyndrom wird, insbesondere bei alten und sehr alten Menschen, der Wunsch nach Einrichtung einer Gebrechlichkeitspflegschaft mit dem Wirkungskreis Sorge für das Vermögen und den Aufenthalt geäußert. Dieses Problem ist vor dem Hintergrund zu sehen, daß Kostenträger für eine möglicherweise erforderlich werdende Alters- oder Pflegeheim-Behandlung eine so zu etablierende Rechtsverbindlichkeit erwarten. Es ist in aller Regel nach kurzem Krankheitsverlauf unmöglich, eine verbindliche Aussage über die Dauer einer bestehenden Geschäftsunfähigkeit bei Alterspatienten zu wagen. Eine mehrere Wochen andauernde Beobachtungszeit halte ich für unumgänglich. Die Folge ist vielfach, daß Patienten dieser Gruppe in kleinere Krankenhäuser mit genügender Bettenkapazität verlegt werden. Ich sehe diese Folge jedoch als besser an, als vorschnell die Wege in Richtung Alters- oder

Pflegeheim zu ebnen was mit der Einrichtung einer Gebrechlichkeitspflegschaft zu rasch und leicht geschehen kann.

Patienten der Diagnosegruppe *neurotische Erkrankungen* untersuche ich im Rahmen des Konsildienstes mit dem Ziel differentialdiagnostischer Beurteilung und späterer therapeutischer Möglichkeiten.

Dieses „Später" bezieht sich in aller Regel auf die ambulante Zeit nach der somatisch stationären Behandlung. Vielfach ist die Gleichzeitigkeit medizinisch-diagnostischer Untersuchungen und Ausbildung eines psychotherapeutischen Arbeitsbündnisses einander hinderlich. Insbesondere dann, wenn das fraglich neurotische Symptom mit dem somatisch-diagnostischen Problem identisch ist. Ich denke hier beispielhaft an Patienten der Neurologischen Abteilung, bei denen die Diagnostik von Schmerzzuständen ansteht. Solange organisch-diagnostische Maßnahmen ausstehen und die Patienten gespannt weitere Ergebnisse von Zusatzuntersuchungen abwarten, wird eine gewinnbringende psychotherapeutische Arbeit nicht möglich sein. Ich habe es mir zur Regel gemacht, Patienten dieser Gruppe einen weiteren Gesprächstermin unmittelbar nach ihrer Entlassung aus somatischer Behandlung, noch am Entlassungstag, zu geben. Vor dem Hintergrund abgeschlossener somatischer Diagnostik und dem Ergebnis, daß keine weitergespannte organische Erkrankung gefunden wurde, wird es aufgrund des weiter bestehenden Leidensdrucks eher möglich sein, sinnvolle therapeutische Maßnahmen in die Wege zu leiten.

Ein ähnliches Problem stellt sich bei der Gruppe *Patienten mit Suchtproblemen* dar. Vielfach ist das Suchtproblem Nebenbefund bei anderen organischen Erkrankungen. Es gibt Anlaß zur Konsilanforderung. Es muß der falschen Erwartung begegnet werden, daß eine Behandlung quasi nebenbei möglich ist. Im Gespräch mit Patienten dieser Gruppe geht es neben der diagnostischen Einschätzung, die in aller Regel kaum Probleme bereitet, um eine suchtbezogene Problemheraustellung, die für den Patienten zur Folge haben soll, daß er seine Situation möglichst kritisch einschätzt und Konsequenzen hinsichtlich weiterer Schritte in Richtung Entwöhnung zieht. Behandlungsmöglichkeiten werden aufgezeigt, bleiben jedoch der Initiative des jeweiligen Patienten vorbehalten (Selbsthilfegruppe, suchtbezogenes Informationsgespräch im Rahmen der Suchtsprechstunde der Psychiatrischen Poliklinik). Auf die Notwendigkeit der engmaschigen konsiliar-psychiatrischen Betreuung in der körperlichen Entzugsphase wurde bereits hingewiesen.

Die Gruppe der Patienten, die nach *Suizidversuchen* überwiegend im Bereich der Aufnahmestation und der Medizinischen Klinik behandelt werden, bedürfen im Rahmen des Konsil und Notfalldienstes besonders kritischer psychiatrisch-diagnostischer Einschätzung, auf die ich besonders aufmerksam machen möchte. Die Form der Weiterbehandlung richtet sich nach der psychiatrischen Grundstörung.

Neben den bisher dargestellten Aufgaben bestehen an einer großen Einrichtung vielerlei Kooperationsmöglichkeiten mit anderen Abteilungen, um sich gemeinsam besonderen Fragestellungen zuzuwenden oder definierte Patientengruppen zu betreuen. Es handelt sich hierbei um eine über die Routinetätigkeit hinausgehende Arbeit mit umschriebener Zielsetzung und Fragestellung. Der Vorteil dieser Arbeit liegt darin, daß die sonst nur mühsam überwindbare Trennung zwischen organischer und psychologischer Medizin nicht hinderlich wirkt, wie dies in der Routinetätigkeit vielfach der Fall ist. Der psychiatrische Konsiliarius ist in eine multiprofessionelle Arbeitsgruppe integriert, die ihm zufallende Aufgabenstellung ist eng umschrieben, sei es in diagnostischer Hinsicht oder therapeutischer Begleitung. In der Anonymität der Alltagsarbeit mit vielen Unwägbarkeiten und Problemen ist der Anreiz groß, sich in solch eine vertraute Nische zurückzuziehen. Dem ist jedoch die Interessantheit allgemein klinischer Tätigkeit entgegenzusetzen.

Krisenintervention und Notfallpsychiatrie im Rahmen einer nervenärztlichen Praxis

H. Jacobi

Zunächst berichte ich über 9jährige Erfahrungen als niedergelassener Nervenarzt in einem ambulanten psychiatrischen Versorgungsprojekt, das in einer überschaubaren ländlich-kleinstädtlichen Region mit 8200 Einwohnern durchgeführt wird.

In Übereinstimmung mit den Empfehlungen der Psychiatrie-Enquête erfüllt das Projekt Kriterien der gemeindenahen Versorgung: 82% der Patienten stammen aus dem definierten Einzugsgebiet.

Im Unterschied zur Psychiatrie-Enquête ist jedoch Keimzelle des Projektes eine traditionelle Nervenarztpraxis, die sich in Verbindung mit einem berufsübergreifenden Team zu einer nervenärztlich-psychotherapeutischen Praxisgemeinschaft entwickelt hat und sich als Leitstelle einer psychosozialen Versorgung der vormals nicht psychiatrisierten Region versteht. Das Projekt wurde seit 1978 zur Weiterentwicklung der kassenärztlichen Praxis für psychosoziale und psychotherapeutische Versorgungsaufgaben durchgeführt. Erklärtes Ziel war es, die Einweisungsrate für psychisch Kranke zu senken und somit insbesondere Krisenintervention zu leisten.

Die Mitarbeiter des ursprünglichen Praxisteams stammen aus verschiedenen Berufsgruppen, wie Psychologen, Nervenärzte, Krankenschwestern, Sozialarbeiter und Verwaltungsangestellte.

Gemessen an den Kriterien eines hohen Zeitaufwandes für Einzel- und Gruppentherapie, der Komplexität eines differenzierten Behandlungsangebotes sowie einer beachtlich niedrigen Barriere für hilfesuchende Patienten, deckte das Mitarbeiter-Team den Bedarf der Bevölkerung an sozialpsychiatrischen, psychotherapeutischen und psychosomatischen Leistungen sicherlich weitgehend ab. Die Mitarbeiter arbeiten in zahlreichen regionalen Aktivitäten der Gemeinwesenarbeit mit, wie beispielsweise im psychosozialen Ausschuß des Rhein-Neckar-Kreises, in der regionalen psychosozialen Arbeitsgemeinschaft sowie in regionalen Fortbildungsveranstaltungen. Von der Praxisgemeinschaft wurde im Laufe von Jahren ein sozialpsychiatrischer Hilfsverein mit zahlreichen Einrichtungen gegründet: eine therapeutische Wohngemeinschaft mit 16 Wohnplätzen, ein sozialpsychiatrischer Dienst, ein Familienhilfsdienst, ein Patientenclub sowie eine Tagesstätte. Die Nervenärzte der Praxisgemeinschaft sind in diesen Diensten sowie in den Krankenhäusern der Region konsiliarisch tätig.

Die in Sinsheim tätige Praxisgemeinschaft weist – wie andere Nervenarztpraxen auch – eine minimale Patientenselektion auf: die eigene Schwelle zwischen Praxis und Bevölkerung kann sogar als halb so hoch gekennzeichnet werden, als dies sonst von vergleichbaren Untersuchungen berichtet wird. Jährlich kommt ein Bevölkerungsteil von 15,8‰ zur Erstvorstellung, davon sind 12,3‰ psychiatrisch. Psychose-Patienten werden — bezogen auf die Einwohnerzahl der Region — nach unserer Datenerhebung in einem höheren Umfang von der Praxisgemeinschaft versorgt, als dieses aus sozialpsychiatrischen Spezialdiensten in der Literatur berichtet wird. Wenn wir die Effizienz geleisteter psychiatrischer Krisenintervention an der Verminderung von Einweisungen in das zuständige Landeskrankenhaus messen wollen, so können wir feststellen, daß die Aufnahmerate von Patienten, speziell aus dem versorgten Stadtgebiet Sinsheim, innerhalb der Jahre 1975/76 vor Beginn des Versorgungsprojektes im Vergleich zu den Jahren 1980/81 während des laufenden Projektes um insgesamt 33% gesenkt werden konnte, wohingegen die Aufnahmerate in diesen 5 Jahren für den übrigen verglichenen Rhein-Neckar-Landkreis um 11% gestiegen ist. Eine Beschleunigung des sogenannten Drehtüreffektes fand somit durch die Etablierung unseres ambulanten Versorgungsprojektes mit nervenärztlicher Praxisgemeinschaft nicht statt.

Hierzu können wir aus der Sinsheimer Region folgende Beobachtungen mitteilen: wenn man die regionale Verteilung von psychiatrischen Notaufnahmen analysiert, so stellt man fest, daß einmal zahlreiche Einweisungen zu ca. 85% an der Praxisgemeinschaft vorbeigehen und daß zum anderen die regionale Verteilung der Einweisung nicht zufällig verteilt ist. Unsere Vermutung geht dahin, daß Einweisungen von Patienten davon abhängig sind, wie kompetent der einweisende Arzt seine Beziehung zu Patienten gestaltet, wie groß sein Interesse an unserem Fachgebiet ist und letztlich auch in welcher Beziehung er zur nervenärztlichen Praxisgemeinschaft steht. Diese Faktoren dürften für psychiatrische Krisenintervention mit Einweisungsindikation ein größeres Gewicht haben, als die Potenz sozialpsychiatrischer Spezialdienste, die sich für Krisenintervention anbieten. So wird beispielsweise aus ländlichen Einzugsgebieten von ca. 2000 bis 4000 Einwohnern von einzelnen Hausärzten die doppelte Anzahl von Patienten in das zuständige Psychiatrischen Landeskrankenhaus eingewiesen, als dies von der nervenärztlichen Praxis mit einem Versorgungsgebiet von ca. 80 000 Einwohnern geschieht. Weiterhin können wir berichten, daß die Überweisungsrate an Nervenfachärzte und die Einweisungsrate in das Psychiatrische Landeskrankenhaus von denjenigen niedergelassenen Ärzten am geringsten ist, die seit 8 Jahren in einer regionalen Balint-Gruppe regelmäßig mitarbeiten und sicherlich über eine zunehmend psychotherapeutische Kompetenz verfügen. Der Umfang dieser psychotherapeutischen Kompetenz läßt sich daran ermessen, daß ca. 25% aller niedergelassenen Ärzte in der Sinsheimer Region, dazu noch ein Teil der im Krankenhaus tätigen Kollegen, im Gegensatz zu einem Erwartungswert von 5% Supervision in der Balint-Gruppe erhalten.

Erwartungswidrig gering ist auch die Einweisungshäufigkeit des ärztlichen

Notfalldienstes von Heidelberger Ärzten am Wochenende und an Feiertagen. Es wird aus der Notfallregion von ca. 40 000 Einwohnern ca. ein- bis zweimal im Monat eine psychiatrische Krisenintervention vorgenommen. Fast die Hälfte der in diesem Notarztdienst tätigen Kollegen hat eine psychotherapeutische Zusatzausbildung oder befindet sich in entsprechender Weiterbildung. In der Sinsheimer Region haben wir zusätzlich einen ehrenamtlichen Bereitschaftsdienst von Fachkräften eingerichtet, der in entsprechenden Notfällen eingesetzt werden kann und sich aus Mitarbeitern zahlreicher psychosozialer Hilfsdienste rekrutiert.

Durch die Rund-um-die-Uhr-Verfügbarkeit der niedergelassenen Hausärzte und der Nervenärzte der Praxisgemeinschaft sowie durch den erwähnten ärztlichen Notfalldienst mit ehrenamtlichem Bereitschaftsdienst werden psychiatrische Krisen in unserem regionalisierten Versorgungsgebiet wohl zunehmend adäquat versorgt.

Wesentliche Schlußfolgerung aus unserem Versorgungsprojekt sehe ich in der Empfehlung, kleine gemeindenahe Versorgungsgebiete im ambulanten Bereich in der Größenordnung von 30 000 bis 50 000 Einwohnern neu zu definieren und psychosoziale Hilfsdienste mit den traditionellen Einrichtungen der gesundheitlichen Versorgung – wie beispielsweise niedergelassene Ärzte und Krankenhäuser der Regelversorgung – in konsiliarischen Kooperationsgemeinschaften enger zu verbinden.

Hierzu müssen strukturelle und rechtliche Rahmenbedingungen geschaffen werden. Bevor wir also die Notwendigkeit zu Etablierung neuer psychosozialer Hilfsdienste unterschiedlicher Art diskutieren, sollten wir die psychotherapeutische und sozialpsychiatrische Kompetenz der vorhandenen und schon tätigen Berufsgruppen in der gesundheitlichen Grund- und Regelversorgung verbessern.

Wir meinen damit nicht allein die verbesserte Fort- und Weiterbildung von Ärzten in niedergelassener Einzelkämpfersituation, sondern zusätzlich die Förderung berufsübergreifender Praxisgemeinschaften. So findet eine Grundforderung der Psychiatrie-Enquête Eingang in die traditionelle kassenärztliche Versorgung und ermöglicht, daß man die Vorteile der multiprofessionellen Teamarbeit mit den Vorteilen der Kassenärztlichen Versorgung mit familien- und gemeindenahen Standorten verbindet.

Je mehr psychotherapeutische und sozialpsychiatrische Kompetenz von den niedergelassenen Ärzten erworben wird, um so mehr sind sie in der Lage, mit psychiatrischen Notfallpatienten adäquat umzugehen. Solche Ärzte werden zunehmend weniger vorhandene Nervenärzte oder andere psychosoziale-psychotherapeutische Hilfsdienste in Anspruch nehmen. Es ist zu erwarten, daß bei zunehmender Niederlassungsdichte von Ärzten diese Entwicklung anhält und verstärkt wird.

Erlauben Sie mir abschließend ein persönliches Wort:

Ich spreche heute als niedergelassener Nervenarzt in einer Aussenseiterposition zu Ihnen, wobei ich aus der Sicht des Nervenarztes berichten soll. Dieser Gruppe von Fachleuten ist bisher die Fähigkeit zu einer ausreichenden psychiatrischen Versorgung und Notfallpsychiatrie abgesprochen worden. Zahlreiche Veröffentlichungen von Autoren, die heute hier versammelt sind, haben speziell für die niedergelassenen Nervenärzte die strukturelle und fachliche Kompetenz hierzu bezweifelt.

Mir erscheint es besonders an dieser Stelle wichtig, den gemeindenahen Standort sowie die sozialpsychiatrische Schlüsselposition des niedergelassenen Nervenarztes in der gesundheitlichen Versorgung der Bevölkerung zu betonen.

Weiterhin spreche ich für eine Gruppe von Fachleuten, die bisher nicht zu Wort gekommen sind: Ich meine besonders diejenigen niedergelassenen Ärzte, die als Allgemeinmediziner oder Fachärzte für psychisch Kranke und Behinderte eine langjährige – auch in Krisenzeiten tragfähige – Hausarztfunktion haben.

Ihnen kommt – so meine ich – eine besondere Bedeutung zu, wenn wir ihre große Zahl mit den wenigen psychosozialen Helfern vergleichen, die sich für psychiatrische Krisenintervention z. Zt. anbieten und in Zukunft anbieten können.

Ich hoffe, mit meinem Beitrag zur Versachlichung der Diskussion über dieses Thema beigetragen zu haben.

Literaturverzeichnis

JACOBI, I. u. H. M. Jacobi: Freie Niederlassungt und Psychiatrie-Reform. Erfahrungen aus einer Praxisgemeinschaft mit einem psychosozialen Versorgungsprojekt in einer ländlichen Region. Gruppenpsychother. Gruppendynamik 22: 107–137 (1986)
HUBER, R. u. G. RUDNITZKI: Erfahrungen mit psychoanalytischer Arbeit in einer Team-Praxis. Vortrag auf dem DGPPT-/AÄGP-Kongreß „Psychotherapie in der Öffentlichkeit", Hamburg 1981
JACOBI, H. M.: Sozialpsychiatrie und gemeindenahe Versorgung. In: BUAER, M. u. H. U. ROSE (Hrsg.), Ambulante Dienste für psychisch Kranke. Köln 1981
JACOBI, Ilse: Erfahrungen aus der psychotherapeutischen Arbeit mit Kindern und Jugendlichen innerhalb eines gemeindenahen Arbeitskonzepts. In: LIPINSKI, Ch., H. MÜLLER-BRECKWOLDT und G. RUDNIZKI (Hrsg.), Behinderte Kinder im Heim. München, Basel 1983
RUDNITZKI, G. u. R. HUBER: Kooperationsformen für die psychotherapeutische Versorgung im Aufgabenbereich des niedergelassenen Arztes. Zeitschrift für Psychotherapie und Medizinische Psychologie 2 (1977)
RUDNITZKI, G., R. HUBER, H. JACOBI, I. JACOBI und W. VALET: Sozialpsychiatrische Regionalversorgung: Soziodynamischer Therapieansatz oder Psycho-Regionaler Kompromiß. Praxis der Psychotherapie 23: 165–172 (1978)
STIFTUNG REHABILITATION HEIDELBERG: Weiterentwicklung der nervenärztlichen Kassenpraxis für die gemeindenahe Beratung, Behandlung und Rehabilitation von psychisch Auffälligen, Gestörten, Kranken und Behinderten. 1979

Notfall- und Krisenversorgung im Rahmen einer sektorisierten Psychiatrie

Der Notdienst des Sozialpsychiatrischen Dienstes der Stadt Bremen

J. Kebbel

Stand der sektorisierten Psychiatrie in Bremen

Eine der Hauptforderungen gemeindenaher Psychiatrie ist das Prinzip der Sektorisierung. Dörner definierte es wie folgt: „Man kann sich nicht um die seelische Gesundheit der ganzen Welt kümmern, sondern nur um die Gesundheit eines sehr begrenzten, vertrauten, heimischen, eigenen Ausschnitts dieser Welt. Verantwortung ist dauerhaft nur möglich, wenn auch ihre Grenzen klar sind. Ein Versorgungsgebiet (Sektor) muß überschaubar und sowohl für die Hilfesuchenden als auch für die psychiatrisch Tätigen transparent bleiben. Gemeindepsychiatrisch liegt eine Sektorisierung nur dann vor, wenn ein Sektor, eine Gemeinde, die präventiv-therapeutisch-rehabilitative Verantwortung für alle ihre seelische gesunden, gefährdeten und kranken Bürger aus eigener Kraft und innerhalb ihrer eigenen Grenzen trägt" (1). Diesen Grundgedanken gemeindenaher Psychiatrie haben wir in Bremen uns etwas zu Herzen genommen.

Vor 1980, vor der Unterstützung durch das Modellprogramm Psychiatrie der Bundesregierung, kannten wir im wesentlichen nur die Dichotomie einer überdimensionalen stationären Versorgung einerseits und einer unzureichenden ambulanten kassenärztlichen Versorgung andererseits. Trotz einer schon damals im Vergleich zum Bundesgebiet überdurchschnittlichen Anzahl von niedergelassenen Nervenärzten (1 : 27 000 Einwohnern) und an psychotherapeutisch tätigen Ärzten war die Versorgung akut und chronisch psychisch Kranker problematisch.

Seit 1980 hat sich die psychiatrische Landschaft in Bremen deutlich verändert. 1979 wurde das polizeilich orientierte Unterbringungsgesetz durch das Gesetz über Hilfen und Schutzmaßnahmen für psychisch Kranke ersetzt. Für vor- und nachsorgende Hilfen wurde ein Rechtsanspruch festgelegt und zur Durchführung dieser Hilfen ein sozialpsychiatrischer Dienst bestimmt. 1981 ordneten die beiden Kliniken für Allgemeinpsychiatrie des Zentralkrankenhauses Bremen-Ost ihre Aufnahmebereiche jeweils einem Stadtbezirk zu. Jeder Stadtbezirk verfügt heute über eine eigene Aufnahmestation in einer der beiden Kliniken. In Ergänzung hierzu wurde in jedem Sektor Bremens eine Beratungstelle des Sozialpsychiatrischen Dienstes mit anderthalb Ärzten, einem Psychologen, vier Sozialarbeitern, zwei Pflegekräften und anderthalb Verwaltungskräften aufgebaut. Für das Kloster Blankenburg, eine Langzeitabteilung, die IV. Psychiatrische Klinik des Zentralkrankenhauses Bremen-Ost, 50 Kilometer vor Bremen in der Nähe der Stadt Oldenburg

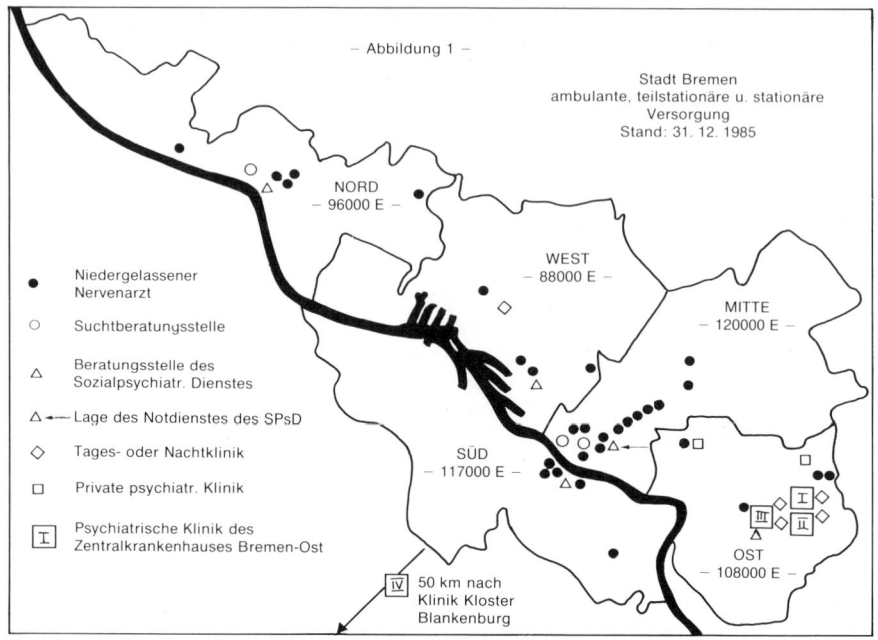

– Abbildung 1 –

gelegen, und für die Alten- und Altenpflegeheime in Oyten, eigentlich Langzeitstationen für ältere und alte chronisch psychisch Kranke und Suchtkranke, 15 Kilometer vor Bremen in Niedersachsen gelegen, wurden Aufnahmestopps verfügt und in Alternative hierzu in jedem Stadtbezirk beschützende Lebens- und Förderbereiche eingerichtet. Insgesamt wurden rd. 200 neue Heimplätze, 120 Plätze in therapeutischen Wohngemeinschaften, 2 Tagesstätten für chronisch psychisch Kranke, 120 beschützende Arbeitsplätze in einer Werkstatt für Behinderte und weitere rd. 200 beschützende Einzelarbeitsplätze im Rahmen der Arbeitshilfe des Sozialamtes eingerichtet. War die Arbeitshilfe früher der Frondienst der Sozialhilfeempfänger, ist sie heute ein auf Freiwilligkeit basierendes, bescheidenes, aber wirksames Instrument zur Linderung der Arbeits- und Beschäftigungslosigkeit seelisch kranker Mitbürger geworden. Beschlossen und im Aufbau sind drei weitere Tagesstätten, weitere beschützende Arbeitsplätze und als Alternative zum Kloster Blankenburg drei kleine regionale Zentren für geistig und mehrfach Behinderte. Jeder Stadtbezirk Bremens wird in Zukunft somit über einen eigenen klinischen Bereich, im ambulanten Bereich in Ergänzung zur kassenärztlichen Versorgung für die gefährdeten Patientengruppen über eine Beratungsstelle des Sozialpsychiatrischen Dienstes und in Alternative zur Verwahrpsychiatrie über einen beschützenden Lebensraum mit je einer Tagesstätte, betreuten Wohnformen (Heime, therapeutische Wohngemeinschaften und betreutes Einzelwohnen) und beschützenden Arbeitsplätzen verfügen.

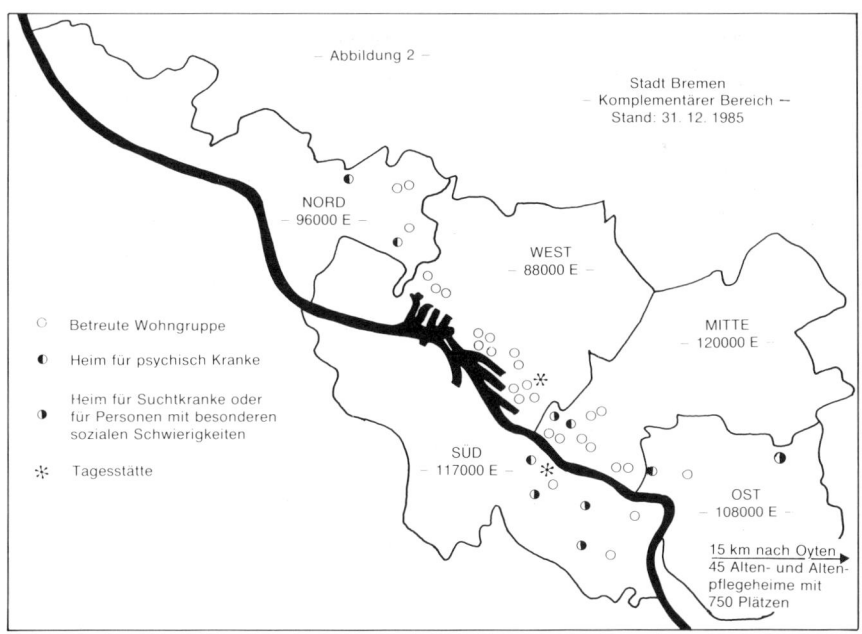

Die Psychiatrie in Bremen ist ein Stück gemeindenäher geworden. Der Ausgrenzung seelisch Kranker wurde Einhalt geboten. Sie konzentriert sich jetzt auf die Versorgungsregion selbst. Gegenüber 1978/79 reduzierte sich der Bettenbestand des psychiatrischen Krankenhauses um rd. 8%, von 1050 auf 950 Betten, sank die mittlere Verweildauer um rd. 33%, von 109 Tagen 1978 auf 73 Tage im Jahre 1985, stieg die Anzahl der Aufnahmen aber um rd. 20%, von rd. 2500 Aufnahmen im Jahre 1978 auf rd. 3000 Aufnahmen im Jahre 1985 und erhöhte sich die Anzahl der Zwangsunterbringungen (Unterbringungen nach dem Psychisch-Krankengesetz einschließlich der Unterbringungen nach dem Vormund- und Pflegschaftsrecht) von 10% aller Aufnahmen im psychiatrischen Krankenhaus auf 13% im Jahre 1985 (2).

Bei einer solchen Ausgangslage der Psychiatrie in Bremen und deren Entwicklung seit 1980 war es daher nur folgerichtig, frühzeitig auch über das Thema Notfallhilfe und Krisenintervention rund um die Uhr nachzudenken. Trotzdem mußten wir drei Jahre eine konfliktreiche Diskussion führen, bis wir schließlich 1985 einen Notdienst einrichten konnten.

Allgemeine Gesichtspunkte bei der Organisation ambulanter psychiatrischer Notdienste

Hilfe in Krisen und Notfällen verstehen wir als eine notwendige Ergänzung der Versorgung schwer und chronisch psychisch Kranker. Eine gemeinde-

nahe Psychiatrie kommt ohne einen Notdienst nicht aus. Bei dessen Organisation sollten folgende Gesichtspunkte berücksichtigt werden:
- Wenn immer möglich, sollte man sich vor Einrichten eines Notdienstes darüber im klaren sein, für wen bzw. für welche Zielgruppen man einen Notdienst einrichten will – für alle seelisch bedingten Krisen und Notfälle oder nur für jene der psychiatrischen Klientel im engeren Sinne. Aber auch wenn man sich auf die Kerngruppen der Psychiatrie (Psychose- und Suchtkranke, Charakterneurosen und Persönlichkeitsstörungen, Suizidgefährdete, alte psychisch Kranke und geistig Behinderte) beschränken will, sollte man vorher prüfen, ob man für alle psychiatrischen Notfälle einer Region oder nur für die eigene Klientel oder nur für bestimmte Gruppen z. B. nur für Suizidgefährdete oder nur für PsychKG-Fälle (3) zuständig sein will. Die Antwort darauf hat einen entscheidenden Einfluß auf die notwendigen Ressourcen.
- Ein psychiatrischer Notfall, außer bei akuter Lebensgefahr, ist kein Fall für die Polizei oder für die Feuerwehr. Trotzdem fällt es der Psychiatrie schwer, auch im ambulanten Bereich eine Notfallhilfe zu organisieren. Dies liegt nicht nur an fehlenden personellen und finanziellen Ressourcen, sondern auch an den in der Psychiatrie Tätigen selbst. Die ausschließliche Orientierung am medizinischen Krankheitsmodell, mangelnde Erfahrung, die Angst, schwierige Situationen alleine meistern zu müssen, und Bequemlichkeit spielen hier eine Rolle.
- In Bremen gelang uns die Organisation eines ambulanten psychiatrischen Notdienstes über eine einzige Institution. An anderen Orten wird dies in der Regel nicht möglich sein. Vielmehr wird es erforderlich sein, daß in einer überschaubaren Versorgungregion sich alle psychosozialen und medizinischen Dienste zusammenraufen und zum Beispiel einen gestaffelten Notdienst – einen Telefondienst, einen mobilen psychosozialen Dienst und einen ärztlichen Hintergrundsdienst – aufbauen. Eine solche Lösung wäre, wenn die in Frage kommenden Dienste und Einrichtungen zu einer gemeinsamen Aktion fähig sind, in vielen Regionen unter Ausschöpfung der bestehenden Ressourcen möglich.
- An einen gemeindepsychiatrischen Notdienst, der allgemein bekannt ist, wenden sich möglicherweise alle, die in irgendeiner seelischen Not stehen. Krisen und Notfälle sollten aber voneinander differenziert werden. Man braucht also einen Filter, zum Beispiel einen Telefondienst oder man gibt Telefon und Ort des Notdienstes nur denjenigen Personen und Institutionen bekannt, die in irgendeiner Weise eine Verbindung zur Psychiatrie haben.
- Gerade die Klientel sozialpsychiatrischer Dienste, betreuter Wohnformen und des psychiatrischen Krankenhauses ist besonders krisenanfällig. Aber auch bei dieser Klientel ist es sinnvoll, in Anlehnung an Helmchen und Häfner (4) verschiedene Krisenformen zu unterscheiden: Alle jene Erschütterungen im Leben, die zu Beeinträchtigungen des Befindens

führen, jene Krisen, die einen Zusammenbruch von Fähigkeiten bei der Bewältigung des alltäglichen Lebens zur Folge haben und jene, die schließlich auch eine ernste Gefährdung der Gesundheit und des Lebens darstellen. Die beiden letzteren sollte man in Abgrenzung zu den beiden ersteren als Notfälle bezeichnen. Die Übergänge sind sicherlich fließend. Betroffene und Beteiligte werden sich an solche Unterscheidungen aber kaum halten. Was eine Krise ist, bestimmen sie zunächst selbst. Ob eine Hilfestellung aber sofort, innerhalb von 24 Stunden oder zum nächsten Gesprächstermin erforderlich ist, muß der Helfer entscheiden.

— Der psychiatrische Notfall ist nur das Ende einer langen Kette von Verwicklungen. Auch Zeitpunkt und Ort einer Krise oder eines Notfalls bestimmen Betroffene und Beteiligte selbst. In ihrem Hilfesuchverhalten halten sie sich dabei nur bedingt an die Dienstzeiten oder Sprechstunden medizinischer oder psychosozialer Dienste. Hilfe muß daher rund um die Uhr erreichbar sein.

— Wer um Hilfe nachsucht, ist nicht nur der unmittelbar Betroffene selbst. ‚Jetzt kann ich nicht mehr‘, ‚So geht es nicht mehr weiter‘ oder ‚Jetzt reicht's‘ äußern besonders in ernsten Krisen Angehörige oder andere Bezugspersonen, Nachbarn, Freunde, Bekannte usw. Sie erleben zunächst die Krise. Der Helfer muß daher auch mobil sein und vor Ort klären können, wer welche Hilfe braucht.

— Eine ambulante Notfallhilfe erfordert Zeit. Betroffene und Beteiligte müssen die Erfahrung machen können, daß sie ernstgenommen werden. Eine Stunde, aber auch zwei und drei Stunden, müssen zur Verfügung stehen können. Die dabei in der Erreichbarkeit eines Notdienstes entstehenden Lücken sollten durch einen entsprechenden Personaleinsatz und/oder durch technische Hilfsmittel (Anrufbeantworter, Europieper oder Autotelefon) überbrückt werden.

— Außer in lebensbedrohlichen Zuständen ist in Notfällen der sinnvollste Ort der ersten Intervention der Ort des Geschehens selbst. Nur dort erhält man ein Gesamtbild der Krise, sieht man die Lebensumstände, erlebt man die in die Krise involvierten Personen, erfährt man die widerstreitenden Bedürfnisse, Interessenlagen und Handlungsabsichten der einzelnen, erhält man Aufschluß über die bisherigen Lösungsversuche und lassen sich Gefährdung und die vordringlichen Bedürfnisse als auch die Möglichkeiten der Selbsthilfe und die erforderlichen professionellen Hilfen abschätzen.

— Die Beurteilung von, sowie eine Hilfestellung in Krisen und Notfällen können im Rahmen ihrer fachlichen Möglichkeiten und Grenzen auch in der Psychiatrie erfahrene Pflegekräfte, Sozialarbeiter und Psychologen leisten. Ja, sie wissen vieles besser als Ärzte, besonders dann, wenn sie mit dem Patienten/der Patientin vertraut sind. Für unmittelbar medizinisch-psychiatrische Fragen muß jedoch immer ein Arzt erreichbar sein.

- Im Unterbringungsfalle, bei selbst- und fremdgefährdendem Verhalten, braucht man besonders viel Zeit. Eine Unterbringung darf nicht zu einem medizinisch-administrativen Akt von Ordnungamt/Polizei und Medizinern verkommen. Betroffenen und Beteiligten muß das Geschehen soweit wie irgend nur möglich transparent bleiben. Eine Unterbringung sollte einer nachträglichen Aufarbeitung zugänglich bleiben. Der Betroffene sollte für weitere Bemühungen nicht verloren gehen.

- In der Regel werden psychiatrische Notfälle in einer psychiatrischen Akut- oder Aufnahmestation behandelt. Durch die Massierung psychischen Leidens auf engstem Raum sind solche Stationen meist hochkrisengeschüttelte Behandlungsräume. Die Betroffenen kommen mit einer Krise in eine krisenhafte Situation. Daher ist es immer sinnvoll zu prüfen, ob eine stationäre Behandlung erforderlich ist. Sollte sie notwendig werden, sollte man als Helfer aber klar zu ihr stehen und nicht durch offenkundige oder versteckte Haltungen oder Meinungen den Beginn einer stationären Behandlung gefährden (5).

- Schließlich sollte eine Notfallhilfe entweder der Beginn oder die Wiederaufnahme einer Behandlung bzw. Betreuung oder ein erforderlicher Schritt in einer schwierigen Behandlungssituation sein. Ein Notfall sollte − sofern keine stationäre Aufnahme erforderlich war − an die vorbehandelnde Institution weitergeleitet oder − sofern Betroffene oder Beteiligte bisher ohne Hilfe waren − an eine weiterbetreuende Institution vermittelt werden.

Die genannten Gesichtspunkte sind ein Spiegel unserer bisherigen Erfahrungen. Die Frage nach den Zielgruppen und der Erreichbarkeit eines ambulanten Notdienstes beschäftigen uns dabei besonders − davon aber später, zunächst eine Darstellung unserer Situation.

Organisation des Notdienstes des Sozialpsychiatrischen Dienstes in Bremen

Der Notdienst des Sozialpsychiatrischen Dienstes arbeitet seit Anfang 1985. Eine Hilfestellung in akuten Krisen am Tage leisten die einzelnen Beratungsstellen des Dienstes. Sie sind täglich von 8 bis 18 Uhr geöffnet. Montag bis Freitag 18 bis 8 Uhr sowie an Samstagen, Sonntagen und Feiertagen 8 bis 8 Uhr wird diese Aufgabe aber von einem zentralen Notdienst wahrgenommen. Alle Mitarbeiter des Sozialpsychiatrischen Dienstes nehmen daran teil, rd. 50 Personen. In jedem Bereitschaftsdienst arbeiten drei Mitarbeiter. Zwei Mitarbeiter erwarten Anrufe oder persönliche Besuche von Klienten in der zentral gelegenen Beratungsstelle Mitte. Ein Mitarbeiter hat zu Hause Rufbereitschaft. Einer der Mitarbeiter ist immer ein in der Psychiatrie erfahrener Arzt.

Bekanntmachung des Notdienstes

Der Notdienst wurde allen einschlägigen medizinischen und psychosozialen Diensten des psychiatrischen Kern- und Vorfeldes sowie dem Amtsgericht, der Polizei und der Feuerwehr bekannt gegeben. Einschließlich niedergelassener Ärzte (Allgemeinärzte, Internisten und Nervenärzte) und der Gemeindekrankenschwestern wurden rd. 1200 Personen/Institutionen angeschrieben. In der Aufbauphase, um erste Erfahrungen zu sammeln und um nicht als Telefonseelsorge benutzt zu werden, wurde zunächst auf eine tägliche Bekanntgabe in einer Tageszeitung unter der Rubrik „Rat und Hilfe" verzichtet.

Erste Ergebnisse[1]) und Erfahrungen

Der Notdienst leistete 1985 in 1324 Fällen eine Hilfestellung. In 60% der Fälle genügte eine telefonische Beratungen, in 40% waren persönliche Beratung in der Notdienststelle (15%) und/oder über einen Hausbesuch (25%) erforderlich. Letztere schöpften aber rd. 50% der gesamten aufgewendeten Zeit aus.

Der Notdienst wurde insbesondere samstags, sonntags und an Feiertagen in Anspruch genommen. Rd. 52% aller Fälle suchten in diesen Tagen den Notdienst auf.

Bei den Hilfesuchenden überwogen deutlich die jüngeren Altersgruppen. Die Alterklassen 20 bis 29 Jahre und 30 bis 39 Jahre waren mit jeweils 28% vertreten, die über Sechzigjährigen aber nur noch mit 11%.

In der Tendenz suchten mehr Frauen (60%) als Männer (40%) um Hilfe nach. Bedeutsam waren die Zugangsweisen. Hier spielten die Entfernung zur Notdienststelle und die Frage, von wem ging das Ersuchen um Hilfe aus, eine wichtige Rolle. Rd. 31% aller Anfragen stammten aus dem Stadtbezirk Mitte, jenem Bezirk, in dem auch die Notdienststelle liegt, nur 7% aus dem Stadtbezirk Nord, jenem Bezirk, der die größte Entfernung zum Notdienst aufweist. Reichten telefonische oder persönliche Beratungen in der Not-

Tabelle 1					
Wohnort nach Stadtbezirken und Vorgehen					
	HB %	BSt %	Tel. %	Insgesamt N	%
Mitte	29	50	27	390	31
Nord	6	3	9	89	7
Ost	18	12	18	216	17
Süd	27	21	20	278	22
West	18	11	14	181	15
Außerhalb u. unbekannt	2	3	12	104	8
Summe	100	100	100	1258	100

1) Die Ergebnisse sind Resultate einer Auswertung der kurzgefaßten und halbschematisierten Dokumentationsunterlagen, die über jeden einzelnen Fall angelegt wurden.

	HB %	BSt %	Tel. %	Insgesamt N	%
Tabelle 2					
Zugang und Vorgehen					
Selbst	12	48	59	607	46
Angehörige	26	9	11	177	13
Freunde/ Bekannte/ Nachbarn/ Vermieter	15	8	9	150	11
Medizinische und soziale Dienste (Ärzte, Krankenhaus, Heim, WG, Frauenhaus, Obdachlosenasyl, Telefonseelsorge)	22	23	16	245	19
Polizei	25	12	5	145	11
Summe	100	100	100	1324	100

dienststelle aus, suchten in der Regel die Betroffenen selbst (59 bzw. 48%) um Hilfe nach. Waren aber Hausbesuche erforderlich, änderten sich die Zugangsweisen erheblich. In solchen Fällen wurden andere, Personen aus der Umgebung des Betroffenen, Angehörige oder andere Bezugspersonen, Mitarbeiter psychosozialer Dienste oder die Polizei aktiv (s. Tab. 2).

Über die Problemgruppen des Notdienstes und deren Aufteilung nach dem Ort der Hilfestellung informiert die folgende Tabelle 3.

Die häufigsten Problemgruppen stellten die Krise/Ratlosigkeit bei psychotischer Erkrankung bzw. bei vermuteter psychotischer Erkrankung und die Krise/Ratlosigkeit bei Suchtmittelabhängigkeit bzw. bei vermuteter Suchtmittelabhängigkeit dar. Bei Hausbesuchen wurden sogar bei rd. der Hälfte aller Fälle Personen mit psychotischen Erkrankungen angetroffen. Im Zusammenhang mit der Variablen Zugangsweise/Hilfesuchender darf man daraus schließen, daß je ernster eine seelische Notlage ausfällt, um so weniger suchen Betroffene um Hilfe nach, um so eher werden andere aktiv und um so eher muß der Helfer an den Ort des Geschehens gehen.

Tabelle 3					
Problemgruppen und Vorgehen					
"Diagnose"	HB %	BSt %	Telefon %	Insgesamt N	%
1. Krise/Ratlosigkeit bei psychotischer Erkrankung bzw. bei vermuteter psychotischer Erkrankung	52	34	16	362	27
2. Krise/Ratlosigkeit bei Suchtmittelabhängigkeit bzw. vermuteter Suchtmittelabhängigkeit	20	22	15	221	17
3. Suicidalität (soweit nicht 1. oder 2. zuordbar)	12	7	5	89	7
4. Angst/Erregung/Unruhe (soweit nicht 1. oder 2. zuordbar)	5	13	9	114	9
5. Depressive Stimmungslage	7	16	9	123	9
6. Psychiatrische Krise im Alter[1])	2	2	3	36	3
7. Besondere Krisenlage, soziale Notlage (gewalttätiger familiärer Konflikt, Jugendlicher von zu Hause weggelaufen, ohne Obdach)	2	1	3	34	3
8. Sorge Angehöriger, anderer Bezugspersonen bei psych. Erkrankung bzw. vermuteter psych. Erkrankung von Verwandten od. Bekannten	–	–	19	156	11

Tabelle 3					
Problemgruppen und Vorgehen					
„Diagnose"	HB %	BSt %	Telefon %	Insgesamt N	%
9. Zuständigkeit des ärztl. Notdienstes	–	–	–	3	–
10. Krise bei Lebensproblemen (Partner-, Familienkonflikt, Arbeitslosigkeit u. a.)	–	4	5	51	4
11. Auskünfte, keine Krise	–	1	8	69	5
12. Anfragen anderer Dienste	–	–	8	66	5
Summe	100	100	100	1324	100
1) Alle „Diagnosen" bei Personen 65 Jahre und älter					

Bei 71% der persönlich gesehenen Fällen konnte über eine ausführliche Aussprache, unter Einbezug der wichtigsten Bezugspersonen und über die gelegentliche Gabe von Medikamenten eine Lösung vor Ort gefunden werden. In 29% dieser Fälle war aber eine stationäre Aufnahme erforderlich (20% aufgrund eigener Überzeugung beziehungsweise freiwillig, 6% über das PsychKG und bei 3% Aufnahme in ein medizinisches Krankenhaus, ein Frauenhaus, ein Heim oder ein Obdachlosenasyl).

Eine der wesentlichsten Erfahrungen war, daß durch das Auftauchen des Notdienstes, durch ein sicheres und ruhiges Auftreten, Anspannung und alle Formen verbaler oder tätlicher Aggression oder Gewalt sich erheblich reduzieren. Wenn gelegentlich trotzdem die Aggression eskalierte, mußten wir uns fragen, ob nicht auch wir zum Beispiel durch Unsicherheit oder Zögern im Handeln dazu beitrugen. Mitunter bedeutete unser Eintreffen sogar die Befreiung von Handschellen oder die Befreiung aus einer Arrestzelle: Beim Eintreffen in einer Polizeiwache sah ich sechs kräftige Polizisten um eine Frau mittleren Alters versammelt. Sie saß auf einer Bank, schimpfte wie ein Rohrspatz und unterstellte den Beamten sexuelle Anzüglichkeiten. Die Beamten standen tatsächlich ihr zu nahe. Als ich sie begrüßte, fiel mir auf, daß sie mir ihre Hand nicht geben konnte. Auf Nachfrage und bei genauerem Hinsehen stellte ich fest, daß sie mit einer Hand an die Bank gefesselt war. Frau X litt an einer hochakuten Psychose, die Beamten waren nur hilflos, mit ihr umzugehen.

Eine ganz andere Erfahrung bezog sich auf den Dienst selbst. Über den Notdienst lernten sich die Mitarbeiter der einzelnen Beratungsstellen wie auch die einzelnen Berufsgruppen besser untereinander kennen. Der Notdienst trug dazu bei, die einzelnen Berufsgruppen aus ihren gegeneinander abgeschotteten fachlichen Denk- und Handlungsweisen herauszuführen und förderte das Verständnis und die Zusammenarbeit untereinander. (Würde man in anderen Regionen einen Notdienst aus Mitarbeitern verschiedener Institutionen aufbauen, könnte er für deren Zusammenarbeit einen wichtigen Beitrag leisten.)

Bewertung

Außerhalb der normalen Dienstzeiten und Sprechstunden medizinischer und psychosozialer Dienste werden in Bremen Patienten im Krisen- oder Notfall vom allgemeinen ärztlichen Notdienst, von unserem Notdienst, von medizinischen Krankenhäusern und von den psychiatrischen Kliniken I bis III des Zentralkrankenhauses Bremen-Ost (den Kliniken I und II für Allgemeinpsychiatrie und der Klinik III für Suchtkrankheiten) behandelt. Ein psychiatrischer Notdienst der niedergelassenen Ärzte wie auch rund um die Uhr tätige Ambulanzen an den psychiatrischen Kliniken existieren nicht. Abends, nachts und am Wochende ist für zur Aufnahme anstehenden Krisen- oder Notfälle in den Psychiatrischen Kliniken I und II zusammen und in der Suchtklinik extra je ein Bereitschaftsarzt zuständig.

Welche Anteile die genannten Institutionen an der gesamten Krisen- und Notfallproblematik tragen, wissen wir nicht. Angaben wir Hug sie für Zürich (6) vorlegte, können wir nicht machen. Den allgemeinen ärztlichen Notdienst (zuständig für die Stadt Bremen mit Ausnahme des Stadtbezirks Nord) beanspruchten im IV. Quartal 1984 Montag bis Freitag 19 bis 8 Uhr und samstags, sonntags sowie an Feiertagen 8 bis 8 Uhr 9239 Fälle. Davon entfielen auf die Wochenend- und Feiertage 68% aller Fälle. 21% konnten mit einer telefonischen Beratung abgeschlossen werden, bei 41% war ein Hausbesuch erforderlich und 38% der Fälle wurden in der Notdienstzentrale untersucht und behandelt (7). In welchem Ausmaße darunter aber auch psychiatrische Fälle waren, ist nicht bekannt. Darüber hinaus liegen auch aus den medizinischen Krankenhäusern und der Suchtklinik keine Angaben vor.

Eine gewisse Beurteilung des quantitativen Anteils und des Spektrums der behandelten Krisen- und Notfälle ist jedoch über das Aufnahmeregister der beiden Kliniken für Allgemeinpsychiatrie möglich. Dabei ergaben sich aus einem Vergleich über die beiden letzten drei Monate des Jahres 1985 folgende überraschende Ergebnisse[1]).

1) Die Zuverlässigkeit der Daten des Aufnahmeregisters ist sicherlich beschränkt. Die Zuverlässigkeit der Aufnahmezeiten wird man als hoch, die der Zugangswege und besonders die der Diagnosen als geringer bzw. als gering einschätzen müssen.

Tabelle 4

Anzahl der Einweisungen und Vorgehensweisen in der Aufnahmezentrale (Liegendaufnahme) der I. und II. Klinik für Allgemeinpsychiatrie des ZKH Bremen-Ost, 1. 10.–31. 12. 85 (Ohne Einweisung aus dem niedersächsischen Umland).

Zeit	Anzahl der Einweisungen		Vorgehen					
			Aufnahme		Weiterleitung zur Suchtklinik		keine Aufnahme	
	N	%	N	(%)	N	(%)	N	(%)
Mo.–Fr. 8–18	240	47	175	(73)	24	(12)	36	(15)
Mo.–Fr. 18–8 und Sa., So., Feiertage 8–8	267	53	156	(58)	45	(17)	66	(25)
Summe	507	100	331	(65)	74	(15)	102	(20)

Im besagten Zeitraum erreichten die Aufnahmezentrale der beiden Kliniken 267 Fälle. Davon wurden 58% aufgenommen und 42% beraten oder an die Suchtklinik weitervermittelt. Erstaunlich aber war, daß diese Fälle 55% aller Einweisungen darstellten und rd. 60% ohne ärztliche Einweisung, entweder selbst oder in Begleitung oder über technische Notdienste (Krankenwagen, Feuerwehr, Polizei) den Weg in das Krankenhaus fanden. Bei den letzteren muß dabei im Vergleich zum Tage (Montag bis Freitag 8 bis 18 Uhr) erwogen werden, daß sie in der Krise unmittelbar vor Aufsuchen des Krankenhauses ohne fachliche (medizinische oder psychosoziale) Beratung waren und dabei auch den allgemeinen ärztlichen Notdienst nicht aufsuchten.

Im gleichen Zeitraum wandten sich an den Notdienst des Sozialpsychiatrischen Dienstes 304 Fälle, davon wurden 59% (N = 180) telefonisch und 41% (N = 124) auch persönlich beraten.

Die beiden psychiatrischen Kliniken wie den Notdienst des SPsD erreichten somit eine etwa gleich große Anzahl Hilfesuchender. Im Krankenhaus erfuhren aber zwei- bis dreimal soviele Fälle eine persönliche Untersuchung und Behandlung.

Bedeutsam sind auch die Unterschiede im diagnostischen Spektrum.

Der Notdienst des SPsD hat einen besonderen Schwerpunkt in der Hilfestellung bei psychotischen Erkrankungen, quantitativ erreicht das Krankenhaus

Tabelle 5

Zugang zur Aufnahmezentrale (Liegendaufnahme) der I. und II. Klinik für Allgemeinpsychiatrie des ZKH Bremen-Ost, 1. 10.−31. 12. 85, im Zeitraum A (Mo.−Fr. 8−18), und im Zeitraum B (Mo.−Fr. 18−8 und Sa., So., Feiertage 8−8) ohne Zugänge aus dem niedersächsischen Umland.

Zugang	Zeitraum A N	Zeitraum A %	Zeitraum B N	Zeitraum B %
ohne ärztliche Einweisung: Selbst/ mit Angehörigen/ mit anderen Bezugspersonen	43	18	83	31
ohne ärztl. Einweisung, aber mit Krankenwagen/Polizei/ Feuerwehr	51	21	87	32
niedergelassener Arzt	110	46	45	17
Sozialpsychiatr. Dienst[1])	9	4	18	7
medizinisches Krankenhaus	27	11	34	13
Summe	240	100	267	100

[1]) Die Aufnahmezentrale registrierte Einweisungen über den SpsD auch unter „selbst" und „Krankenwagen u. a." Der SpsD wies einschließlich der Einweisungen in die Suchtklinik im Zeitraum A ungefähr 90 Personen und im Zeitraum B 43 Personen ein.

aber eine gleiche Anzahl von Fällen. Im Vergleich zum Notdienst häufen sich im Krankenhaus insbesondere suizidalgefährdete und intoxikierte Personen sowie Personen mit psychiatrischen Krisen im Alter. Suchterkrankungen sind in beiden Diensten anteilmäßig gleich hoch, quantitativ im Krankenhaus aber deutlich höher vertreten − insbesondere dann, wenn man bedenkt, daß die Krisen- und Notfälle der Suchtklinik hier nicht erfaßt sind. Wichtig wäre auch eine Aufschlüsselung der Restkategorie ohne Diagnose/übrige im psychiatrischen Krankenhaus.

Der Notdienst des Sozialpsychiatrischen Dienstes ist ein ermutigender Anfang bei der Bewältigung der Krisen- und Notfallproblematik psychiatrischer Klientel außerhalb der Dienst- und Sprechzeiten medizinischer und psychosozialer Dienste. Klienten, die bisher keine oder häufig keine ausreichende Hilfe erfuhren oder bisher sofort das Krankenhaus aufsuchen mußten, können jetzt fachliche Hilfe auch in einem ambulanten Rahmen, im

Tabelle 6

Vergleich der „Diagnosen" der Aufnahmezentrale (Liegendaufnahme) der I. und II. Klinik für Allgemeine Psychiatrie des ZKH Bremen-Ost und des Notdienstes des Sozialpsychiatrischen Dienstes Bremen in der Zeit vom 1. 10.−31. 12. 85, Mo.−Fr. 18−8 Uhr und Sa, So, Feiertage 8−8 Uhr

„Diagnose"	Psychiatrisches Krankenhaus			SPsD	
	N	%	%[1])	N	%
Psychose	59	22	27	60	48
Sucht	47	18	21	31	25
Suicidal/ Intoxikation	51	19	23	8	6
Angst/ Unruhe/ Erregung	18	7	8	12	10
Depression	11	4	5	9	7
Psychiatrische Krise im Alter[2])	23	8	11	1	1
Probleme	11	4	5	1	1
Ohne Diagnose/übrige	47	18	−	2	2
Summe	267	100	100	124	100

[1]) Ohne Berücksichtigung der Kategorie „Ohne Diagnose/übrige"
[2]) Alle „Diagnosen" bei Personen 65 Jahre und älter

Bedarfsfall auch direkt zu Hause, dort wo die Krise erlebt wird und Beteiligte beunruhigt sind, erhalten.

Unser Notdienst arbeitet bisher in einem weitgehend anonymen Feld. Der einzelne Mitarbeiter arbeitet tagsüber in einer Beratungsstelle, kennt seine Region wie seine Westentasche, nachts ist er aber für die ganze Stadt zuständig. In der Regel kennen dann weder Mitarbeiter noch die Betroffenen einander. Dabei wissen wir bisher nicht, ob unser Dienst ein Notdienst für eine uns bereits bekannte Klientel ist oder ob wir in unzureichendem Ausmaß die Aufgaben eines allgemeinen psychiatrischen Notfalldienstes erfüllen. Anonymität wird man aber auch in einem sehr vertrauten Feld, zum Beispiel wie in Solingen (8), nie völlig vermeiden können. Neufälle werden immer auftreten. Anonymität wird man daher durch Zeit und durch einen sorgfältigen Klärungs- und Interventionsprozeß ausgleichen müssen.

Durch den Notdienst wurde die Aufnahmerate im psychiatrischen Krankenhaus nicht gesenkt, aber auch nicht erhöht. Die Unterbringungsrate nach PsychKG stieg um 10% die Zwangseinweisungsrate insgesamt fiel aber um den gleichen Wert[1] (2). Der Notdienst ist vielmehr eine qualitative Verbesserung der Versorgung.

Der hohe Anteil der Aufnahmen abends, nachts und am Wochenende sowie der hohe Anteil derjenigen, die ohne ärztliche Einweisung in das Psychiatrische Krankenhaus kamen und dabei in der unmittelbaren Krise wahrscheinlich ohne fachliche Hilfe waren, weist darauf hin, daß es erforderlich erscheint, die Erreichbarkeit des Notdienstes zu verbessern. Der Vergleich mit dem Psychiatrischen Krankenhaus zeigt, daß man sich vor Einrichtung eines Notdienstes darüber im klaren sein sollte, für welche Zielgruppen man einen solchen Dienst einrichten will und wie groß der Bedarf dafür ist. Wir in Bremen werden dabei darüber nachdenken müssen, ob wir den Dienst der allgemeinen Öffentlichkeit zugänglich machen und uns in Richtung eines allgemeinen psychiatrischen Notdienstes entwickeln oder ob wir uns auf unsere eigene Klientel beschränken und dabei enger als bisher mit den komplementären Diensten, den betreuten Wohngemeinschaften und den psychiatrischen Heimen zusammenarbeiten oder ob wir eine engere Verbindung mit dem Psychiatrischen Krankenhaus suchen sollten.

Ein ambulanter gemeindepsychiatrischer Notdienst wird in einer definierten Region nie alle Krisen und Notfälle versorgen können. Dies erscheint auch nicht sinnvoll, insbesondere dann, wenn jene (zum Beispiel ernste Suizidfälle, Intoxikationen und Fälle mit medizinisch-organischen Begleiterscheinungen) eher medizinische Notfälle darstellen. Zur Klärung der eigenen Anteile wie auch der der anderen sowie zur Reflexion der eigenen Arbeit sollte man deswegen eine sorgfältige Dokumentation, am besten in Form einer wissenschaftlichen Begleitung, durchführen.

---

1) Für die Stadt Bremen betrugen die Fallzahlen (Anzahl der Aufnahmen und Entlassungen geteilt durch zwei) 1984 und 1985 der psychiatrischen Kliniken I bis III N = 2950 und N = 2967. 1985 erhöhte sich die Anzahl der PsychKG-Fälle von 241 Fällen im Jahre 1984 auf 276 Fälle. Die Anzahl der Zwangsunterbringungen insgesamt (PsychKG-Fälle und vormundschaftliche Unterbringungen) sank dagegen von 404 Fällen im Jahre 1984 auf 373 Fälle im Jahre 1985.

Literatur:
(1) K. DÖRNER, R. KÖCHERT, G. v. LAER, K. SCHERER (1979): Gemeindepsychiatrie. Kohlhammer, Stuttgart u. a.
(2) J. KEBBEL (1986): Modellprogramm Psychiatrie — Sachbericht über den Sozialpsychiatrischen Dienst Bremen
(3) A. SPENGLER, R. HAGENAH, G. FRIEDRICH (1983): Behandlungsindikationen bei psychiatrischen Notfällen. Psychiatrische Praxis 10:200—208
(4) H. HÄFNER, H. HELMCHEN (1978): Psychiatrischer Notfall und psychiatrische Krise — konzeptuelle Fragen. Nervenarzt 49: 82—87
(5) A. UCHTENHAGEN (1985): Compulsory measures in psychiatric emergencies. Arbeitspapier „WHO Working Group on Crisis Intervention and Psychiatric Emergency Services in Europe". Wien, 25.—28. 2. 1985. Unveröffentlichtes Manuskript
(6) H. H. HUG (1981): Psychiatrische Notfälle und deren Versorgung in der Stadt Zürich. Inauguraldissertation. Sozialpsychiatrischer Dienst der Psychiatrischen Universitätsklinik Zürich.
(7) Bremer Ärzteblatt (1985): Erste Erfahrungen mit der Neuordnung des ärztlichen
(8) Notfalldienstes. Bremer Ärzteblatt 4:28—30
D. BICK, K. NOUVERTNÉ (1984): Ambulante Notfallhilfe. Sozialpsychiatrische Informationen 14 (Heft 4):41—51
(9) H. KATSCHNIG, T. KONIECZNA (1986): Notfallpsychiatrie und Krisenintervention. In: K. P. v. KISKER, H. LAUTER, J. E. MEYER u. a.: Psychiatrie der Gegenwart Bd. 2, Springer, Berlin Heidelberg New York Tokyo, S. 4—42.

Sektorisierte Ambulante Psychiatrische Notfallhilfe Am Beispiel des Psychosozialen Trägervereins Solingen e.V.

K. Nouvertné

1. Hintergrund

Im Folgenden wird am Beispiel des Ambulanten Dienstes des Psychosozialen Trägervereins Solingen e.V. dargestellt, wie eine Region durch die Rund-um-die-Uhr-Arbeit eines ambulanten Basisdienstes so versorgt werden kann, daß vor allem auch der Personenkreis der chronisch psychotisch erkrankten Menschen eine Beratung, Behandlung und Hilfestellung auch in Krisenzeiten erhält, die eine stationäre Unterbringung weitgehend überflüssig macht.

Grundlage der Gedanken dieses Referats ist die nunmehr 8jährige ambulante Betreuungsarbeit des Psychosozialen Trägervereins sowie die Arbeit der diesem Angebot angegliederten Krisenstation, die seit 4 Jahren besteht.

Die beschriebenen institutionellen Voraussetzungen sind sicherlich speziell auf die Region Solingen zugeschnitten, eine Übertragung auf andere Regionen ist deswegen sehr schlecht möglich. Unserer Meinung nach lassen sich jedoch Grunderfahrungen, die in Solingen gemacht wurden, auf andere Regionen übertragen.

1.1. Differenzierung zwischen speziellem Kriseninterventionsdienst und Basisdienst, der „rund um die Uhr" arbeitet

Bei der ambulanten Notfallhilfe in Solingen handelt es nicht um einen speziellen Kriseninterventionsdienst, der in festgesetzten Krisensituationen tätig wird und eine Hilfestellung bis zum Abklingen der Krise gibt, sondern um einen ambulanten Dienst, der die Basisversorgung der Region übernimmt und der durch einen speziellen Bereitschaftsdienst rund um die Uhr, einschließlich der Sonn- und Feiertage, arbeitet. Es gibt keinen speziellen Mitarbeiterstamm für die Krisenintervention. Sie ist vielmehr integraler Bestandteil des Dienstes, der die regional ambulante Versorgung von psychisch Kranken, und hier vornehmlich von sog. „Langzeitkranken" sicherstellt. Um dem Prinzip der „Rund-um-die-Uhr-Versorgung" gerecht zu werden, wird dieser Basisdienst personell so verstärkt, daß er auch zu den normalerweise dienstunüblichen Zeiten, wie nachts und an Sonn- und Feiertagen, funktionsfähig ist.

1.2 Ein Spezialkrisendienst ist nicht in der Lage, chronische Psychotiker, und nur sehr selten, akut psychotisch Kranke mit schweren Störungen aufzufangen.

Soll im Rahmen der Krisenintervention auch Hilfestellung bei psychotischen Krisen gegeben werden und darüber hinaus die Gruppe der chronischen

Psychotiker in das Versorgungsangebot miteinbezogen werden, bedeutet das, daß zu den Voraussetzungen an die Qualifikation der Mitarbeiter, die Krisenintervention oder, besser gesagt, die Notfallhilfe oder Notfallintervention leisten, noch Anforderungen institutioneller Art hinzukommen:

— die sinnvollsten Krisenintervention bei psychotisch erkrankten Menschen ist eine gut ausgebaute Vor- und Nachsorge

Jeder Betreuer, welcher Berufsgruppe er auch immer angehören mag, ist überfordert, steht er in einer Krisensituation einem ihm unbekannten Menschen gegenüber, der sich in einer akut psychotischen Krise befindet. Die mangelnde Kenntnis der beiden sich gegenüberstehenden Menschen, die mangelnde Kenntnis der sozialen Situation, das nicht vorhandene gegenseitige Vertrauen und die stark eingeengte Realitätswahrnehmung seitens des Patienten führen sehr häufig dazu, daß in diesem Fall eine stationäre Unterbringung und, sofern es sich um eine zugespitze Situation handelt, oft auch eine stationäre Unterbringung gegen den Willen des betroffenen Patienten als alleinige Möglichkeit bleibt. Es gilt die Erfahrung, daß in psychotischen Krisensituationen sehr wenig Zeit und auch sehr wenig Aufnahmefähigkeit da ist, um durch psychotherapeutische Gespräche eine sinnvolle Vertrauensbasis zu erarbeiten. Erster Ansatzpunkt sollte sein, die Situationen zu vermeiden, in denen es zu solchen Zuspitzungen kommt. Das setzt jedoch voraus, daß geeignete Präventionsmöglichkeiten in einer Region vorhanden sind, die es den Angehörigen und den Betroffenen selber, aber auch dem sozialen Umfeld ermöglichen, frühzeitig Hilfe aufzusuchen, wenn ein Mensch sich stark verändert. D. h. aber auch, daß die jeweiligen Institutionen zum einen eine sehr niedrige Hemmschwelle zum Aufsuchen bieten sollten, zum anderen aber auch so flexibel arbeiten müssen, um zumindest auch Hausbesuche machen zu können. Damit wird die klassische „Komm-Struktur" von niedergelassenen Nervenärzten und Beratungsstellen überwunden in Richtung auf eine „Geh-Struktur", in der derjenige, bei dem eine psychiatrische Hilfebedürftigkeit angenommen wird, auch aufgesucht wird. Außerdem ist von großer Bedeutung, daß bei den Menschen, bei denen eine Erkrankung vorliegt, nach Abklingen der akuten Symptomatik Risikofaktoren für eine Neuerkrankung herausgearbeitet und so wichtige Voraussetzungen für eine Nachsorge geschaffen werden.

— Eine sinnvolle Krisenintervention bei psychotisch Erkrankten setzt voraus, daß derjenige, der interveniert, dem Betroffenen bekannt ist, und umgekehrt.

Aus dem oben schon erwähnten Umstand, daß die soziale Kommunikationsfähigkeit eines Menschen in einer akut psychiatrischen Krisensituation sehr reduziert ist, ein sehr starkes Mißtrauen vorherrscht, die Fähigkeit, das Gegenüber einzuschätzen, sofern man ihm zum erstenmal begegnet, und das Vertrauen zu ihm sehr eingeschränkt ist, folgt noch ein weiterer Punkt. Unserer Erfahrung nach ist Voraussetzung für eine sinnvolle Intervention — sollte sich die Situation eines chronisch psychisch Kranken oder Menschen, der immer wieder in schwere psychotische Krisen kommt, akut zuspitzen −, daß der oder die bei einem betroffenen Patienten intervenierende Fachmann oder Fachfrau ihm bekannt ist. Eine sinnvolle Krisenintervention, die auf zwangsweise Maßnahmen verzichten kann, setzt voraus, daß sich die einander gegenüberstehenden Menschen einschätzen können. Dem professionellen Helfer muß klar sein, wie normalerweise Krisen bei dem Betroffenen verlaufen, welches Risiko damit verbunden ist, welche Zuspitzungen möglich sind und welches die Faktoren sind, die eine Eskalation ermöglichen können. Umgekehrt muß dem betroffenen Patienten der intervenierende Helfer so weit bekannt sein, daß er in symptomfreien Zeiten hat Vertrauen zu ihm aufbauen können, es muß ihm aber auch klar geworden sein, daß dieser auch konsequent reagieren und zur Not auch Zwangsmaßnahmen anordnen würde. Eine sinnvolle Krisenintervention beinhaltet, daß der Helfer teilweise Ich-Funktionen des Betroffenen übernimmt. Auch dies wiederum bedingt ein hohes Maß an Vertrautheit und Bekanntheit.

Aus der Erörterung dieser Faktoren ergibt sich die institutionelle Voraussetzung, daß nur die Mitarbeiter, die auch im Normalfall die Vor- und Nachsorge und die Regelversorgung übernehmen, bei psychotisch Erkrankten in Krisensituationen sinnvoll intervenieren können. Ein solches Team sollte so groß sein, daß man in der Lage ist, auch die betreuten Patienten des Kollegen zu kennen und von ihnen so gekannt zu werden, daß eine sinnvolle Intervention möglich ist. Es folgt daraus, daß ein Konzept, bei dem die Basisversorgung zu den üblichen Dienstzeiten von mehreren Teams einer Großstadt dezentral erfolgt, der Krisendienst jedoch stark übergreifen arbeitet, zur Krisenintervention bei Menschen mit schweren psychotischen Krisen jedoch nicht angebracht ist und fehllaufen wird und unserer Erfahrung nach fehlläuft.

2. *Institutionelle und personelle Ressourcen in Solingen, die an der ambulanten Notfallhilfe beteiligt sind*

2.1 *Träger des Notfalldienstes und damit auch der ambulanten Basisversorgung*

Im Folgenden soll sowohl der Träger im weiteren Sinne, nämlich der Psychosoziale Trägerverein Solingen als auch im engeren Sinne der Träger der Notfallversorgung, nämlich der Ambulante Dienst dieses Vereins, vorgestellt werden.

2.1.1 *Der Psychosoziale Trägerverein*

Der Psychosoziale Trägerverein ist ein frei-gemeinnütziger Verein, der sich die Aufgabe stellt, in einer fest umgrenzten Region (¾ des Stadtgebietes von Solingen) die Pflichtversorgung im ambulanten und komplementären Bereich zu übernehmen.

Der Psychosoziale Trägerverein besteht seit nunmehr 12 Jahren, Ausgangspunkt und Initiative zur Gründung ging von einer Bürgerinitiative, von sog. Laienhelfern, ehemaligen Betroffenen und Angehörigen aus, die es sich zum Ziel gesetzt hatten, eine gemeindenahe Psychiatrie unter weitestgehender Vermeidung von Aufenthalten in der Großklinik aufzubauen und zu betreiben. Der Psychosoziale Trägerverein zeichnet sich heute durch eine sog. monochrome Trägerstruktur aus, d. h. sämtliche Einrichtungen im eigentlichen Kernfeld der Psychiatrie der Region Solingen werden von ihm als alleinigem Träger betrieben und aufgebaut. Die beiliegende Graphik macht deutlich, daß im Prinzip 12 verschiedene Einrichtungsformen im sozialhilferechtlichen Sinn betrieben werden, wobei diese verschiedenen Einrichtungen nicht gleichbedeutend sind mit 12 verschiedenen Teams, weil verschiedene sozialhilferechtliche Strukturen zu einem integrierten Team zusammengefaßt werden. Neben der monochromen Trägerstruktur ist ein wichtiges Kennzeichen des Vereins noch weiter die Integration und Verknüpfung der verschiedenen Einrichtungen und Hilfen zu einem sog. integrierten Versorgungssystem, d. h., der Verein hat den Anspruch, sämtliche Hilfen im psychiatrischen Bereich, die zur Versorgung von insbesonders chronisch Kranken nötig sind, zu unterhalten, aufzubauen und zu betreiben (s. Graphik I).
Leitziel des Vereins sind dabei 3 inhaltliche Grunddogmen, die auch bis heute weitgehend die inhaltliche Ausrichtung und Arbeitsweise bestimmen:

— das Prinzip der Pflichtversorgung, d. h. daß man sich für eine eng umgrenzte Region verantwortlich fühlt und Patienten, die psychiatrisch

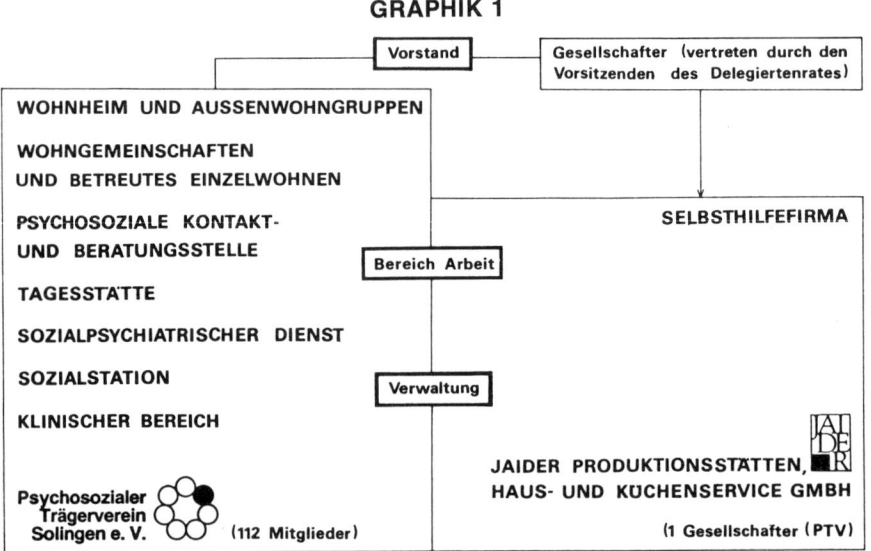

GRAPHIK 1

hilfsbedürftig sind, nicht abweisen kann, insbesondere die Patienten, für die sonst als Art der Hilfe nur die zuständige Großklinik übrigbleiben würde.

Im Wohnbereich betreibt der Psychosoziale Trägerverein z. B. ein dezentrales Wohnheim als komplementäre Pflegesatzeinrichtung nach § 39 BSHG. Für die Aufnahme in dieses Heim gilt jedoch auch das Prinzip der Pflichtversorgung, d. h. daß jeder Bürger aus der eng umgrenzten Region Solingen das Recht hat, bei einer psychischen Erkrankung, die sonst eine Unterbringung in der Langzeitabteilung eines Krankenhauses notwendig machen würde oder durch ambulante Hilfe nicht aufgefangen werden kann, einen Wohnplatz zu erhalten. Ebenso versteht der Ambulante Dienst des Trägervereins seine Arbeit als Pflichtversorgung, in deren Rahmen er keine Klienten, die psychiatrischer Hilfe bedürfen, abweisen kann.

— Die Hilfen, die der Verein anbietet, orientieren sich in erster Linie an den Bedürfnissen der chronisch Kranken.

Mit dieser Orientierung soll gewährleistet bleiben, daß über der Versorgung von Patientengruppen, die an die betreuende Institution weniger große Anforderungen stellen, aber umso zeitintensiver sind, Hilfen für Menschen vernachlässigt werden, die ein starkes Defizit im lebenspraktischen Bereich haben und die fachliche Hilfestellung zur Befriedigung ihrer menschlichen Grundbedürfnisse benötigen, z. B. haben psychotherapeutische Hilfen eindeutig ihren Nachrang hinter lebenspraktischen Hilfen in den Bereichen Wohnen, Arbeit, Freizeit für chronisch Kranke.

— Es gilt als Leitziel das Prinzip der Betreuungskontinuität, d. h. daß einem Betroffenen ein Helfer zugeordnet bleibt, der ihn auf seinem Weg durch die „therapeutische Kette" begleitet.

Die verwirrende Vielfalt von Einrichtungen, die der Trägerverein betreibt, würde eine unüberwindbare Hürde für chronisch Kranke bedeuten, wenn jeweils für eine bestimmte Form von Einrichtung und Angebot ein spezielles Team zuständig wäre. Chronisch psychisch Kranke bedürfen einer sehr starken Betreuungskontinuität, d. h. daß in Solingen das Prinzip gilt, daß z. B. beim Wechsel eines Betroffenen aus dem Pflegesatzbereich in den frei finanzierten Wohnbereich, sein Betreuer ihn weiterhin begleitet.
Nicht die Betroffenen durchwandern also die verschiedenen Einrichtungstypen einer „therapeutischen Kette", sondern die Mitarbeiter oder, besser ausgedrückt, die Finanzierung der Mitarbeiter ändert sich grundsätzlich damit, in welchem sozialrechtlichen Status die von ihm betreuten Klienten sich befinden. Die Koordinierung der unterschiedlichen Bereiche und Arbeitsteams sowie die inhaltliche Kontrolle und Verwaltung des Vereins geschieht in Selbstverwaltungsorganen, die streng paritätisch besetzt sind, d. h. in denen die sog. „Nutzerseite", bestehend aus betroffenen Patienten, Laienhelfern als Ombudsleute, als die Interessenwalter der chronisch psychisch Erkrankten, die ihre Interessen nicht selbst vertreten können, und

GRAPHIK 2

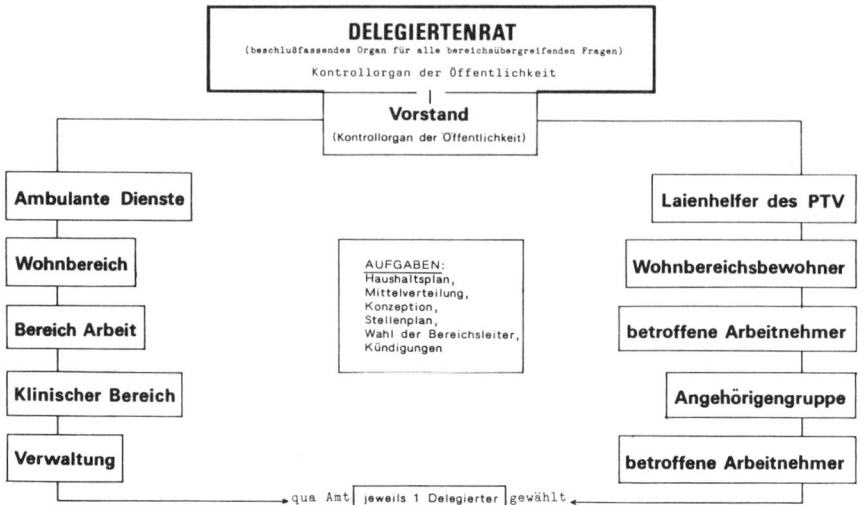

Vertretern der Angehörigen, mindestens die Hälfte der Stimmen stellt. Auch dieses Prinzip sei durch die beiliegende Graphik verdeutlicht (s. Graphik II.)

3. Beschreibung des Ambulanten Dienstes, dem die Notfallhilfe angegliedert ist.

Wie bereits problematisiert, kann eine ambulante Notfallhilfe für psychotisch Erkrankte von keinem Spezialdienst verrichtet werden, sondern es bedarf der personellen Ergänzung des Dienstes, der die ambulante Basisversorgung übernimmt, um ihn zu dienstunüblichen Zeiten und an Sonn- und Feiertagen zu befähigen, auch die Notfallversorgung in sein Angebot zu integrieren. Es wird im Folgenden darum gehen, diesen Dienst in Solingen und dessen Arbeitsweise mit seinen Charakteristika zu beschreiben. Dabei werden institutionelle Voraussetzungen des Dienstes qualitativen, inhaltlichen Ausrichtungen an die Seite gestellt.

2.2.1 Muliprofessionalität

Der Dienst ist wie heute fast auch jeder Sozialpsychiatrische Dienst multiprofessionell, d. h. die verschiedensten Berufsgruppen arbeiten in dem Team zusammen, ohne daß jedoch spezielle Identitäten der einzelnen Berufsgruppen verleugnet werden. Zum Ambulanten Dienst, der z. Zt. 11 Mitarbeiter hat in einer Region mit ca. 40 000 Einwohnern, d. h. der ein Standardversorgungsgebiet im klassischen Sinn oder einen Sektor versorgt, gehören derzeit 4 Krankenschwestern/Krankenpfleger, 1 Arzt, 1 Diplom-Psychologe, 3 Erzieher und 1 Zivildienstleistender. Die Basisversorgung und die eigentliche Betreuungsarbeit im engeren Sinn wird dabei von 6 Mitarbeitern getragen, wobei die Zuordnung zu bestimmten Klienten danach geschieht, welche Problemlage vorhanden ist. Eine altersverwirrte Dame mit starkem pflegerischem Bedürfnis wird eher von der Krankenschwester betreut, ein Mensch mit depressiver Sypmtomatik, der über Schwierigkeiten und Beziehungskonflikte an seinem Arbeitsplatz klagt, eher vom Psychologen usw. Neben der eigentlichen Betreuungsarbeit steht im Mittelpunkt der Arbeit des Dienstes die sog. „offene Arbeit", d. h. die Unterstützung und Mithilfe in verschiedenen Patientenclubs, Teestube, Tagestätte und Kontaktzentrum.

Zu 1.: Mobile, sektorbezogene Ausrichtung des Dienstes.

Der Dienst übernimmt für einen fest umgrenzten Sektor Pflichtversorgung, d. h. er ist nicht in der Lage, Patienten mit psychischen Schwierigkeiten aus fachlichen Gründen abzulehnen, insofern wirklich Ursache des Hilfebegehrens eine psychiatrische Erkrankung im weitesten Sinne ist. Ein wichtiger Faktor bei der Arbeit des Dienstes ist die Mobilität, d. h. fast 90% der Aktivität dieses Dienstes sind bewußt Hausbesuche. Wichtig für die Arbeitsweise ist die Ausrichtung auf eine starke Geh-Struktur, d. h., der Dienst hat zum größten Teil ein aufsuchendes Verhalten. Voraussetzung für die Arbeit des Dienstes bei der Hilfestellung ist also nicht unbedingt, daß ein Betroffener in der Lage sein muß, sich an den Dienst mit der Bitte um Hilfe zu wenden. Demzufolge laufen auch ⅔ aller Erstkontakte zum größten Teil über andere Institutionen und, vor allen Dingen, Angehörige und Nachbarn, während nur ⅓ aufgrund von Hilfeersuchen unmittelbar Betroffener geschieht, d. h. würde der Dienst eine sog. „Komm-Struktur" haben, d. h. darauf warten, daß sich ein Betroffener mit einem Hilfeersuchen an ihn wendet, würde er höchstens ⅓ der Klienten zu versorgen haben, die heute von diesem Dienst betreut werden.

2.2.2 Inhaltliche Ausrichtung

Die inhaltliche Ausrichtung des Dienstes lehnt sich sehr stark an ein sog. multifaktorielles Psychosenmodell an, d. h. die Arbeitshypothese besteht, daß verschiedene Faktoren — soziale, biographische, psychophysische Faktoren — an der Entstehung einer Psychose, meist in einem komplizierten Interaktionsmechanismus beteiligt sind. Eine adäquate Hilfestellung sollte deswegen auch diese verschiedenen Faktoren berücksichtigen. Sehr große Identität bekommt die inhaltliche Arbeit des Dienstes auch durch eine multifaktorielle Psychosentheorie, wie sie z. B. vom Schweizer Psychiater Luc Ciompi vertreten wird. Die inhaltliche Bestimmung dieser Psychosentheorie bringt für die praktische Arbeit erfahrungsgemäß den größten Erklärungswert. In Anlehnung an eine multifaktorielle Psychosentheorie spielen verschiedene Faktoren eine große Rolle, die als gemeinsames Grundverständnis der inhaltlichen Arbeit gelten können:

— „unité de soin" (Beziehungspflege)

Mit diesem Begriff, der aus der französischen Psychiatrie stammt, ist gemeint, daß einem Betroffenen/Betreuten ein Mitarbeiter/Betreuer zugeordnet wird und sein Ansprechpartner bleibt. D. h., es entsteht so eine Zuständigkeit und Verantwortung für einen Menschen, die über sehr lange Zeit erhalten bleibt. Als institutionelle Voraussetzung gilt, daß Mitarbeiter des Ambulanten Dienstes in der Lage sein sollten abzuschätzen, daß sie zumindest 5—6 Jahre in dieser Arbeit tätig sein wollen. Unserer Erfahrung nach benötigt gerade der Aufbau einer Beziehungskontinuität zwischen einem Mitarbeiter und einem sog. chronisch Kranken eine Zeit von 2—3 Jahren. Es gilt das Prinzip, daß egal, welche Hilfen innerhalb des Spektrums der Hilfsangebote des Vereins der Betroffene wahrnimmt, sein Ansprechpartner der gleiche bleibt, ihn sozusagen auf dem Gang durch die verschiedenen Institutionen begleitet. Dieser sog. Beziehungspflege wird deshalb so große Aufmerksamkeit geschenkt, weil sie Voraussetzung für ein gegenseitiges Vertrauensverhältnis zum einen, zum anderen aber auch für die gegenseitige Einschätzbarkeit der beiden Beziehungspartner ist.

— In den Zeiten, die man „symptomfrei" nennt oder, anders ausgedrückt, in denen eine Kommunikation möglich ist, sollten sowohl die Risikofaktoren einer Wiedererkrankung als auch die Spielregeln für das gegenseitige Miteinander-Umgehen herausgearbeitet werden.

Es wurde schon erwähnt, daß eine Kontaktaufnahme zwischen professionellem Helfer und betroffenem Patienten in psychotischen Krisensituationen sehr schwierig ist, daß die Möglichkeit einer gegenseitigen Kontaktaufnahme von gegenseitigem Vertrauen nicht gegeben ist. Deswegen ist die wichtigste Voraussetzung, um bei Wiedererkrankung einer chronischen Psychose adäquat zu helfen, in symptomfreien Zellen, in denen scheinbar nicht so viel personelles Engagement nötig ist, ein intensives Vertrauens- und Bezugsverhältnis zu finden. Diesem Arbeitsprinzip wird in der psychiatrischen Vor- und Nachsorge trotz allgemeiner Erkenntnis sehr selten Rechnung getragen. Allzuoft arbeiten Sozialpsychiatrische Dienste nach dem „Feuerwehrprinzip", d. h. erst in dem Moment, wenn die Krise sich zuspitzt, kommt es zur Kontaktaufnahme; man ist als Mitarbeiter so erleichtert, wenn es wieder besser geht und nicht so große Betreuungsintensität nötig ist, daß man sich erst einmal anderen „Fällen" widmet. Auch die stationäre Behandlung in den Krankenhäusern ist ja letztendlich eine solche „Feuerwehrsituation", d. h. sowohl das Krankenhauspersonal als auch der Patient lernen sich gegenseitig nur in Krisenzeiten, d. h. in Ausnahmezeiten, kennen. In diesen Krisenzeiten kann jedoch die oft nicht mögliche Kommunikation nur dadurch ersetzt werden, daß man aufeinander eingestellt ist und sich sehr gut einschätzen kann. Dieser Begriff der „Einschätzbarkeit" wird von mir deshalb so häufig erwähnt, weil gerade, unserer Erfahrung nach, eine psychotische Krisensituation oft mit einem Zusammenbruch des kognitiven Systems des Betroffenen verbunden ist, also Vertrautem und Bekanntem im Miteinander-Agieren eine sehr große Bedeutung beikommt. Wesentlich für die „therapeutische" Arbeit sind die Zeiten, in denen es einem Betroffenen besser geht, auch deswegen, weil anhand der Faktoren, die das letzte Mal zu einer Zuspitzung geführt haben, Risikofaktoren für eine Wiedererkrankung herausgearbeitet werden können. D. h. daß man miteinander sehr offen auch über die eigenen Grenzen sprechen muß, die oft durch die „Psychose" gesetzt werden. Auch hier gilt, daß man allzu leicht dem Druck des Betroffenen entspricht, in den Zeiten, in denen es ihm besser geht, ein Stück Verdrängungsarbeit dessen zu leisten, was in der Krise abgelaufen ist. Eine Voraussetzung für eine sinnvolle tertiäre Prävention wäre aber, daß der Betroffene sich dadurch besser kennenlernt, indem er auch die Dinge, die ihm eindeutig Grenzen setzen, an sich erkennt und bei seiner Lebensplanung berücksichtigt.

– Patiententestament

Unter Patiententestament wird verstanden, daß man gemeinsam als Betreuer und Betroffener auch Situationen berücksichtigt, in denen der Betroffene nicht in der Lage ist, krankheitsbedingt durch eingeschränkte Wahrnehmungsfähigkeit, durch Überlastung, durch Verlust von wesentlichen Ich-Funktionen selber für sich Entscheidungen zu treffen. Es gilt, diese Situationen durchzuspielen und durchzusprechen und gemeinsam, auch schriftlich, festzulegen, wie man als Betroffener möchte, daß ein professioneller Mitarbeiter reagiert. Dies sei an einem verblüffenden Beispiel verdeutlicht: ein Betroffener, bei dem ich an einer zwangsweisen Unterbringung in die nächste Großklinik beteiligt war, erklärte mir ein Jahr nach dieser Unterbringung, daß er sowohl Art und Weise der Unterbringung als auch die Notwendigkeit eines Krankenhausaufenthalts im Nachhinein akzeptieren könne, daß ihm jedoch immer noch die Art und Weise, wie er dort behandelt, vor allen Dingen medikamentös behandelt worden sei, die unangenehmste Erinnerung sei. Er führte aus, daß er lieber und eher in der Lage wäre, eine physische Beruhigung durch Fixieren und Anbinden ans Bett und weitgehende Bewegungseinschränkung zu verkraften, als die vollkommene Lähmung durch das Verabreichen von Psychopharmaka. Dieses Beispiel macht auch wiederum deutlich, von welch großer Bedeutung die gegenseitige Auseinandersetzung über Grenzsituationen im Leben eines psychisch Erkrankten ist für die Notwendigkeit der Verabreichung von Zwangsmaßnahmen. Mit dem Patiententestament ist gemeint, gerade auch notwendige Zwangsmaßnahmen zu besprechen und als Mitarbeiter dann auch dazu stehen zu können, in Situationen, wo Ich-Funktionen seitens des betroffenen Patienten weitgehend fehlen, zur Not auch gegen dessen Willen in dieser Situation zu arbeiten. Eine wichtige Erfahrung, die von uns gemacht wurde, ist, daß man 2, 3, 4 Krisen als Betreuer und Betroffener gegenseitig durchlebt haben muß, um beim vierten oder fünften Mal wirklich die notwendige gegenseitige Konsequenz und Sicherheit zu haben, d. h. aber, daß gerade beim Aufbau einer ambulanten Basisversorgung ein Zeitvorspann von 4–5 Jahren gebraucht wird, um z. B. eventuelle Zwangsmaßnahmen auch verhindern zu können. Unter dem Punkt Einschätzbarkeit kann letztendlich ja auch verstanden werden, daß ein betroffener Patient weiß, daß sein ihm gegenüberstehender Betreuer ihn auch zur Not gegen seinen Willen behandeln oder einweisen würde, er deswegen z. B. zu einer Psychopharmakotherapie im Vorfeld bereit ist, die er sonst normalerweise nicht akzeptiert.

— Angehörigenentlastung

Allzu oft ist sowohl von der klassischen Schulpsychiatrie als auch von einer mehr psychodynamisch orientierten Psychiatrie in den Angehörigen ein wesentlicher Faktor für Erst- oder Wiedererkrankung gesehen worden. Sehr wenig haben Fachleute gelernt, eine psychische Erkrankung auch aus der Perspektive der Angehörigen zu sehen. Erst die in den letzten Jahren entstandene Angehörigenbewegung hat den Faktor Angehörigenarbeit und Angehörigenentlastung immer wieder deutlich gemacht. Unserer Meinung nach kommt, soweit vorhanden, den Angehörigen bei der Betreuung eines chronisch Kranken die wesentlichste Bedeutung zu. Sie sind im ambulanten Kontext die eigentlichen 24-Stunden-Betreuer. Es gilt deswegen, die Hilfspotentiale einer Familie zu stärken und in den Fällen, in denen diese Hilfspotentiale erschöpft sind, eine frühzeitige Entlastung durch Herausnehmen des Betroffenen aus der Familie zu bewirken. Nur so kann man erreichen, daß nach Abklingen der akuten Krankheitssymptomatik eine Rückkehr in die Familie möglich ist, weil kein größerer Schaden entstanden ist, der ein Zusammenleben unmöglich macht. D. h. auch, daß den Bedürfnissen, Ratschlägen, aber auch Hilfsbegehren der Angehörigen eine ebenso große Rolle beigemessen wird, wie dem, was die Betroffenen als Hilfsbedürfnis an den Dienst herantragen. D. h. auch, daß das Erkennen von Frühsymptomen, die auf eine Wiedererkrankung hindeuten, das Herausarbeiten von Risikofaktoren integraler Bestandteil der Arbeitsweise des Dienstes sein sollte.

— Offene Arbeit

Unter „offener Arbeit" wird der Teil der Arbeit des Dienstes verstanden, der sich nicht an Einzelpersonen wendet, sondern an sog. Gruppen von Menschen. Offene Arbeit beinhaltet die Arbeit der zahlreichen Patientenclubs, der Tagesstätten, der Teestube, der offenen Treffs usw. Dieser offenen Arbeit kommt insofern eine große Bedeutung zu, als daß sie gerade die Möglichkeit einer kontinuierlichen Betreuung und Beratung bietet, ohne daß der betreuende Mitarbeiter seine Klienten einzeln sehen muß. Betreuungskontinuität heißt hier gerade, daß man schon relativ frühzeitig erkennt, wenn es einem Betroffenen wieder schlechter geht, eine erneute Hilfestellung nötig wäre, ohne daß er sie ausdrücken könnte, weil zu starke innere Ängste oder Lähmungen vorhanden sind. Außerdem ist keine andere Arbeitsweise wie die offene Arbeit so in der Lage, Hilfe zur Selbsthilfe zu leisten und das Entstehen einer eigenen Art von Kultur zu fördern, die einen Teil des Bedarf nach Kontakt befriedigt ohne die notwendigen Schutzfunktionen zu vernachlässigen.

Die Organisationsstruktur des Ambulanten Dienstes und der Stellenwert der

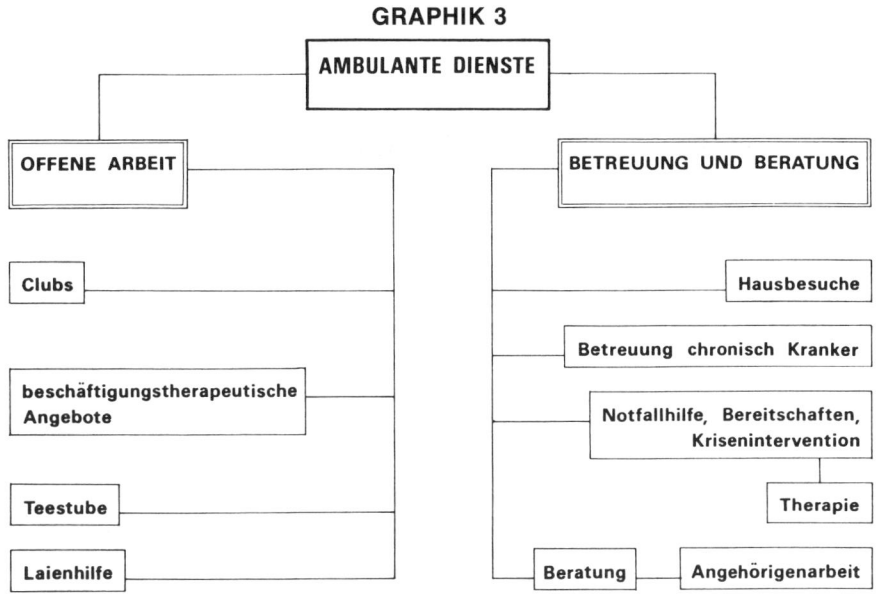

Offenen Arbeit innerhalb der Hilfsangebote dieses Dienstes wird durch die beiliegende Graphik noch einmal verdeutlicht (s. Graphik III).

3. *Institutionelle Voraussetzung für Ambulante Notfallhilfe*

Neben einem ambulanten Basisdienst, der in der Lage ist, eine Region zu versorgen und Vor- und Nachsorge für einen eng umgrenzten Sektor zu bewerkstelligen, sind an eine ambulante Notfallhilfe noch zwei weitere institutionelle Forderungen zu stellen:

3.1 Der Ambulante Dienst sollte eine „Rund-um-die-Uhr-Versorgung" anbieten

Der Begriff „Rund-um-die-Uhr-Versorgung" steht für sich. Damit ist gemeint, daß der Dienst durch zusätzliche personelle Aufstockung in die Lage versetzt werden sollte, auch zu sog. dienstunüblichen Zeiten, d. h. nachts und an Sonn- und Feiertagen zu arbeiten. Es wurde schon erwähnt, daß eine wichtige Voraussetzung für eine sinnvolle Notfallhilfe die gegenseitige Bekanntheit zwischen Helfendem und Hilfebedürftigem ist. Das setzt voraus, daß die Region, die man versorgt, so überschaubar ist, daß die Zahl der Mitarbeiter eines Teams so begrenzt ist, daß der Mitarbeiter, der außerhalb der normalen Dienstzeit in Bereitschaft ist und zu einem von ihm nicht betreuten Klienten gerufen wird, diesem zumindest bekannt ist und er auch durch gemeinsame Fallbesprechungen den Patienten oder die Patientin kennt. Zur Not steht natürlich noch die Möglichkeit zur Verfügung, den Kollegen, der Bezugsperson ist, anzurufen und um Hintergrundinformation zu bitten. Von vielen Mitarbeitern wird die Beteiligung an einem „Rund-um-die-Uhr-Dienst" deswegen abgelehnt, weil eine größere Arbeitsbelastung befürchtet wird. Unserer Meinung nach muß das nicht unbedingt der Fall sein, handelt es sich wirklich um ein überschaubares und kleines Team. Im Kapitel 5, „Praktische Erfahrungen" wird aufgezeigt werden, daß ein solcher „Rund-um-die-Uhr-Dienst" unter günstigen Voraussetzungen sogar entlastend sein kann, vorausgesetzt, er arbeitet über einen kontinuierlich langen Zeitraum und die Zahl der Einsätze außerhalb der Dienstzeit ist eng umgrenzt.

3.2 Krisenstation

Oft sind Situationen so zugespitzt, daß ein Verbleiben der Betroffenen in der gewohnten Umgebung unmöglich ist. Zum einen kann es sein, daß die Familie und die Umgebung so starke Angst vor ihm haben oder auch umgekehrt, er so starke Angst vor seiner Umgebung hat, daß ein „Zuhausebleiben" nicht gerechtfertigt erscheint, es gibt aber auch die Situation, daß jemand so niedergeschlagen, isoliert und allein ist, daß die Befürchtung, daß nachts eine Selbstgefährdung eintreten könnte, die Mitarbeiter veranlast, einen Ortswechsel anzustreben. Wie oft ist es auch nur so, daß ein Patient so erregt ist, die Erregung auch durch den Hausbesuch nicht abgebaut werden kann, daß man nicht ohne die Befürchtung einer neuen Eskalation wieder wegfahren kann. Für alle diese Voraussetzungen ist es dringend notwendig, so etwas wie eine vorübergehende kurz- (aber auch mittelfristige) Unterbringungsmöglichkeit zu haben. Normalerweise, und das ist logisch, wird man sagen, daß gerade für diese Fälle eine stationäre Unterbringung in der zuständigen psychiatrischen Klinik angebracht ist. Diese Möglichkeit soll auch nicht negiert, jedoch relativiert werden. Dafür sprechen folgende Punkte:

— eine stationäre Einrichtung, zumal ein Landeskrankenhaus, kann so negativ besetzt sein, daß sie keine Alternative für den Betroffenen darstellt, d. h. daß er nicht freiwillig zu bewegen ist, dort hinzugehen.

Es sei dahingestellt, ob Befürchtungen oder negative Besetzungen von Kliniken seitens der Betroffenen zu Unrecht geschehen. Klar ist nur, daß man, ist man einmal in stationärer psychiatrischer Behandlung gewesen, die Klinik aus einer Zeit kennt, in der es einem schlecht geht. Allein schon dieser Punkt führt zu einer negativen Besetzung. Auch der weitgehende Verlust an Rechten, der mit einer stationären Unterbringung verbunden ist, trägt dazu bei: z. B. daß es unmöglich ist, auch wenn man sich freiwillig in stationäre Behandlung begibt, direkt auf einer offenen Station aufgenommen zu werden. Sich in stationäre Behandlung eines psychiatrischen Krankenhauses zu begeben, heißt eine innere Hürde und Hemmschwelle zu überwinden, wozu viele Betroffene freiwillig nicht bereit sind.

— In der Klinik kommen völlig neue Bezugspersonen auf den Patienten zu, er lernt z. T. völlig neue Leute kennen.

Wenn bereits schon herausgestellt wurde, wie wichtig Vertrautheit und Bekanntheit zwischen Helfendem und Hilfesuchendem gerade auch in einer psychotischen Krise ist, so wird deutlich, wie schwer es gerade für eine große Klinik ist, diesen Kriterien zu genügen. Wenn z. B. auch das Pflegepersonal über viele Jahre konstant bleibt, so gibt es doch die unsägliche Praxis vieler psychiatrischer Abteilungen, das ärztliche Betreuungspersonal rotieren, d. h. jährlich wechseln zu lassen. So etwas wie Vertrautheit und Kontinuität des Behandlungskonzepts sind deswegen schlecht möglich. Höchstens eine innere Sektorisierung, d. h. eine klare Umgrenzung des Aufnahmegebiets auf eine Region, kann dazu führen, daß Patienten und Personal sich vertrauter werden. Oft führt mangelnde Vertrautheit und mangelnde Bekanntheit zu zusätzlichen Eskalationen, die seitens des Personals durch disziplinarische und nicht therapeutische Maßnahmen geahndet werden. Im Gegensatz dazu sagt unsere Erfahrung, daß es von sehr großer Bedeutung ist, daß die Menschen, die die Betreuung der chronisch Kranken übernehmen, auch in einer Krisensituation in das Behandlungskonzept eingebunden werden.

— Die meisten Aufnahmestationen sind Orte, die durch ihre Unruhe einer adäquaten Behandlung psychotisch erkrankter Menschen entgegenstehen.

Die meisten Kliniken sind immer noch so organisiert, daß es Aufnahmestationen gibt, die zum größten Teil geschlossen sind und auf denen die Patienten untergebracht sind, die erregt sind. Das Faktum, daß 15–20 sich in einer Ausnahmesituation befindende Menschen, die erregt sind, auf einer Station zusammengefaßt werden, führt zu einer gegenseitigen Eskalation von Unruhe und Beunruhigung, die auch durch noch so großen Personaleinsatz nicht zu bewältigen ist. Ich halte es für einen Anachronismus, daß trotz Fortschritten in der Psychosentheorie, die allesamt belegen, daß gerade in einer psychotischen Krise Stabilisierung, Beruhigung, ordnungsgebende Faktoren von größter Bedeutung sind, die institutionellen Rahmenbedingungen, die wir zur Behandlung anbieten, dem eindeutig zuwider laufen. Die angeführte Kritik macht deutlich, daß, wenn eine Klinik den Charakter einer Krisenstation hat und Krisenbetten bereit hält, es nur unter bestimmten Voraussetzungen möglich ist, die aufgeführten Kritikpunkte überwinden. Positiv formuliert, sollte man an Krisenbetten folgende Kriterien stellen, wobei ausdrücklich festgestellt wird, daß die Unterbringungsform von nebensächlicher Bedeutung ist, d.h. ob eine vollkommen separate Station in einem Haus in der Stadt Krisenbetten angegliedert oder ein Wohnheim oder Wohngemeinschaften oder ob eine Krisenstation den Beratungsräumen eines Ambulanten Dienstes angegliedert ist usw. Wichtig ist, daß nachstehend aufgeführten Kriterien genüge getan werden kann.

— Die Krisenstation sollte bekannt sein, d. h., daß man sich mit dem Ort, an dem sich die Krisenbetten befinden, auch zu Zeiten vertraut machen kann, ähnlich wie bei den schon aufgeführten Kriterien für einen ambulanten Dienst, in dem es einem gut geht.

Es ist also sehr sinnvoll, daß eine solche Krisenstation in Verbindung mit einem Club oder einem Begegnungszentrum oder ähnlichen Freizeitangeboten, betrieben wird, die einen kontinuierlichen Besuch ermöglichen. Auf der anderen Seite sollte auch so viel Abgeschiedenheit möglich sein, daß es nicht zu einer Überstimulation kommt.

– Die Betreuung auf der Krisenstation und die fachliche Beratung sollte den Patienten bekannt sein.

Von sehr großer Wichtigkeit ist, daß die Mitarbeiter des Basisdienstes in diese Betreuung eingebunden werden können, vielleicht sogar die Federführung haben. So ändert sich für den Betroffenen nicht viel, außer, daß er für eine Ausnahmezeit nicht mehr zuhause wohnt, sondern an einem anderen Ort; die Gesichter, die für ihn zuständig sind, bleiben aber dieselben.

– Krisenbetten sollten an einem Ort sein, der beruhigend, überschaubar, ordnungsgebend, stabilisierend ist.

Eine wichtige Voraussetzung dazu, diesen Kriterien zu genügen, ist sicherlich Überschaubarkeit durch eine Begrenzung auf höchstens bis zu 10 Betten zu gewährleisten, eine Atmosphäre, die privaten Rückzug ermöglicht, aber genügend Aktionsfeld auf der anderen Seite bietet, um sich „abreagieren" zu können. Es würde zu stark ins Detail gehen, z. B. bauliche und farbliche Voraussetzungen zu definieren.

– Auf der Krisenstation sollten so qualifizierte Mitarbeiter bereitstehen, daß sie sowohl dem Betroffenen als auch dem Mitarbeiter eine Art Supervision anbieten zu können.

Eine Krise ist immer eine Ausnahmesituation, auch eine psychotische Krise, wobei im Prinzip jede plötzliche Verhaltensänderung – auch zum Positiven hin – eine Krise bedeuten kann. Unter Krisenintervention wird allzu oft technisches Management von Krankheit verstanden, allzuwenig wird dem Faktum Aufmerksamkeit geschenkt, daß eine Krise nicht etwas Negatives sein muß, sondern auch eine Chance für eine Änderung, einen Neubeginn, einen Neustart beinhalten kann. Würde man die Arbeit einer gut funktionierenden ambulanten Vor- und Nachsorge lediglich als Vermeidung jeglicher Krisen sehen, so würde die Arbeitsstrategie eines solchen Dienstes in eine Art Befriedung ausarten, zu einem Kontroll- und Normierungsapparat werden, der sehr gefährlich ist; dies ist ein Aspekt. Von Bedeutung ist, daß nie nur ein einzelner in eine Krise gerät, sondern ein System von Zusammenhängen. Zweifellos in einem System von kontinuierlicher Betreuung auch der Betreuer, d. h. auch das Verhältnis zwischen Betroffenem und Mitarbeiter gerät in eine Krise, d. h. es bedarf so etwas wie einer Bearbeitung.

Daraus folgt, daß zwar auch der Betreuer, die Familie, die kontinuierlichen Ansprechpartner in eine sinnvolle Krisenbearbeitung mit eingebunden sein sollten, daß jedoch noch ein neutraler Dritter hinzukommen sollte, der, vielleicht erst nach Abklingen der Krise, den Betroffenen darauf aufmerksam machen kann, welche Schritte zur Bewältigung der Krise in Zukunft wichtig sind, der aber auch dem Betreuer aufzeigen kann, wo er in seiner persönlichen Beziehung zum betroffenen Patienten in eine Art Sackgasse geraten ist, was einer Aufarbeitung bedarf.

Um diese Art von Supervision durchführen zu können, bedarf es besonders qualifizierten Personals, in zweierlei Hinsicht: zum einen muß ausgesprochen große Psychiatrieerfahrung vorliegen, zum anderen müssen Beziehungsaspekte angegangen und bearbeitet werden können. Hinzu kommt noch, daß diesem „ständigen" Personal der Krise auch eine gewisse Verantwortung für die Ausgewogenheit, die Stabilisierung der Atmosphäre in der jeweiligen Krisenstation zukommt.

4. *Organisation der Ambulanten Notfallhilfe und der Rund-um-die-Uhr-Versorgung in Solingen.*

Die Organisationsstruktur und der Aufbau sowie die Integration von verschiedenen Diensten sind Thema der folgenden Darstellung. Dabei wird die Organisationsstruktur bewußt in 3 verschiedene Komponenten unterteilt, denen innerhalb der Notfallversorgung unterschiedliche Bedeutung zukommt:

4.1 Besetzung des Telefons rund um die Uhr

Erste Anlaufstelle für jegliche Form von Notfallhilfe ist natürlich das Telefon. Deswegen ist eine Notrufnummer die Basis einer Notfallversorgung. Sie sollte Tag und Nacht besetzt sein. Wichtig ist dabei, daß die Mitarbeiter, die diesen Telefondienst machen, über so viel Psychiatrieerfahrung und Wissen verfügen, daß sie einschätzen können, welche Hilfsmaßnahmen erforderlich sind oder auch ggfs., wenn es sich nur um eine telefonische Abklärung handelt, genügend Entlastung über ein Telefon geben können. Die Mitarbeiter sollten ebenfalls in der Lage sein, an andere Institutionen verweisen zu können, wenn seitens des Dienstes keine Hilfestellung gegeben werden kann.

In Solingen ist dies so gelöst, daß es Pflicht für sämtliche therapeutischen Mitarbeiter des Psychosozialen Trägervereins (36) ist, sich an diesem Dienst zu beteiligen, wobei unterschieden wird in Tag- und Nachtdienst. Die Telefonbereitschaft nachts wird durch die Bereitschaften abgedeckt, die in den jeweiligen Einrichtungen Dienst haben. Dies hat zur Folge, daß ein Mitarbeiter alle 4 Wochen 1 Tag Telefondienst hat, eine Einschränkung, die zu verkraften ist. Diesem Mitarbeiter obliegt es jetzt, im Falle von Krisensituationen, in denen eine telefonische Intervention nicht möglich ist, weitere Maßnahmen in die Wege zu leiten. Dazu folgende Möglichkeit:

4.2 Bereitschaft des ambulanten Basisdienstes

Der ambulante Basisdienst, der aus 11 Mitarbeitern besteht, von denen 6 Betreuungs- und Beratungsaufgaben im eigentlichen Sinn wahrnehmen, hat in sich einen Bereitschaftsdienstplan aufgestellt, d. h., daß tagsüber einer der anwesenden Mitarbeiter Bereitschaft hat, der auch zur Not in der Lage sein muß, einen Hausbesuch zu machen. Dieser diensttuende Mitarbeiter muß sich nicht in der Institution aufhalten, sondern kann sich frei über das Stadtgebiet bewegen und ist seitens des Mitarbeiters, der Telefondienst macht, jederzeit über Funk zu erreichen. Er muß in der Lage sein, unverzüglich, so weit wie nötig, einen Hausbesuch zu machen. Er verfügt dabei über die Klientenkartei des Ambulanten Dienstes, in der von ihm und seinem Kollegen die wichtigsten Daten und Ansprechpartner des jeweils von ihm betreuten Patienten vermerkt sind, ggfs. kann er sich natürlich mit dem betreuenden Mitarbeiter telefonisch in Verbindung setzen (die privaten Telefonnummern der Mitarbeiter sind, da das Telefon rund um die Uhr besetzt ist, den Patienten und den Patientinnen grundsätzlich nicht bekannt und werden auch nicht bekannt gegeben).

Stellt sich bei einem Hausbesuch heraus, daß dringend eine ärztliche, medikamentöse Behandlung notwendig ist oder daß u. U. eine zwangsweise Unterbringung erforderlich ist, weil eine Fremd- oder Eigengefährdung vorliegt, die ein ärztliches Gutachten notwendig machen, so greift die nächste Komponente des Systems:

4.3 Ärztlicher Hintergrunddienst

Sowohl die Ärzte, die beim Verein beschäftigt sind, als auch die niedergelassenen Nervenärzte sind über eine Art Notdienst erreichbar, um, wenn notwendig, aktiv zu werden. Die Motivation auch der niedergelassenen Nervenärzte zur Beteiligung an diesem System gelang deshalb, weil die ärztliche Inanspruchnahme gering ist, insofern der Ambulante Dienst vorgeschaltet ist. Der jeweilige Arzt kann eine medikamentöse Behandlung anregen, Medikamente verordnen oder eine zwangsweise Unterbringung anordnen. Eine Verlegung des jeweiligen Patienten auf die Krisenstation ist auch durch den Mitarbeiter unmittelbar möglich, ohne den Arzt vorher zu konsultieren. Während des Aufenthalts auf der Krisenstation wird er dabei entweder von seinem behandelnden Arzt oder der Ambulanz medizinisch behandelt und betreut.

4.4 Krisenstation

In der zentralen Anlaufstelle, unter einem Dach mit der Geschäftsstelle des Vereins, einem Tageszentrum und einer Psychosozialen Kontakt- und Beratungsstelle befindet sich in einem abgetrennten Teil des Gebäudes die Krisenstation mit insgesamt 10 Übernachtungsmöglichkeiten in 2-Bett-Zimmern. Die jeweilige personelle Betreuung erfolgt durch die Mitarbeiter des Ambulanten Dienstes, des Wohnbereichs oder der verschiedenen Institutionen, aus denen die jeweiligen Patienten stammen und einem Stammteam dieser Krisenstation aus 3 Personen unter der Leitung einer Fachkrankenschwester für Psychiatrie, die über lange Psychiatrieerfahrung verfügt und vorher Leiterin des Wohnbereichs des Vereins war. Sie erfüllt damit die Kriterien, sowohl die Region, als auch die meisten Betroffenen und die Arbeitsweise der verschiedensten Mitarbeiter sehr gut zu kennen. Die Krisenstation verfügt über ein strukturiertes Tagesprogramm. Es wird auf reizarme, aber doch anregende Atmosphäre geachtet. Für den Fall, daß durch sehr unruhige Patienten der Krisenstation zu viel Spannung auftritt, wird noch einmal in kleinere Einheiten unterteilt.

Die Organisationsstruktur in Solingen macht deutlich, daß eine Ausweitung auf eine ambulante Rund-um-die-Uhr-Versorgung einer Region auch ohne die Schaffung zusätzlicher Institutionen dann möglich ist, wenn die bestehende Institution, in diesem Fall der ambulante Basisdienst, personell so aufgestockt wird, daß ein Rund-um-die-Uhr-Dienst möglich ist und man durch den Verbund der Institutionen und Ärzte, die in der Region arbeiten, Basis- und Hintergrunddienste abdeckt.

Von großer Bedeutung ist jedoch, daß der Dienst, der die eigentliche Belastung trägt, hier der Ambulante Dienst der Psychosozialen Trägervereins, auch der Dienst ist, der auch die Regelversorgung übernimmt, wie schon mehrfach dargestellt. Sowohl die Telefonbereitschaft als auch der ärztliche Hintergrunddienst und die Belegung der Krisenstation sind Faktoren, die eine sinnvolle Arbeit dieses Dienstes erst möglich machen.

5. Erfahrungen des Rund-um-die-Uhr-Dienstes in Solingen

Im Laufe der 4 Jahre, in der der Dienst in Solingen arbeitet, wurden Erfahrungen gemacht, die teilweise den Erwartungen entsprachen, zum anderen aber auch die am Dienst beteiligten Mitarbeiter und Institutionen sehr überraschten. Wichtig ist dabei, daß man die Zeit seit der Einrichtung des Dienstes in verschiedene Phasen unterteilen kann, eine Gesetzmäßigkeit, die auch von vergleichbar arbeitenden Diensten beschrieben wird. Diese Erfahrungen sollen im Folgenden kurz aufsummiert werden:

— am stärksten haben geronto-psychiatrische Patienten von der Einrichtung des Notfalldienstes profitiert.

Der positive Effekt in den ersten Jahren nach Installation des Krisendienstes war zweifellos, daß durch den Krisendienst bei erstaunlich vielen alten Menschen von einer Einweisung in ein Altenheim abgesehen werden konnte, weil sie gerade in den späten Abend- oder frühen Morgenstunden eine Hilfsmöglichkeit hatten. Dabei zeigte sich, daß in der ersten Zeit immer dann ein Hausbesuch notwendig war, wenn ein alter Mensch die Notrufnummer, die ihm bekannt war, benutzte, oder durch Nachbarn um Hilfe gebeten wurde, denen die Notrufnummer auch bekannt war. Bei den Haubesuchen konnte die Situation dann so weit entschärft werden oder eine Beruhigung erfolgen, als keine weiteren Maßnahmen notwendig waren. Es ist fast nie vorgekommen, daß zusätzlich bei einem altersverwirrten Patienten während der Notfallzeit ein Arzt mit eingeschaltet wurde. Nach relativ kurzer Zeit konnte auch die Anzahl der Hausbesuche reduziert werden, allein die Sicherheit, daß jemand zur Not kommen würde, um Beistand zu leisten, gab vielen alten Menschen so viel Selbstvertrauen, daß oft ein Telefonanruf und ein kurzes Telefongespräch reichte. Man kann also sagen, daß gerade der psychiatrische Rund-um-die-Uhr-Dienst dazu beigetragen hat, sonst notwendige Einweisungen in ein Altenheim oder in den meisten Fällen sogar in ein Altenpflegeheim abzukürzen. Nach 8 Jahren werden immer noch Menschen zuhause betreut, die schon einen festen Altenheimplatz zu Beginn der Arbeit des ambulanten Dienstes hatten und deren Unterbringung in einem Altenpflegeheim als unausweichlich galt.

— Ohne Krisenbetten steigt die Zahl der Klinikeinweisungen durch die Rund-um-die-Uhr-Arbeit des Ambulanten Dienstes sehr stark an.

Dies ist ein Faktum, das von vielen anderen Diensten — auch ohne Arbeit in den Notfallzeiten — bestätigt wird. Durch eine gut ausgebaute ambulante Versorgung kommt es viel häufiger zu relativ frühzeitigen Kontaktaufnahmen mit betroffenen Patientinnen und Patienten, es können auch mehr Patienten mit eingebunden werden. Die Unsicherheit zu Beginn einer Arbeit ist oft so groß, die Konfrontation mit dem Ausmaß an persönlichem Elend überwiegt so stark, daß Mitarbeiter ihre Hilflosigkeit oft im Ändernwollen der äußeren Rahmenbedingungen, d. h. durch Verlegung in eine Klinik suchen. Dabei ist diese starke Frequentierung der Klinik kein durchgängiger Trend bei Menschen, in denen sich eine akut psychotische Krise zuspitzt, bei denjenigen, die erregt sind, wird oft gerade eine Klinikeinweisung zu spät angeordnet. D. h. es drückt sich sehr viel Ambivalenz der Mitarbeiter eines Ambulanten Dienstes gegenüber stationären Institutionen in der jeweiligen Art und Weise von Verlegung und Einweisung aus. In Solingen hat den entscheidenden qualitativen Fortschritt zweifellos die Möglichkeit gebracht, auch Krisenbetten zu belegen und dadurch Menschen, die sich sonst nicht stationär hätten behandeln lassen, zu einem Wechsel der Umgebung zu bewegen. Am Augenscheinlichsten trifft das auf die Personengruppe der Menschen zu, die früher regelmäßig zwangsweise untergebracht werden mußten.

— Die Ausweitung der Arbeit durch die Rund-um-die-Uhr-Versorgung führte zu einer Strukturierung der Arbeit innerhalb des Ambulanten Dienstes und letztendlich zu einer Arbeitsentlastung.

Diese These wird wohl die überraschendste Feststellung beinhalten, bedeutet doch Ausweitung des Dienstes zunächst einmal Mehrarbeit. Unsere Erfahrung zeigt, daß dies jedoch nicht unbedingt der Fall sein muß. Durch eine Rund-um-die-Uhr-Versorgung wird eigentlich die Zuständigkeit eines Dienstes für eine Region verdeutlicht und damit auch die Verantwortung, die ein Dienst für die Versorgung eines eng umgrenzten Sektors trägt. Diese Verantwortlichkeit wirkt sich auch auf das Arbeitsverhalten der Mitarbeiter, auf die notwendige Struktur und Durcharbeitung sehr positiv aus. D. h. es werden schon relativ frühzeitig und langfristig zu den üblichen Dienstzeiten Maßnahmen geplant, die einen notwendigen eigenen Einsatz oder den der Kollegen in den Abendstunden überflüssig machen. D. h. wenn z. B. abzusehen ist, daß ein Mensch so erregt ist, daß es unweigerlich zu Konflikten und starken Problemen abends mit seiner Familie kommen würde, wird schon tagsüber darauf gedrängt, daß er „mit" in die Krisenstation geht, um sich dort aufzuhalten. Diese Beispiele ließen sich beliebig vermehren, machen aber deutlich, daß so etwas wie eigene Arbeitsdisziplin durch die Rund-um-die-Uhr-Versorgung steigt.

Es kommt noch ein zusätzlicher Faktor hinzu: während früher die privaten Telefonnummer der Mitarbeiter bekannt waren und auch nach Feierabend oft Anrufe kamen, gegen die man sich abgrenzte, in Notfällen moralisch jedoch immer wieder gezwungen war zu handeln, zu agieren, d. h. die eigene Arbeitszeit sehr wenig einschätzbar war, ist es heute so, daß man wirklich nur zu seiner Bereitschaftsdienstzeiten arbeitet und sonst entlastet ist, sich auch nicht mehr von Patienten telefonisch „stören" lassen muß.

Ein dritter arbeitsentlastender Faktor ist es zweifellos, daß es in den Abend- und Nachtstunden bei psychotischen Zusammenbrüchen zu Erregung, Zerstörung usw. gekommen ist, die in einer späteren Phase sehr viel Engagement des Betreuers erforderten. Auch dieses Engagement fällt weg, weil Zuspitzungen dieser Art oft verhindert werden können.

— Nach mehrjähriger kontinuierlicher Arbeit sowohl eines Basisdienstes als auch der Ausweitung dieses Basisdienstes auf die Rund-um-die-Uhr-Versorgung nimmt die Zahl der Zwangsmaßnahmen, die notwendig sind, sehr stark ab.

Eigentlich ist diese Erfahrung allein schon ein Faktum, das einen Rund-um-die-Uhr-Dienst rechtfertigt. Selten stoßen Menschen, sowohl Betroffene als auch Mitarbeiter, so an die Grenzsituation ihres Selbstverständnisses, wie beim Einleiten von zwangsweisen Maßnahmen. Sich dieser ständigen Grenzsituationen und möglichen Grenzüberschreitungen bewußt zu werden, ist zweifellos wichtig, denn es ist eine gefährliche Routine, Zwangsmaßnahmen, mit denen für andere gehandelt und gesorgt wird, ständig rechtfertigen und legitimieren zu müssen. Das Gegenstück jedoch, jemanden, der hilfebedürftig ist, hilflos zu lassen, weil man Zwangsmaßnahmen ablehnt, wäre ebenso verhängnisvoll, so daß man in einem Ambivalenzkonflikt ist, der von vielen Mitarbeitern nur sehr schwer ausgehalten wird. Für den Betroffenen bedeutet das Einleiten von psychiatrischen Zwangsmaßnahmen — wie zwangsweise Unterbringung und Zwangsbehandlung — zweifellos einen der größten Eingriffe in die bürgerlichen Ehrenrechte.

— Große Bedeutung kommt der „Supervisionsfunktion" des Stammpersonals der Krisenstation zu.

Es wurde schon erwähnt, daß es Aufgabe ist, Krise nicht nur als etwas Negatives zu betrachten, sondern sich auch einer anthrophologischen Betrachtung des Begriffs „Krise" zu widmen. Das Prinzip der „Beziehungspflege", der Kontinuität von Betreuung, wie es in Solingen praktiziert wird, hat zweifellos den großen Vorteil, daß diese Art von Hilfe auch Langzeitpatienten eine „Überlebensmöglichkeit" außerhalb von Anstalten gibt, die man früher und heute auch noch mancherorts für nur stationär behandelbar erklärt. Es liegt aber auch die Gefahr der Alltagsroutine, der mangelnden Distanz, des Unfähigwerdens zur Wahrnehmung in einer solchen kontinuierlichen Beziehung. Vielleicht ist die Krise eines Patienten, einer Patientin, die ja oft sehr sensibel, empfindsamer als Mitarbeiter sind, ein Hinweis für eine Sackgasse in einer solchen Betreuungsbeziehung. Darauf hinzuweisen, auch die Chance eines Neubeginns in der Krise eines Betroffenen zu sehen, ist eine zentrale Aufgabe des Krisenteams. Von hier kommen sehr wichtige Impulse für die inhaltliche Arbeit.

— Die Notfallbereitschaft hat sehr positive Aspekte für die Entlastung der Familien.

Es darf nicht vergessen werden, daß gerade im ambulanten Kontext die Umgebung, die Nachbarn, die Angehörigen die eigentliche Betreuungsarbeit leisten. Allzu oft werden die Hilfsmöglichkeiten und die Hilfsfähigkeit von Fachleuten falsch eingeschätzt. Oft wird auch die Belastbarkeit des Hilfspotentials einer Familie übersehen. Um ihrer wichtigen stützenden Funktion gerecht werden zu können, brauchen aber die Familien so etwas wie Entlastung. Die Krisenstation hat hier ihre wesentliche Funktion. Sie erhält sozusagen die Kraft der Angehörigen, auch weiterhin den intensivsten Teil der Beziehungspflege zu übernehmen. Ihre Gefahr hat die Krisenstation zweifellos für die Menschen, die ohne Angehörige, Freunde oder Nachbarn sind, die fehlende soziale Anbindung wird hier allzu oft auf der Krisenstation gesucht, es kommt zu etwas wie einer Dauerkrise.

6. Ausblick

Die Erfahrungen, die in Solingen gemacht werden, bestärken uns darin, die Arbeit auch zu dienstunüblichen Zeiten als integralen Bestandteil einer zukünftigen ambulanten psychiatrischen Versorgung zu sehen und zu fordern. Der qualitative Zugewinn durch eine Arbeit, die die geschilderten Kriterien erfüllt, wiegt bei weitem Nachteile und institutionelle Grenzen auf. Große Bedeutung wird in Zukunft der Aspekt haben, der auch in diesem Referat immer wieder betont wurde, nämlich der der Kontrolle; nicht der Kontrolle der Betroffenen, der Patientinnen und Patienten, denn die ist in einem sozialpsychiatrischen ambulanten Versorgungssystem sehr groß (hier liegt wohl auch eine Gefahr), sondern die der Mitarbeiter. Es wurde die Forderung aufgestellt, daß in Krisenzeiten Mitarbeiter Ich-Funktionen für Betroffene übernehmen sollten. Die Übernahme von Handlungen für jemanden setzt jedoch ein hohes Maß an innerer moralischer Reife voraus. Eine Kontrolle, ein Reflektieren von möglichen „Grenzüberschreitungen" in diesem Bereich ist notwendig, sollte jedoch nicht aus der Psychiatrie selbst heraus erfolgen. In den Bereichen, in denen Psychiatrie nicht einer medizinischen, sondern einer ethischen Begründung bedarf, und das sind z. B. Zwangsmaßnahmen, erfordern sie die Kontrolle der Bürgerschaft. Hierbei ist nicht die oft inhaltsleere Kontrolle gemeint, die ein Ratsausschuß über den Sozialpsychiatrischen Dienst z. B. eines Gesundheitsamtes ausübt, sondern die unmittelbare Kontrolle. Das Beispiel England, wo es Ethik-Kommissionen gibt, die aus Pfarrern, Rechtsanwälten, Richtern, Bürgern bestehen, bei denen psychiatrische Zwangs- und Disziplinierungsmaßnahmen angemeldet und diskutiert werden müssen, ist ein möglicher Weg, den es gilt weiterzuverfolgen.

Notfallpsychiatrie und Kriseninterventionen auf dem Lande

M. von Cranach

Einleitung

Als ich mich bei der Vorbereitung dieses Vortrages eingehender mit den Begriffen Notfall und Krise in der Psychiatrie beschäftigte, kam ich zunehmend in Schwierigkeiten. In der Vorstellung, zu Beginn meines Referates eine Abgrenzung der Begriffe Notfall und Krise durchführen zu müssen, tauchten zunehmend mehr Unsicherheiten und Zweifel als Klarheiten auf. Ist es sinnvoll neben den Ebenen der Symptomatik und Diagnostik, der Behinderungen, der Konfliktbereiche, eine Ebene der Krise einzuführen? Die Tatsache, daß die V-Kodierung der ICD 9 in der Bundesrepublik so gut wie nicht benutzt wird, was ja angebracht wäre, wenn wir manche Krisendefinitionen akzeptieren würden, zeigt mit welchen Unsicherheiten der Krisenbegriff behaftet ist. Andererseits deutet die Ausweitung der sogenannten reaktiven Störungen im DSM-III-System darauf hin, daß jenseits des Atlantiks zur Zeit der Krisenbegriff in einen erweiterten Krankheitsbegriff eingegangen ist. Ich kam dann schließlich zu dem Ergebnis, diesen einleitenden allgemeinen Teil meines Vortrages fallen zu lassen, auch angesichts der Tatsache, daß zum Zeitpunkt des Vortrages die Problematik durch meine Vorredner und die Diskussion behandelt worden sei. Es soll vielmehr im folgenden ganz konkret zu den Problemen der Notfallpsychiatrie im Rahmen einer sektorisierten Psychiatrie in einem ländlichen Gebiet Stellung genommen werden. Erörtert werden soll auch die zur Zeit kontrovers diskutierte Frage, ob spezialisierte bzw. differenzierte Interventionsangebote innerhalb des Krankenhauses sektorisierten Stationen den Vorzug zu geben sind bzw. in welcher Form diese beiden konkurrierenden Strukturierungsprinzipien in Einklang zu bringen sind. Die angeschnittenen Fragen möchte ich am Beispiel der Entwicklung des Bezirkskrankenhauses Kaufbeuren erörtern und gleich im voraus betonen, daß es sich hier weder um ein besonders gelungenes Modell noch um eine abgeschlossene Entwicklung handelt. Vielmehr befindet sich das Krankenhaus mitten in einer Reformphase, in der allerdings die hier zu erörternden Fragen sehr vehement diskutiert werden.

Das Bezirkskrankenhaus Kaufbeuren

Das Bezirkskrankenhaus Kaufbeuren versorgt zwei geographisch getrennte Regionen. Zum einen die 60 km entfernte, außerhalb des eigentlichen Standardversorgungsgebiets liegende Stadt Augsburg mit ca. 300 000 Einwohnern, sowie das eigentliche Standardversorgungsgebiet, das Allgäu mit über 500 000 Einwohnern. Hinzu kommt nach offizieller Absprache mit Oberbay-

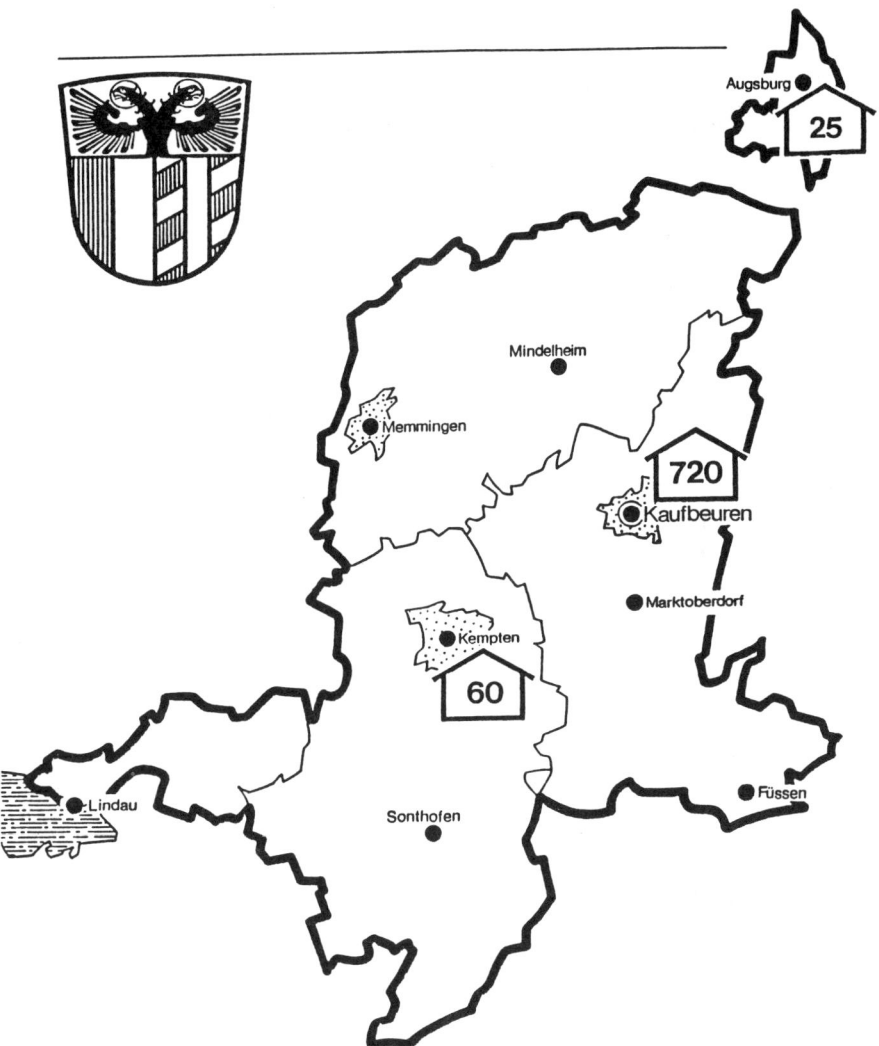

Abb. 1: Einzugsgebiet des Bezirkskrankenhauses Kaufbeuren

ern der westliche an den Lech grenzende Streifen Oberbayerns mit ca. 100 000 Einwohnern, also insgesamt eine Region von über 900 000 Einwohnern. 1972 gab es in der gesamten Region 2 psychiatrische Einrichtungen, eine winzige 23 Betten-Station an den Städtischen Krankenanstalten in Augsburg, die im Sinne einer Triage Augsburger Patienten aufnahm und innerhalb von 24 Stunden, falls erforderlich, in Sammeltransporten nach

Kaufbeuren weiterverlegte. Das Bezirkskrankenhaus Kaufbeuren hatte zum damaligen Zeitpunkt im Hauptkrankenhaus sowie in einer Dependance im benachbarten Irsee gut 1300 Patienten. Aufgrund der Baufälligkeit des Gebäudes wurde im Jahre 1972 die mit chronischen Patienten belegte Dependance in Irsee geschlossen, und über 300 Patienten wurden in zum Teil bestehende, zum Teil extra zu diesem Zweck neu errichtete Heime verlegt, so daß das Bezirkskrankenhaus im Jahre 1980, also zum Zeitpunkt des Beginns der Umstrukturierungsphase, ca. 900 Patienten beherbergte. Aufgrund äußerst ungünstiger Umstände, d. h. extremen Personalmangels, häufigen Wechsels der Direktion und anderer Widrigkeiten, hatte das Krankenhaus die in den 70er Jahren an vielen Krankenhäusern stattgefundene Umstrukturierungsphase verpaßt, so daß zu Beginn der Neuorientierungsphase im Jahre 1980 die Klinik aus fünf eher zufälligen zusammengewürfelten Abteilungen, denen jeweils ein Abteilungsleiter bzw. Oberarzt vorstand, bestand. Jeder Abteilungsleiter verfügte über eine Aufnahmestation, auf die ausnahmslos jeder Patient, unabhängig von Alter und Diagnose aufgenommen wurde, zusätzlich über sogenannte Wohnstationen, in die die Patienten der überquellenden Aufnahmestationen nach Besserung verlegt wurden, um von dort entlassen zu werden, und schließlich über mehrere Langzeitstationen. Diese ungewöhnliche Ausgangssituation legte den verschiedenen Planungsgruppen der Klinik nahe, das Sektorisierungsprinzip der zukünftigen Struktur zugrunde zu legen. Verstärkt wurde dieses Anliegen auch durch die stark extramural orientierte Einstellung der Mitarbeiter sowie durch die Bereitschaft des Trägers, im größeren Umfang im extramuralen Bereich Einrichtungen zu fördern, so daß in kurzer Zeit sozialpsychiatrische Dienste, psychosoziale Beratungsstellen für Suchtkranke, therapeutische Wohngemeinschaften, ein Übergangsheim, eine spezielle Werkstatt für psychisch Kranke und anderes eingerichtet wurde. Puristische Anhänger des Sektorisierungsprinzips wollten bei den Planungsgesprächen den gesamten Akutbereich des Krankenhauses als Kriseninterventionseinrichtung sehen und die eigentlichen therapeutischen Bemühungen in die Gemeinde verlagern und schlugen vor, die 5 Bereiche des Krankenhauses auf 4 zu reduzieren und jeweils der Stadt Augsburg und den drei Landkreisen mit den dazugehörigen kreisfreien Städten zuzuordnen. Mit Besserung der Personalsituation, bedingt auch durch Besserung der Weiterbildungssituation und durch Zunahme an therapeutischer Kompetenz der relativ jungen ärztlichen Mitarbeiter entstand im Krankenhaus jedoch eine zunehmend stärker werdende Strömung, die eine Differenzierung des Behandlungsangebotes forderte.

Da die Umstrukturierung einer Klinik nicht innerhalb eines Tages und auf direktoriale Anweisung erfolgen kann, sondern vielmehr in einem evolutiven Prozeß stattfinden muß, der alle beteiligten Berufsgruppen, die die endgültige Struktur zu tragen haben, auch überzeugen muß, nahmen wir uns Zeit und beschlossen, den Sektorisierungsgedanken nicht aufzugeben, doch da, wo spezialisierte Angebote erforderlich erschienen, diese zu erproben. So entstand im Jahre 1982 eine gerontopsychiatrische Abteilung, da es allen therapeutisch aktiven Mitarbeitern ganz offensichtlich wurde, daß diese Patienten gesonderte, spezifische Betreuungsmaßnahmen brauchen. Ein Jahr später, 1983, entstand dann aus derselben Überzeugung heraus eine Suchtfachabteilung für Alkoholkranke mit einer Aufnahmestation, die auch von manchen als Kriseninterventionsstation und Motivationsstation für Suchtkranke mit einer sehr kurzen Aufenthaltsdauer bezeichnet wird, zusätzlich eine von der LVA belegte Kurzzeit-Entwöhnungstherapie-Station mit einem sehr strukturierten therapeutischen Angebot und schließlich eine Station für schwerkranke, organisch stärker beeinträchtigte Patienten. Eine weitere Aufnahmestation beschäftigte sich zunehmend mit jüngeren, vor der Chronifizierung stehenden schizophrenen Patienten und ging damit auch den Weg der Spezialisierung. Schließlich entstand im Rahmen der Differenzierung des Behandlungsangebotes eine internistische Station, wo die zunehmende Zahl von körperlich kranken Patienten unter 65 Jahren für die Dauer der Behandlung ihrer köperlichen Erkrankung aufgenommen werden. Neben dieser Entwicklung in Richtung Differenzierung des therapeutischen Angebotes wurde jedoch der Sektorisierungsgedanke nicht aufgegeben. Er führte dazu, daß sehr früh an den Träger die Bitte formuliert wurde angesichts des viel zu großen Einzugsbereiches, die bereits lange gehegte Absicht, in Augsburg eine psychiatrische Klinik zu bauen, zu beschleunigen.

Der erste Spatenstich ist bereits getan worden, im Jahre 1988 soll der erste Bauabschnitt fertiggestellt werden. Hinzu kam der Wunsch, angesichts der dezentralen Lage des Bezirkskrankenhauses einen Teil des Krankenhauses in den westlichen Teil des Allgäus zu verlagern. Bereits 1982 fand sich in zentraler Lage in Kempten ein geeignetes Gebäude, das nach sorgfältiger Planung und Umbau am 1. Januar 1986 den Betrieb aufgenommen hat. Dieses neue Krankenhaus, das unter selbständiger ärztlicher Leitung jedoch verwaltungstechnisch und im Planungsbereich dem „Mutterkrankenhaus" Kaufbeuren zugeordnet ist, soll mit 60 Betten, 12 Tagesklinik-Plätzen, einer Ambulanz und den sich in Entwicklung befindenden extramuralen Einrichtungen den westlichen Teil des Einzugsgebietes mit ca. 200 000 Einwohnern versorgen, wobei es jederzeit auf die therapeutischen Möglichkeiten des „Mutterkrankenhauses" zurückgreifen kann. Dieses Krankenhaus besteht aus 5 kleinen Stationen, davon 3 akutpsychiatrische Stationen, eine gerontopsychiatrische Station sowie eine Rehabilitationsstation. Bisherige Erfahrungen zeigen, bei aller Kürze des Beobachtungszeitraums, daß diese neue Einrichtung im Sinne einer Vollversorgung den Großteil des Versorgungsgebietes betreut und nur im geringeren Umfang auf die spezialisierten Abteilungen des „Mutterkrankenhauses" zurückgreifen muß. Zusammenfassend hat sich, wie aus Abbildung 2 ersichtlich, ein Teil des Krankenhauses in Richtung Differenzierung strukturiert (Langzeitbereich, Suchtfachabteilung, Gerontopsychiatrie, Spezialstationen), während der akutpsychiatrische Bereich dem Sektorisierungsprinzip folgt, wobei von den 4 Akutaufnahmebereichen einer bereits aus dem Krankenhaus in die Peripherie ausgezogen

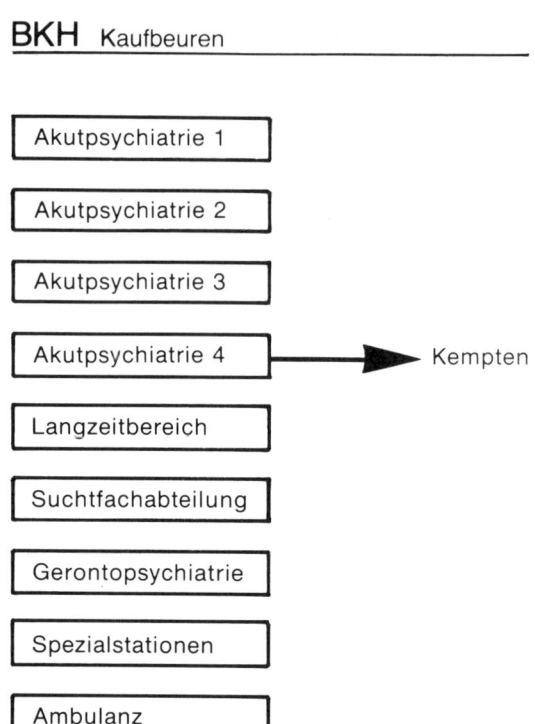

Abb. 2: Struktur des Bezirkskrankenhauses Kaufbeuren

ist, ein weiterer in nächster Zukunft nach Augsburg ausgelagert wird und die beiden restlichen akutpsychiatrischen Bereiche teilen sich das verbliebene Einzugsgebiet. Der von manchen immer wieder in die Diskussion eingeworfene Wunsch nach einer sogenannten Kriseninterventionsstation hat sich nicht durchsetzen können.

Notfallpsychiatrie in einem ländlichen Gebiet

Notfälle in der Psychiatrie entstehen als krankheitsbedingt im Verlauf einer Erkrankung, teils aber auch systembedingt. Notfälle können von Patienten, Angehörigen oder anderen Einrichtungen der Gemeinde provoziert werden, um, in Unkenntnis anderer Wege, Zugang zu professioneller Hilfe zu erreichen. Notfälle können auch entstehen, wenn ein lange vorher erkanntes Problem oder Erkrankung überhaupt nicht oder inadäquat frühzeitig behandelt wird, so daß sich daraus schließlich ein Notfall entwickelt. Je umfassender und kompetenter der ambulante Behandlungsbereich ist, je informierter Betroffene und Umgebung über professionelle Hilfsangebote sind, um so geringer wird die Zahl der Notfälle sein und sich schließlich nur noch auf die krankheitsimmanenten Notfälle beschränken. Diese Überlegung, daß Früherkennung einerseits und Verbesserung der Zugangswege zu professioneller Hilfe andererseits die Zahl der Notfälle im Sinne einer *Notfallprävention* verringern können, führte zu Überlegungen, die Zugangswege zum Krankenhaus zu definieren und bekannt zu machen sowie von seiten des Krankenhauses Einfluß auf den Zugangsstrom zu nehmen. Schaltstelle dieser Bemühungen wurde die 1981 eingerichtete *Institutsambulanz,* deren Aufgaben im folgenden unter dem Gesichtspunkt des Notfalls in der Psychiatrie näher erläutert werden sollen.

Hauptaufgabe der Institutsambulanz, es sind dort zwei Ärzte, ein Psychologe, ein halber Sozialarbeiter, ein Krankenpfleger sowie eineinhalb Verwaltungskräfte tätig, ist die ambulante Betreuung schwieriger Patienten, meist mit einem chronischen Verlauf und mit einer hohen Rückfallsrate. Für diese Gruppe von Patienten gab es vorher keine adäquate Behandlungsangebote, sie werden jetzt auch von den niedergelassenen Nervenärzten, mit denen eine gute Zusammenarbeit besteht, an die Ambulanz überwiesen. Diese Patientengruppe hat eine hohe Wiederaufnahmerate, wobei ein großer Teil der Aufnahmen in Form eines Notfalls stattfindet. Durch eine engmaschige und nachgehende ambulante Betreuung zielen die Bemühungen der Ambulanz darauf hin, Rückfälle frühzeitig zu erkennen, wenn möglich ambulant zu behandeln und im Falle der Notwendigkeit einer stationären Einweisung diese vor der Eskalation einer Krise vorzunehmen.

Ein in diesem Zusammenhang noch ungelöstes Problem ist die zeitlich beschränkte Erreichbarkeit der Ambulanz. Der außerhalb der Ambulanzzeiten 16 Stunden am Tag erreichbare diensthabende Arzt des Krankenhauses, kann diese Lücke nur in beschränktem Umfang ausfüllen, da er das Krankenhaus nicht verlassen kann und auch über das der Ambulanz zustehende Instrumentarium nicht verfügt. Ein weiterer Nachteil sind die großen Entfernungen innerhalb des Einzugsgebietes, die Inanspruchnahme der Ambulanz läßt mit zunehmender Entfernung vom Krankenhaus deutlich nach. Durch die Schaffung einer zweiten Institutsambulanz am neu gegründeten Bezirkskrankenhaus Kempten wird sich die Situation allerdings bessern. Aufgrund des großen Einzugsgebietes und der relativ dünnen Besiedlung und damit geringen Anzahl an niedergelassenen Nervenärzten ist es auch nicht möglich, mit ihnen gemeinsam einen flächendeckenden 24 Stunden am Tag zur Verfügung stehenden psychiatrischen Notdienst einzurichten.

Wie aus Abbildung 3 ersichtlich hat die Institutsambulanz neben der eben beschriebenen zentralen Aufgabe eine Reihe von weiteren Funktionen, die auch der Kanalisation des Zustroms von Patienten ins Krankenhaus dienen und damit der Vermeidung von Notfall-Einweisungen. Diese Aufgaben kann die Ambulanz nicht mit den eigenen Mitarbeitern durchführen, vielmehr sind sämtliche Ärzte des Krankenhauses in diese Aufgabe eingebunden, die sie unter der oberärztlichen Supervision des Leiters der Ambulanz durchführen. Jeder in Weiterbildung sich befindende Arzt muß neben seiner stationären, klinischen Tätigkeit eine dieser ambulanten Aufgaben übernehmen. Das

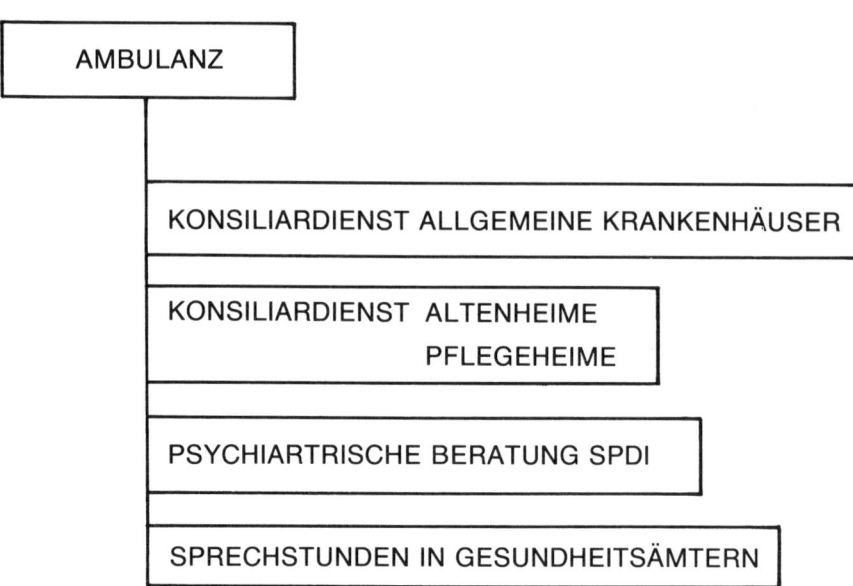

Abb. 3: Aufgaben der Institutsambulanz

dient nicht nur seiner persönlichen Weiterbildung, sondern schärft auch das Bewußtsein der im Krankenhaus tätigen Ärzte für die extramuralen psychiatrischen Probleme und relativiert die übermäßige Bedeutung, die klinisch tätige Ärzte ihrer Arbeit geben.

Zunächst sei der *Konsiliardienst an den allgemeinen Krankenhäusern* erwähnt. Mittlerweile werden fast alle Krankenhäuser der Region, die keine konsiliarische Vereinbarung mit einem niedergelassenen Kollegen hatten, konsiliarisch von uns betreut. Die Zahl der in Allgemeinkrankenhäusern behandelten psychisch Kranken ist bekanntlich groß, Überweisungen von Allgemeinkrankenhäusern in psychiatrische Kliniken erfolgen in unseren Augen erst dann, wenn es im allgemeinen Krankenhaus zu einer akuten Krise kam. Erst wenn der dort behandelte Alkoholkranke randalierte, der depressive Patient Suizidgedanken äußerte oder der demente alte Mensch verwirrt im Krankenhaus herumirrte, wurde notfallmäßig die Überweisung in die psychiatrische Klinik vorgenommen. Aufgabe des Konsiliardienstes ist es auch, die Behandlung dieser Patienten im Allgemeinkrankenhaus fachärztlich zu beraten und die Patienten, die in einer psychiatrischen Klinik besser behandelt werden könnten, rechtzeitig zu erkennen und die Notfallsituation zu vermeiden.

Ein weiterer Beitrag zur „Notfallprävention" leistet die Ambulanz mit ihrem *Konsiliardienst für Altenheime und Pflegeheime.* Mittlerweile bestehen Verträge mit 18 derartigen Einrichtungen des Einzugsgebietes. Unter der Supervision des Leiters der Ambulanz besucht ein Arzt des Krankenhauses regelmäßig in unterschiedlicher Frequenz (von einmal wöchentlich bis einmal monatlich) das Heim, berät dort fallbezogen die Heimärzte, bildet das dort tätige Personal fort und berät die Heimleitung in Fragen der Pflege, der Milieugestaltung usw. Bei Eintreten eines Notfalls wendet sich das Heim zunächst an den zuständigen Konsiliararzt, dem es oft gelingt, eine Alternative zur Aufnahme ins Krankenhaus aufzuzeigen. Auf diese Weise ist die Zahl der unangemeldeten Notfallüberweisungen von Heimen deutlich gesunken.

Im Rahmen des bayerischen Psychiatrieplans sind seit 1980 im Einzugsbiet 4 *sozialpsychiatrische Dienste* entstanden (2 Dienste in Augsburg, je ein Dienst in Kaufbeuren und Kempten). Diese Dienste, die in unserer Region ohne Arztstelle eingerichtet wurden, arbeiten eng mit dem Krankenhaus zusammen. Mit 2 Diensten (Kaufbeuren und Kempten) besteht eine vertragliche Vereinbarung mit der jeweiligen Institutsambulanz. Wöchentlich findet durch einen Arzt des Krankenhauses sowohl eine Teamsupervision sowie eine fallbezogene Beratung statt. Die zwei Augsburger sozialpsychiatrischen Dienste kommen wöchentlich ins psychiatrische Krankenhaus nach Kaufbeuren. Durch diesen Zuwachs an fachlich psychiatrischer Kompetenz der Dienste ist es ebenfalls möglich, einen möglichen Notfall frühzeitig vorauszusehen und damit einer Krise zuvorzukommen. Schließlich seien noch die regelmäßige Tätigkeit in den 7 Gesundheitsämtern der Region erwähnt. Ebenfalls unter der Supervision des Leiters der Ambulanz finden, meist einmal monatlich, *Sprechstunden in den Gesundheitsämtern* statt. Im Rahmen dieser Tätigkeit werden häufig Patienten gesehen, die schwer krank, jedoch krankheitsuneinsichtig sich einer Behandlung entziehen. Auch hier wird versucht, zu diesen Patienten einen therapeutischen Kontakt aufzunehmen und die betreuerische Kompetenz der Sozialarbeiter des Gesundheitsamtes durch Fortbildung und Beratung zu erhöhen. Als letztes sei eine weitere, in unseren Augen sehr wichtige Tätigkeit der Ambulanz erwähnt: *Die Angehörigenarbeit.* In den Jahren nach Gründung der Institutsambulanz sind unter Supervision des Leiters sowohl auf den Stationen sowie im Einzugsgebiet flächendeckend Angehörigengruppen entstanden. Diese Angehörigengruppen sind im extramuralen Bereich unter der Supervision der Ambulanz von Mitarbeitern der sozialpsychiatrischen Dienste sowie von Sozialarbeitern in den Gesundheitsämtern initiiert worden, mehrmals ist es zu einem Gesamttreffen der schwäbischen Angehörigen gekommen. Diese Angehörigengruppen haben im Zusammenhang mit unserem Thema auch das Ziel, die Angehörigen über Krankheitsverläufe, über Therapiemöglichkeiten und Zugänge zu professioneller Hilfe zu informieren. Da Angehörige am dichtesten mit Patienten zusammenleben, Verschlechterungen bzw. Wiederauftreten von Symptomen am ehesten erkennen, sind sie allerwichtigste Partner im therapeutischen Prozeß. Ihre Mitarbeit scheint uns als ein allerwichtigstes Mittel der Krisen bzw. Notfallprävention.

Im Vorhergenden wurde versucht, einen Entwicklungsprozeß eines psychiatrischen Krankenhauses mit einem großflächigen ländlichen Versorgungsgebiet zu skizzieren. Im intramuralen Bereich wurde der Weg beschrieben, den das Krankenhaus im Spannungsfeld zwischen der Schaffung differenzierter therapeutischer Angebote einerseits und sektorisierter Angebote andererseits gegangen ist. Auf die Schaffung einer spezialisierten Kriseninterventionsstation wurde verzichtet. In der stark extramural orientierten Arbeit des Krankenhauses standen im Vordergrund die Bemühungen, unter der Leitung der Institutsambulanz, alte und neu geschaffene psychiatrische Hilfsangebote sowie Angehörige und die Öffentlichkeit so zu orientieren und zu informieren, daß der Zugang zu professioneller Hilfe erleichtert wird und somit in einem präventiven Sinn die Zahl der Notfälle vermindert wird.

Diskussion III

(gekürzte Fassung)

Moderation: C. Kulenkampff

Rössler: Wenn ich die Vorträge der vergangenen zwei Tage richtig verstanden habe, hat sich mein bereits eingangs erwähnter Eindruck verstärkt, daß die Organisation von psychiatrischen Krisen- und Notfalldiensten, die das ganze Spektrum behandlungsbedürftiger Krisen und Notfälle abdecken, ungeheuer schwierig zu sein scheint. Nur die Vertreter der niedergelassenen Nervenärzte und die Vertreter der psychiatrischen Krankenhäuser haben erkennen lassen, daß sie das gesamte Spektrum von Krisen und Notfällen betreuen wollen. Es stimmt schon etwas bedenklich, daß gerade diese beiden so häufig kritisierten Säulen der psychiatrischen Versorgung, also die niedergelassenen Nervenärzte und die psychiatrischen Krankenhäuser, hier allein auf weiter Flur sind. Die spezialisierten Dienste scheinen eher bemüht zu sein, eine Versorgungslücke in der Betreuung bestimmter Patientengruppen in ihrer Region auszufüllen, und können daher die allgemeine Krisen- und Notfallversorgung dort auch nur ergänzen.

Dienste, die das gesamte Spektrum von Krisen- und Notfällen betreuen wollen, können natürlich nicht sämtliche Hilfeleistungen vorhalten, die zur Betreuung dieser Patienten erforderlich sind. Teilweise haben diese Dienste auch nur die Aufgabe der Erstversorgung, um dann die Patienten an spezialisiertere Einrichtungen und Dienste weiterzuverweisen. Meine Frage an Herrn Jacobi und Herrn von Cranach wäre, um welche Angebote sie ihr eigenes Angebotsspektrum gerne erweitern und welche Angebote sie gerne kooperativ mit ihrem Krisendienst verknüpft sehen würden.

Jacobi: Also von der Angebotsseite kann ich sagen, daß ich oft gerade Fachleute aus dem Sozialarbeiterbereich für meine Notfallsituationen hinzuziehe, die ich auch dringend brauche. Ich brauche auch gelegentlich Fachleute, die in der Lage sind flexibel zu reagieren, wenn ich in meiner Sprechstundensituation blockiert bin. Das ist ja der Grund, warum ich die Form einer Praxisgemeinschaft gewählt habe, weil dann ein Kollege etwas freier sein kann als der andere. Andererseits denke ich auch, daß ich oft nicht der geeignete Mann bin, um gerade dieser Krise zu begegnen, und andere Personen, die vielleicht eine sehr viel tragfähigere Beziehung zu dem Patienten haben, dies besser tun könnten.

in ländlichen oder kleinstädtischen Gebieten, wo ich tätig bin, müssen wir weitestgehend — zumindest kann ich das von unserer Arbeitssituation und von unserer Region sagen — einfach alle auftretenden Krisen in irgendeiner Form bewältigen. Bei uns gibt es keine Selektion — insbesondere auch weil wir als niedergelassene Ärzte einen sogenannten Sicherstellungsauftrag haben. Das scheint unbekannt zu sein, daß Ärzte letztlich behandeln müssen; ob tags, ob nachts, ob am Feiertag oder am Wochenende, spielt keine Rolle. Darauf müßten wir vielleicht doch noch nachdrücklich hinweisen.

v. Cranach: Was die Notfälle anbetrifft, hätten wir das große Bedürfnis, die Zugangswege zum Krankenhaus, zur Ambulanz und zu sonstiger professioneller Hilfe zu erleichtern. Um das zu erreichen, brauchen wir in meinen Augen eine Ausweitung der ambulanten Dienste. Bei uns ist das angesichts der Tatsache, daß es im Bezirk sonst nichts gibt, die Ambulanz am Krankenhaus. Das würde auch bedeuten, regionalisierte ambulante Dienste in unserem Einzugsgebiet einzurichten, weil durch die Entfernung ein rascher Zugang immer nur für einen ganz kleinen Umkreis möglich ist.

Schuler: Die einzelnen Krisenintersventionsdienste sind doch jeweils recht gut organisiert. Nun hätte mich bei Ihrem Modell, Herr Jacobi, genau interessiert, wie Sie das organisieren? Denn das ist doch gegenüber dem, was wir hier sonst gehört haben, ganz anders strukturiert. Wie läuft das ab? Sie arbeiten ja in der Gemeinschaftspraxis auch mit anderen Diensten zusammen. Kommen die dann auch alle zur Supervision, oder wie ist das organisiert?

Jacobi: Das ganze Projekt hat sich innerhalb von mehreren Jahren entwickelt. Zunächst haben wir in der Praxis ein Mitarbeiterteam aufgebaut, das primär die gesamten Versorgungsaufgaben, die sich uns gestellt haben, übernommen hat. Im Laufe von Jahren haben wir dann durch Gründung eines Hilfsvereins und durch Organisation von Fremdfinanzierung zusätzlich verschiedene Dienste aufgebaut. An diesen Trägerverein haben wir nach und nach die Aufgaben des psychosozialen Bereichs ausgelagert, also z. B. die Betreuung von Wohngemeinschaften, den Sozialpsychiatrischen Dienst und zu einem großen Teil auch die Krisenintervention.

Die Kooperation sieht so aus, daß wir vom Verein her einen Mitarbeiter regelmäßig in unseren Teamsitzungen der Praxis und auch in den Fallbesprechungen in der Praxis dabei haben. Das sind einmal in der Woche ein bis zwei Stunden. Und ebenso gehe ich etwa zwei Stunden wöchentlich in Mitarbeiterbesprechungen und Teamsitzungen des Vereins, um hier mit den verschiedenen Diensten die anstehenden organisatorischen Fragen zu besprechen und auch einen gewissen Teil von konsiliarischer Beratung und Supervision zu leisten.

Katschnig: Mich hat heute am meisten die idyllische Situation in der deutschen „Kleinstadt" Solingen im Vergleich zu den beiden anderen Versorgungsgebieten beeindruckt. In der Großstadt herrscht in den Notdiensten Anonymität, von der wir genau wissen, daß gerade sie in Notfallsituationen zu Eskalierungen führen kann. Im ländlichen Gebiet versucht man nicht einmal, einen Notdienst einzurichten, weil man sofort restlos überfordert wäre, macht aus der Not eine Tugend und betreibt Notfall-Prävention.

Aber im überschaubaren „Städchen" Solingen scheint das wirklich zu funktionieren, und das klang natürlich sehr ansprechend. Aber wissen Sie auch, ob und wieviel Leute, Notfälle, Krisen an ihrem Dienst vorbeilaufen, direkt ins Landeskrankenhaus zum Beispiel? Und was passiert mit denen, für die Sie ja gar keinen Therapieanspruch haben, mit den psychosozialen Krisensituationen bei nicht-chronischen Patienten, die ja die eigentliche Zielgruppe der klassischen Kriseninterventionszentren sind? Mir scheint das durchaus ideal, was Sie hier anbieten. Ich möchte Sie aber bitten, vielleicht noch ein bißchen auf die Schwachstellen einzugehen.

Nouvertné: Ich denke, wenn man heute so etwas wie psychosoziale Versorgung von der Region macht, dann muß man auch Prioritäten setzen. Und Prioritäten zu setzen heißt auch, daß Gruppen vernachlässigt und andere Gruppen bevorzugt werden. Die Priorität, die wir gesetzt haben, ist die der Betreuung von chronisch Kranken. Daraus leitet sich zwangsläufig ab, daß Menschen in psychosozialen Lebenskrisen, in Ehe- und Lebensschwierigkeiten oder in suizidalen Krisen benachteiligt werden. Genau die Situation haben wir in Solingen auch. Jemand, der eine chronische Psychose hat und immer wieder von Rückfällen bedroht ist, findet bei uns eine bessere Versorgungssituation vor als jemand, der in einer suizidalen Krise ist. Aber in anderen Regionen haben wir ja auch die umgekehrte Situation, und es ist also nur die Frage, wo die Prioritäten gesetzt werden. Zwangsweise Unterbringungen darf unsere Krisenstation zum Beispiel rein rechtlich gesehen gar nicht aufnehmen. Sie werden vom Team zwar auch vorgenommen, aber gehen natürlich unmittelbar in die zuständige Sektorstation der Klinik. Dort sollte unser Team auch einen Tag oder einen Nachmittag in der Woche arbeiten, um auch so was wie Kontinuität zur Klinik herzustellen, vor allen Dingen aber die Zuordnung von demjenigen, der diese zwangsweise Unterbringung vorgenommen hat, zu dem jeweiligen Patienten zu gewährleisten, um so etwas wie eine Nachbetreuung sicherzustellen.

Die Schwachpunkte sind also zweifellos nicht die niedergelassenen Nervenärzte, sondern die allgemeinpraktischen Ärzte, die in einem großen Ausmaß noch Einweisungen direkt in die zuständige Klinik vornehmen. Mit dieser Klinik besteht allerdings eine gewisse Kooperation, so daß es auch sehr oft die Situation gibt, daß die Patienten zwei oder drei Tage dort bleiben und dann in eines unserer Krisenbetten kommen. Die Grenzen sind uns ja eher von der gesamtsozialen Situation gesetzt. In der letzten Zeit – ich deutete das schon an – werden sowohl die Klinik als auch unsere Krisenbetten vorwiegend genutzt von Menschen, die zwar in psychischen Schwierigkeiten sind, zugestanden, wo aber eine soziale Indikation und eine soziale Situation im Vordergrund steht, die z. B. schlicht obdachlos sind. Hier liegen die Grenzen unseres Modells.

Was die Akutkrisen anlangt, so sollte man doch auch einmal positiv herausstellen – zumindest ist das meine optimistische Erwartung –, daß bei entsprechender Personalkapazität und gesicherten Kostenträgerschaften so eine kleine Kriseneinheit gerade auch dem eher Rechnung tragen kann, was jemand in einer akut psychotischen Krisensituation notwendig hat, als die Aufnahme in die Klinik. Ich finde es bis heute noch eine Unmöglichkeit –

und ich kenne auch keine Psychotheorie, die dafür spricht –, daß gerade die Menschen in einer akuten psychotischen Krise im Großkrankenhaus mit 20 anderen sehr unruhigen Leuten auf eine Station gebracht werden. Das liegt doch im Grunde nur am derzeitigen Versorgungssystem. Ich bin sehr optimistisch, daß man gerade mit kleinen Einheiten eine viel bessere Krisenbehandlung machen kann. Unsere Erfahrung ist zum Beispiel, daß unsere Kriseneinheit „umkippt", wenn mehr als drei, vier unruhige Menschen aufgenommen sind. Solche Situationen führen schnell zu allzu großer Hektik, die dann therapiefremde Verhaltensweisen und Strategien notwendig macht. Wenn man aber durch personelle Kapazität erreichen kann, daß die Einheiten klein bleiben und dennoch gut ausgestattet sind, dann bin ich tatsächlich sehr optimistisch, daß das Konzept Aufnahmestation der Klinik bald als überholt gelten kann.

Kulenkampff: Herr Nouvertné, haben Sie Zahlen darüber – das meinte ja wohl auch Herr Katschnig –, wieviele Patienten, die Sie nicht kennen, aus Ihrem Bereich, nach Langenfeld eingewiesen werden? Hat das für Sie eine erkennbare Größenordnung?

Nouvertné: Die Klinik Langenfeld ist sektorisiert. Es gibt eine Station, die vorwiegend Solinger Patienten aufnimmt. Auf dieser Station sind im letzten Jahr durchschnittlich 14–15 Solinger Patienten gewesen. Genauere Auskunft kann Ihnen vielleicht Frau Müther geben.

Frau Müther: Ich habe leider die Zahlen nicht präsent. Man kann aber wohl nicht sagen, die Patienten, die bei uns auf der Solinger Sektorstation sind, seien am Solinger Trägerverein vorbeigegangen. Denn es ist auch durchaus der Fall, daß der Trägerverein der Sektorstation Patienten überweist. Auch ist insgesamt dazu die Zusammenarbeit zwischen dem Verein und der Klinik viel zu eng; wir übernehmen auch teilweise Patienten für ein zwei Tage und geben sie dann wieder ab oder sogar umgekehrt.

Frau Schottky: Herr von Cranach hat ja die ländlichen bayrischen Verhältnisse recht anschaulich geschildert. Er hat aber den großen Vorteil, daß er mit der Ambulanz Hausbesuche machen kann. Das ist nicht in allen Bezirken der Fall; Schwaben ist da besonders großzügig. In anderen Bezirken wünschte man so etwas auch. Wir als Gesundheitsamt müssen nach den entsprechenden Bestimmungen subsidiär tätig sein. Wir sind so verfahren, daß wir eine Bestandsaufnahme dessen machten, was in unserem Bereich überhaupt vorhanden ist, welche vorgegebenen Strukturen wir nutzen und wie und mit wem wir am besten zusammenarbeiten können.

Herr von Cranach sprach auch einmal von der „Sprechstunde am Gesundheitsamt". Wenn nun ein Gesundheitsamt keinen Psychiater hat und im ganzen Kreisgebiet nur ein niedergelassener Nervenarzt zur Verfügung steht, dann muß ein Arzt des Bezirkskrankenhauses einmal im Monat Sprechstunde abhalten. Es ist klar, daß nicht alle Krisen gerade an dem Tag eintreten, an dem der Nervenarzt kommt. An allen anderen Tagen muß der

Amtsarzt tätig werden und der niedergelassene Nervenarzt sowie die anderen niedergelassenen Ärzte. In einer solchen Situation kann man sich eigentlich nur durch Zusammenarbeit helfen – und zwar nicht nur mit dem Krankenhaus, sondern mit allen, die an der Einweisung beteiligt sind. Dies gilt für die niedergelassenen Ärzte und die Polizei, für Ordnungsamt und Amtsgericht. Nach unseren Erfahrungen ist es am besten, wenn man sich im Rahmen von psychosozialen Arbeitsgemeinschaften zusammentut und die Dinge bespricht.

Spengler: Wenn Sie für Ihre ländliche Region schildern könnten, wie man dort mit diesen extremen Notfällen umgeht, wo ein Patient aus der Wohnsituation heraus oder auf der Straße so auffällig geworden ist, daß die Polizei ihn schon hat einfangen müssen, wäre das für mich sehr interessant. Wie kann man dies in therapeutisch verantwortbarer Weise bewältigen und unnötige invasive Ein- und Übergriffe verhindern?

Frau Schottky: Wir haben relativ gute Möglichkeiten, eine Übersicht zu gewinnen. Erstens die Begutachtung: Alle psychisch Kranken, die Sozialhilfe in Anspruch nehmen, müssen durch das Gesundheitsamt begutachtet werden. Die Gutachten werden nicht immer von Psychiatern erstellt, sondern in der Regel von Amtsärzten, die drei Monate psychiatrische Erfahrungen haben. Das heißt, daß man im amtsärztlichen Bereich die Kollegen ganz gezeielt anleitet, auf solche psychiatrischen Fragestellungen zu achten. Zum Beispiel wegen Hilfe zum Lebensunterhalt kommen viele psychisch Kranke, die als solche noch gar nicht erkannt sind. Eine zweite Möglichkeit des Zugangs ist über das Pflegschaftsverfahren. Wenn wenig niedergelassene Nervenärzte da sind, muß das Gesundheitsamt auch im Pflegschaftsverfahren die ganzen Begutachtungen durchführen. Drittens muß man als Amtsarzt auch die Heime im Rahmen der Heimaufsicht besichtigen, so daß wir relativ gut informiert sind.

So können wir also einen Überblick über die psychisch Kranken gewinnen und von daher beraten und im Vorfeld gezielt tätig werden und Verbindungen und Beziehungen aufbauen, die in Krisensituationen wichtig sind. Wir müssen uns als Gesundheitsamt auch um Wasser, Abwasser und dergleichen kümmern und lernen z. B. bei Ortsbesichtigungen in der Gemeinde die Bürgermeister und die Gemeinderäte kennen. Daneben gibt es in Bayern noch die Möglichkeit, daß in ländlichen Bereichen ein Gemeinderat zum Ortswaisenrat ernannt wird, der mitwirkt bei der Auswahl von Pflegern und der in seiner Gemeinde die psychisch Kranken in der Regel kennt. Schließlich bringen wir im Rahmen des ärztlichen Kreisverbandes verstärkt psychiatrische Themen. Ich habe da das große Glück, daß der Leiter des Nervenkrankenhauses, das für uns zuständig ist, gleichzeitig die Fortbildung für den ärztlichen Kreisverband organisiert, so daß wir da relativ guten Zugang zu unseren niedergelassenen Kollegen haben.

Wenn nur eine Krisensituation eintritt, dann kann folgendes vorkommen: daß uns der Bürgermeister anruft, daß uns die Angehörigen anrufen oder auch der niedergelassene Kollege. Wenn der Patient in unserer Nähe ist und wir es ermöglichen können — wir sind insgesamt drei Ärzte am Gesundheitsamt für 120 000 Einwohner —, fahren wir hin. Können wir das aber nicht, dann setzen wir uns mit dem niedergelassenen Kollegen und gleichzeitig auch mit dem Amtsgericht oder dem Ordnungsamt in Verbindung und versuchen, zu vermitteln und Hilfestellungen zu geben. Das läßt sich oft recht gut regeln, denn der Hausarzt kenn ja oft den Patienten sehr gut; es bringt auch mehr, wenn er vor Ort direkt tätig wird, als wenn wir große Strecken zurücklegen. Kennt der Hausarzt den Patienten nicht, dann bemühen wir uns, über unsere Sozialarbeiter tätig zu werden. Wir bemühen uns aber immer, eine Regelung vor Ort zu finden, so daß eine Unterbringung durch die Polizei möglichst vermieden wird.

Schlußveranstaltung

Zusammenfassung und Ausblick

C. Kulenkampff

Meine Damen und Herren, ich befinde mich insofern in einer ungewohnten Situation, als ich kein Manuskript vorbereitet habe. Aspekte des Ausblicks in zukünftige Entwicklungen mußte ich demzufolge als Zuhörer den Referaten und Diskussionen der vergangenen eineinhalb Tage, vermischt mit eigenen Erwägungen, unmittelbar entnehmen. Was ich zu sagen habe, besitzt daher den Charakter einer durchaus improvisierten Zusammenfassung.

Ausgehen möchte ich noch einmal von der Frage der Abgrenzung des psychiatrischen Notfalls. Im engeren Sinne meint dieser Begriff offensichtlich Situationen, in welchen mit besonderer Dringlichkeit gehandelt werden muß. Angesprochen ist hiermit also das Auftreten von mehr oder weniger dramatischen Szenen, wo auch immer sie zustandekommen mögen. Über die hierdurch gekennzeichnete Zielgruppe haben Herr Spengler aus Hamburg und Herr Uchtenhagen aus Zürich berichtet. Die Tätigkeit des Hamburger Notfalldienstes ist dabei insofern besonders charakterisiert, als die spezifische Hamburger Gesetzgebung sie bei Gefährdung der öffentlichen Sicherheit und bei Selbstgefährdung legalisiert.

Im Gegensatz zum Begriff des psychiatrischen Notfalls ist der Begriff der Krise sehr viel weiter und auch diffuser gefaßt. Entsprechend vielfältig sind die Formen und Versuche, im Rahmen einer psychiatrischen Krisenintervention auf krisenhafte Zuspitzung von Situationen und Krankheitsverläufen angemessen zu reagieren. Die psychiatrische Abteilung in Offenbach scheint sich so organisiert zu haben, daß sie imstande ist, Krisen – welcher Art auch immer – im Rahmen ihrer ambulanten Tätigkeit zu bewältigen. Ebenso ist die Gemeinschaftspraxis niedergelassener Nervenärzte in Sinsheim, die gleichsam wie ein kleines Institut für die Versorgung des Landkreises konstruiert ist, durchaus in der Lage, mit der Intervention von Krisen vor Ort fertig zu werden. Auch die Mannheimer Klinik – mitten in der Stadt gelegen – hat offenbar Probleme dieser Art im Griff. Der Solinger Trägerverein – eine Institution besonderer Prägung – berichtete für die Mittelstadt Solingen Ähnliches, und schließlich versucht, wie wir gesehen haben, Herr von Cranach von Kaufbeuren aus, in einem sehr großen ländlichen Gebiet dezentrale Interventionsmöglichkeiten zu realisieren.

Bei allem gewinnt man allerdings den Eindruck, daß dramatische Einzelvorfälle im Sinne von Gewalttätigkeit, von Bedrohung, von sehr zugespitzten Verhältnissen, unter großstädtischen Verhältnissen offensichtlich in erheblicherem Umfang auftreten als andernorts. Es scheint, daß im Vergleich zum flachen Land die spezifischen sozialen Probleme der Großstadt verstärkend auf die Entwicklung von Eskalationspotentialen einwirken.

Eine wichtige Rolle für die Arbeit notfallpsychiatrischer Dienste spielt der Gesichtspunkt, ob die Patienten, mit welchen der entsprechende notfallpsychiatrische oder Kriseninterventionsdienst zu tun hat, schon bekannt oder völlig unbekannt sind. Alle zentral organisierten großstädtischen Dienste, wie in Zürich, Hamburg, in gewissem Sinne auch Bremen werden überwiegend mit ganz unbekannten Personen konfrontiert, was zweifellos Schwierigkeiten bei der Beurteilung des Einzelfalles und den sich daraus ergebenden Konsequenzen mit sich bringt. Die Sinsheimer Gemeinschaftspraxis stößt viel häufiger auf alt vertraute „Kunden". Ein gleiches wurde aus Solingen berichtet. Auch scheint der Anteil von psychisch Kranken, die schon einmal in der Offenbacher Abteilung stationär aufgenommen worden waren, bei den dort ambulant auftauchenden Patienten hoch zu sein.

In diesem Zusammenhang ist die Frage strittig geblieben, ob es ausreichend sein kann, Notfall- und Kriseninterventionsdienste als Versorgungsangebot mit überwiegender Komm-Struktur einzurichten. Die entsprechende ambulante Einrichtung am Zentralinstitut in Mannheim macht eher selten Hausbesuche. Ähnliches trifft auf Offenbach zu. Natürlich kann man sich denken, daß eine Versorgungsregion so organisiert wird, daß in Schwierigkeit geratene Kranke die ihnen vertraut gewordene zuständige Institution selber aufsuchen, oder notfalls dort hingebracht werden. Das setzt freilich eine hohe Akzeptanz, intensive Öffentlichkeitsarbeit und Durchdringen des entsprechenden kommunalen Bereiches voraus. Andererseits erfuhren wir von der Solinger Einrichtung, daß, obgleich die soeben genannten Faktoren dort als erfüllt angesehen werden können, über 90% ihrer Tätigkeiten in Hausbesuchen bestehen. Hierbei wurde wohl mit Recht darauf verwiesen, daß die Kenntnis der unmittelbaren Umgebung des Kranken, der Wohnverhältnisse, der familiären und Nachbarschaftsbezüge aus eigener Anschauung für die Art und das Ausmaß der jeweilig vorzunehmenden Intervention von erheblichem Belang sei. Darauf wurde besonders auch aus der Sicht gut entwickelter sozialpsychiatrischer Dienste bestanden, wobei es, wie offensichtlich in Offenbach, zu einer Aufgabenteilung und Abgrenzung zwischen derartigen Diensten und der klinischen Einrichtung vor Ort kommen kann. Daß auf längere Sicht der Komplex „Intervenierender Hausbesuch" angesichts enorm ansteigender Arztzahlen den Praxen niedergelassener Ärzte zu überlassen sei – wie das Herr Häfner vertrat –, blieb aus vielerlei Erwägungen bei der Mehrzahl der Diskutanten nicht unbestritten.

Die Angliederung einiger Krisenbetten, wie das die Einrichtung des Solinger Trägervereins praktiziert, erscheint als ergänzendes Hilfsinstrument einleuchtend. Es dient dazu, Hospitalisierung im benachbarten Landeskrankenhaus oder andere, weniger wünschenswerte Entwicklungen kurzfristig aufzufangen. Die Integration solcher Krisenbetten in eine ausreichend dimensionierte, funktionell flexible komplementäre Einrichtung ist allerdings aus Kostengründen unerläßlich. Isoliert irgendwo aufgestellt, würden sie eine Pflegekostenhöhe erreichen, deren Bezahlung nicht durchsetzbar ist.

Etwas anders liegen die Dinge bei dem, was hier „Krisenstationsstation genannt wurde. Hierbei handelt es sich um kleinere Betteneinheiten innerhalb einer psychiatrischen Klinik. Daß Patienten mit einer psychiatrisch relevanten Krise, welche ambulant nicht zu bewältigen ist, in psychiatrischen Krankenhauseinrichtungen aufgenommen werden, erscheint selbstverständlich. Insofern gehören spezialisierte Einrichtungen dieser Art in den Umkreis der Akutpsychiatrie. Es leuchtet natürlich ein, wenn ein Riesenkrankenhaus, wie Haar in München eine kleine Station mit hohem Personalschlüssel und Möglichkeiten intensiver Behandlung betreibt, um die Gefahr des Hospitalismus und unnötig langer Verweildauer bei Direktaufnahmen in irgendwelche Abteilungen zu unterlaufen. Es kommt hinzu, daß bei der extrem hohen Anzahl von Berechnungstagen in diesem Fall eine personalintensive Kriseninterventionsstation relativ leicht zu verkraften ist. Andererseits möchte ich zu bedenken geben, daß die sachgemäße Behandlung von „Krisenpatienten" zu den normalen und alltäglichen Aufgaben einer psychiatrischen Krankenhauseinrichtung gehört. Ob das zweckmäßig über eine spezialisierte Station oder auf andere Weise vielleicht besser zu regeln ist, dürfte unter jeweils verschiedenen Bedingungen den Betreibern überlassen bleiben.

Für besonders wichtig und anregend halte ich die Ergebnisse, welche uns Herr Wedler über die Krisenintervention bei Suizidpatienten auf den inneren Abteilungen der Städtischen Kliniken Darmstadt mitgeteilt hat. In diesem Beispiel wurde uns die Tatsache nachdrücklich vor Augen gehalten, daß ein beträchtlicher Teil der psychiatrischen Versorgung gar nicht in der Psychiatrie stattfindet. Gerade wenn wir uns um die Verbesserung der Versorgung psychisch Kranker und Behinderter bemühen, dürfen wir diesen Aspekt nicht vergessen. Insofern kommt Modellprojekten wie dem Darmstädter generelle Bedeutung zu.

Um ferner einige allgemeine Gesichtspunkte anzufügen, so würde ich zunächst festhalten wollen, daß sich gerade im Bezug auf die Notfallversorgung und Krisenintervention gute Argumente für eine sektorisierte Versorgungsstruktur finden lassen. Dort, wo die Verhältnisse durchschaubar werden und übersichtlich sind, wo der Sektor in seinen vielfältigen Bezügen durchdrungen wird, entwickelt sich ein hoher Vertrautheitsgrad mit den dort wohnenden gefährdeten psychisch Kranken. Hierdurch kann nicht nur die Effektivität der intervenierenden Maßnahmen gesteigert, sondern ein wesentlicher Beitrag zur Prävention im Sinne der Eingrenzung oder Vermeidung eskalativer Prozesse geleistet werden. Dafür ließen sich neben dem, was wir auf dieser Tagung gehört und miteinander diskutiert haben, noch andere Exempel anführen: Ich denke z. B. an die psychiatrische Klinik in Mönchengladbach, deren Tätigkeit in ganz besonders hohem Maße mit dem ihr zugewiesenen kommunalen Sektor verflochten ist. Ob sich freilich die Einbindung der Notfall- und Kriseninterventionsdienste überall in verbindlich festgelegte Versorgungsstrukturen wird realisieren lassen, erscheint zweifelhaft. Im großstädtischen Bereich dürften solche Versuche sehr aufwendig werden, und auf dem Lande, um noch einmal auf das Beispiel der Sinsheimer Gemeinschaftspraxis zurückzukommen, ergibt sich das grundsätzliche Problem: So überzeugend diese Lösung zu sein scheint, wir haben wenig Einfluß darauf, sie zu multiplizieren.

Ein weiteres kommt hinzu. Aus prinzipiellen Gründen, aber auch auf dem Hintergrund der Tatsache, daß sich die Entwicklung auf dem hier zu Rede stehenden Gebiet noch völlig im Fluß befindet, erscheint es wenig sinnvoll, generalisierend bestimmte Einrichtungstypen flächendeckend über das ganze Land zu verbreiten. Vielmehr sollte man dafür sorgen, daß jeweils regional bestimmte unerläßliche Funktionen abgesichert sind. Das Verhältnis des sozial-psychiatrischen Dienstes zur psychiatrischen Abteilung vor Ort hat sich gewiß in Offenbach anders ausgeformt als vergleichsweise in Bremen. Das Aufgabenspektrum insgesamt wird wohl in beiden Städten ähnlich gesehen. Jedoch verteilen sich die Aufgaben im einzelnen zwischen den Institutionen unterschiedlich. Derartige Versorgungsstrategien lassen sich nur auf der Basis guter Zusammenarbeit praktizieren. Als ein solches Beispiel funktionierender Kooperation erscheint mir etwa die Beziehung zwischen dem Solinger Trägerverein und der nur wenige Kilometer entfernten Landesklinik in Langenfeld. Hier werden nicht nur die Aufgaben, sondern auch fortlaufend im alltäglichen Geschehen die für die einzelnen Patienten jeweils notwendigen therapeutischen Maßnahmen abgesprochen. Damit befinden wir uns freilich bereits auf dem Gebiet der allgemeinpsychiatrischen Versorgungsprobleme – ebenso wenn ich darauf hinweise, daß die Vielzahl von Lösungsmöglichkeiten, mit denen wir konfrontiert worden sind, auch in unserem Zusammenhang schließlich aus der Experimentierfreudigkeit und Phantasie einzelner angesichts eines unzureichend abgedeckten lokalen Bedarfs entsprungen sind. Neben dieser für den kommunalen Bereich typischen Personalisierung von vorantreibenen Aktivitäten bleiben natürlich strukturelle Faktoren von allgemeinem übergreifendem Belang. Hierzu gehört zweifellos, daß regionale Notfalldienste Tag und Nacht, einschließlich der Wochenenden und Feiertage für jedermann erreichbar sind. Nicht ohne Grund sind es gerade die Angehörigenverbände, die auf die Hilflosigkeit vieler Familien in schwierigen Situationen verweisen, wenn sie zu ungünstigen Zeiten nicht wissen, wo sie sich hinwenden sollen. In der Tat sind Dienste dieser Art rund um die Uhr bislang aufs Ganze gesehen nur punktuell eingerichtet worden. Auch hier wird man angesichts der unterschiedlichen Verhältnisse in Großstädten, kleineren Städten, Ballungsräumen und auf dem flachen Land zu keiner einheitlichen Organisationsform kommen können.

Vielleicht noch eine Überlegung zum Schluß: Bekanntlich verfügen große Allgemeinkrankenhäuser schon jetzt über Notfalldienste. Von Herrn Bauer haben wir erfahren, daß im Städtischen Offenbacher Krankenhaus jährlich bis zu 20 000 Patienten durch den allgemeinen Notfalldienst ambulant versorgt werden. Aus den USA kennen wir das Emergancy-Room-System. Könnten nicht diese Notfalldienste der Allgemeinmedizin verstärkt und systematischer auch für den psychiatrischen Notfall, vor allem, wenn er an den Schnittstellen zum somatischen hin angesiedelt ist, herangezogen werden? Allgemeinkrankenhäuser sind schließlich überall in erreichbarer Nähe aufzufinden. Selbstverständlich müßte dann die Verknüpfung mit kompetenten psychiatrischen Diensten bedacht und organisiert werden. Darüber hat uns Herr Wedler aus den Städtische Kliniken in Darmstadt einiges zu vermitteln gewußt. Ich bin nicht sicher, ob sich ein solcher Weg als zukunftsträchtig erweisen könnte. Nehmen Sie diese Überlegung daher lediglich als eine möglicherweise weiterführende Anregung.

Es kann offen bleiben, ob das, was ich Ihnen zu sagen versucht habe, ein zureichend zusammenfassender Ausblick war oder nicht. Zumindest ist deutlich geworden, daß wir uns mit der Notfallpsychiatrie und den Fragen der Krisenintervention auf einem schwierigen Gebiet befinden, dessen Bewältigung, wie wir gehört haben, auch international noch keineswegs zum Abschluß gekommen ist. Ich denke, es ist sicher kein Zeichen von Rückständigkeit, wenn wir feststellen, daß viele Probleme noch ungelöst sind und es daher weiteren Nachdenkens, weiteren Experimentierens bedarf.

Schlußdiskussion

(gekürzte Fassung)

Moderation: C. Kulenkampff

Jacobi: Es gibt ja nicht nur an Krankenhäusern die schon seit vielen Jahrzehnten bekannten Notfalldienste, sondern auch die ärztlichen Notdienste im ambulanten Bereich, die auf dem Land sehr wichtig sind. Die sind ja in der Regel von den niedergelassenen Ärzten recht gut organisiert. Aber diese Dienste gehen oft recht hilflos mit unseren Notfallpatienten um. Deshalb sollten wir uns überlegen, wie wir diese Notfalldienste auch für unsere Belange nutzbar machen können, d. h. wie können wir den Ärzten im Notdienst das sozialpsychiatrische, psychotherapeutische Know-how vermitteln?

Spengler: Wir arbeiten in Hamburg sehr häufig mit dem allgemeinen kassenärztlichen Notdienst zusammen. Von dort werden uns als dem speziellen psychiatrischen Notdienst knapp die Hälfte unserer Patienten zugewiesen. Das entscheidende Argument dafür ist immer, daß der Notarzt, der zwei, drei Verdachtsfälle auf Herzinfarkt o. ä. mit höchster Dringlichkeit auf seiner Liste hat, sich nie und nimmer die Zeit nehmen könne, sich anderthalb Stunden mit einem suizidalen Menschen hinzusetzen, um festzustellen, ob der eine Psychose hat, vielleicht ins Krankenhaus muß oder der bloß leicht betrunken und etwas hysterisch ist. Eine Entscheidung, die wir dann nach anderthalb Stunden ziemlich eindeutig treffen.

Diese Frage führt natürlich in die Bereiche der Weiterbildung und der Fortbildung anderer ärztlicher Gruppen. Hier sehe ich in Hamburg allmählich zwar eine gewisse Ansammlung von Erfahrungen und Kompetenz bei denjenigen Notärzten, die immer wieder an diesem Dienst teilnehmen: sie können mit leichteren Problemfällen schon ganz gut umgehen und weisen uns wirklich nur noch die ganz schwierigen Situationen zu, die differenzialtherapeutische Indikation verlangen, nicht ohne Zwang gelöst werden können oder sehr zeitaufwendig sind. Aber in der Breite bleibt das doch enttäuschend; es ist ja auch auf dieser Tagung mehrfach gesagt worden, daß manche Fachkollegen aus anderen Bereichen tatsächlich völlig überfordert sind. Insofern würde ich mir nicht allzuviel davon versprechen.

Ebenso stößt der Vorschlag, an jedem großen Allgemeinkrankenhaus, nicht nur einem der Maximalversorgung, 24 Stunden psychiatrische Kompetenz anzusiedeln, den ich im Prinzip sehr gut finde, natürlich schnell an ökonomische Grenzen. Ich denke aber, wir müssen zumindest in den Ballungsgebieten, in denen sich möglicherweise auch aus sozialen und demographischen Gründen mehr Gruppen ansammeln, die häufiger in extreme Notfälle geraten und die auch eine regelhafte Versorgung durch vorhandene Angebote nicht benutzen, über aufsuchende Dienste nachdenken. Ich würde mir natürlich auch für Hamburg wünschen, daß wir da einen allgemeinen psychiatrischen Notdienst hätten, der nicht willkürlich benutzt und mißbraucht werden könnte. In den meisten Regionen könnten es Organisationsformen sein, die an die sozialpsychiatrischen Dienste und an die vorhandenen kassenärztlichen bzw. nervenärztlichen Versorgungsstrukturen anknüpfen.

Katschnig: Ich glaube, daß wir — natürlich sehr vereinfachend — die drei Populationen, die akute Hilfe brauchen, auseinanderhalten müßten, gerade wenn wir davon sprechen, ob der allgemeinmedizinische Notdienst möglicherweise mitbeteiligt werden kann. Einmal die tatsächlich akut psychotischen, auch körperlich begründbaren (Neu-)Erkrankungen, dann die chronisch psychisch Kranken, die in der Gemeinde leben, die wir schon kennen und die wir am ehesten über ein sektorisiertes Versorgungssystem, das ja seinen Hauptzweck in der Kontinuität gerade für diese Population sieht, versorgen können und wo man auch präventiv arbeiten kann, und schließlich die psychosozialen Krisen aufgrund von belastenden Ereignissen, die oft auch bei chronisch körperlich Kranken, die zu Hause leben, auftreten. Es ist, wie mir scheint, diese letztere Klientel, die sich in erster Linie an den allgemeinen medizinischen Notdienst wendet.

Wir führen derzeit in Wien eine Untersuchung über den von der Ärztekammer nachts und an Wochenenden organisierten medizinischen Notdienst durch. Ich bin zum Zweck der Planung dieser Studie vor 14 Tagen ein Wochenende mitgefahren. Tatsächlich sind viele dieser Leute, die den allgemeinen Notdienst rufen, in irgendeiner Form psychosozial mit beeinträchtigt. Es sind vorwiegend alte Leute, relativ wenige mittleren Alters und sehr viele Kinder. Aber wenn das Alter so gegen 50, 60 geht, kommt dann schon manchmal z. B. Depressivität hinzu. Wir hatten an diesem Wochenende festgestellt, daß etwa ein Drittel derer, die den medizinischen Notdienst gerufen haben, aktuell Psychopharmaka genommen hat, vorwiegend Antidepressiva. Mir scheint, daß Personen mit einer Kombination vor körperlicher Krankheit und psychosozialer Krise diesen Notdienst besonders häufig beanspruchen, während die beiden anderen Notfall- und Krisengruppen hier eher weniger stark vertreten sind. Insofern ist der allgemeinärztliche Notdienst für diese Gruppe mit einer Kombination aus psychosozialen Krisen und körperlichen Krankheiten sicherlich eine wichtige Anlaufstelle und die müssen wir natürlich auch ernst nehmen. Aber wahrscheinlich kann ein solcher allgemeiner Dienst nicht das gesamte Spektrum abdecken.

Crefeld: Der Begriff „Krisenintervention" wird manchmal mißbräuchlich benutzt, indem es nur darum geht, Probleme zu verlagern, statt sie zu lösen. Nicht den hier vorgestellten Notdiensten werfe ich das vor, sondern mancher staatlichen oder kommunalen Einrichtung, die keineswegs ausreichende psychiatrische Hilfemöglichkeiten in der Hand hat, deren Krisenzuständigkeit aber einfach verfügt worden ist. Sie löst infolgedessen nicht die Krisenprobleme, sondern schiebt sie nach Befriedigung gutachterlicher Neugier ins Krankenhaus ab. Der eigene Dienstleistungsbeitrag besteht im wesentlichen darin, Zwangseinweisungen zu ermöglichen — mit der Alternative im Angebot, daß der Betroffene angesichts solcher Drohungen freiwillig gehen kann. Das gilt besonders für eine Reihe Gesundheitsämter, denen seit 1933 zu einem eigenen Konzept für ihre psychiatrisch-fürsorgerischen Aufgaben offensichtlich nichts eingefallen ist. Sie sind ja auch eigentlich in der bundesdeutschen Gesundheitsversorgung, wie sie sich als sozialrechtliches System darstellt, gar nicht vorgesehen. Aber dessen offenkundige Lücken führen dazu, daß sie dann doch einspringen müssen, wenn andere nicht können oder nicht wollen. Dann stehen sie Aufgaben der psychiatrischen Krisenhilfe gegenüber, für die sie mit ihrer Ausstattung qualitativ und quantitativ nicht gerüstet sind. Diese Widersprüche können so weit gehen wie in Bayern, wo die bayerische Staatsregierung den Gesundheitsämtern die Mitwirkung an der Zwangseinweisung auferlegt, aber die Behandlung, was immer das heißt, ausdrücklich verbietet. Wenn nach unserer Verfassung eine Zwangseinweisung eine „ultima ratio" darstellt, dann darf auch der Staat das Behandeln nicht verbieten. Ein Arzt, der in einer Notfallsituation nur begutachtet und nicht behandelt, begeht unterlassene Hilfeleistung.

Ein Fazit für mich aus dieser Tagung ist auf der einen Seite: Gesundheitsämter können, das hat das Beispiel Bremen gezeigt, einen sehr wesentlichen Beitrag zu einer psychiatrisch kompetenten Notfallversorgung leisten und hier wichtige Funktionen in der individuellen Gesundheitsversorgung wahrnehmen. Doch müßte sie dann über die notwendige Ausstattung für eine fachlich qualifizierte Behandlung in Krisenfällen verfügen.

Die zweite Lehre aber, die hier zu ziehen ist, lautet, daß Gesundheitsämter in ihrer besonderen Rolle als Behörden bei psychiatrischen Notfällen nicht unverzichtbar, sondern durch andere Dienste ohne verwaltungsmäßige Struktur, aber mit entsprechender Ausstattung ersetzbar sind.

Kulenkampff: Herr Crefeld, selbstverständlich bin ich mit Ihnen einer Meinung, daß ein sozialpsychiatrischer Dienst am Gesundheitsamt vorhanden sein soll und daß er vernünftig ausgestattet sein muß. Denn er muß die sogenannte Drecksarbeit erledigen, wenn sonst keiner da ist, der hinläuft und entscheidet, überlegt, reguliert und eigentlich im Kernfeld die akute Arbeit vor Ort versehen kann.

Wo aber auch eine in der Gemeinde rührige stationäre Einrichtung besteht, wie z. B. in Offenbach oder vielleicht in Mönchengladbach, entsteht ein System, in welchem sich ein Stück der genuinen Tätigkeit eines sozialpsychiatrischen Dienstes insofern verlagert, als manches nun auch von einer Abteilung oder einem Krankenhaus stärker wahrgenommen wird. Demzufolge liegen diese Dinge natürlich lokal jeweils recht unterschiedlich. In Bremen z. B. hält sich Herr Kruckenberg in Bremen-Ost mit externen Tätigkeiten sehr zurück, weil in allen fünf Bezirken zehn bis zwölf Mitarbeiter im sozialpsychiatrischen Dienst den ganzen Tag über im Gange sind.

Damit kommen wir auf ein Gebiet, das hier nicht primär zur Debatte steht, welches aber in den letzten Jahren verstärkt in den Vordergrund gerückt ist.

Es handelt sich um die Frage, wie angesichts der Anfüllung der Regionen mit Diensten verschiedenster Art − vom sozialpsychiatrischen Dienst über niedergelassene Ärzte, Hilfsvereine, über komplementäre und sonstige Einrichtungen bis hin zur Krankenhaus-Ambulanz − eigentlich ein in der Aufgabenteilung vernünftig strukturierter Verbund gestaltet werden könnte. Wir besitzen hierzu keine Instrumentarien, sondern sehen uns eher einem naturwüchsigen Prozeß von Angebot und Nachfrage gegenüber, der auch dadurch noch kompliziert wird, daß die einzelnen Beteiligten Konkurrenzverhalten zeigen und sich gegeneinander abzuschotten neigen. Die Frage, wo man die Krisenintervention jeweils sinnvollerweise angliedern sollte, gehört in diesen Problemzusammenhang.

Bauer: Ich halte jedoch gerade dieses Spannungsverhältnis zwischen der Klinik oder Abteilung und einem SpD für durchaus fruchtbar. Und zwar deswegen, weil es nicht ganz selten Situationen gibt, wo über die Interventionsstrategien im Sozialpsychiatrischen Dienst zwischen den ambulant Tätigen und den Kollegen, die ihre Basis in der Klinik haben, unterschiedliche Auffassungen bestehen. Wer in der Klinik arbeitet, neigt generell eher dazu, einen Patienten aufzunehmen, auch dann, wenn praktisch ambulante Möglichkeiten bestehen.

In Offenbach haben wir diskutiert, ob man den Sozialpsychiatrischen Dienst, aus dem Gesundheitsamt herauslösen und an die Klinik anbinden solle. Stellentechnisch wäre dies deswegen unproblematisch gewesen, weil Träger beider Einrichtungen die Stadt selbst ist. Wir haben uns nach einer längeren Diskussion dagegen ausgesprochen, genau aus dem Grund, weil ich denke, man kommt im Einzelfall zu fruchtbareren Lösungen, wenn beide Gruppen − SpD und Klinik − sich erst mal darüber auseinandersetzen, was die vernünftigere Behandlungsstrategie ist. Wenn man die Institutsambulanzen in dieser Form generell mit den sozialpsychiatrischen Diensten verschmelzt, tut man m. E. genau den Schritt in die falsche Richtung: man erzeugt nämlich einen Sog auf die Klinik, was man gerade vermeiden will. Deswegen bin ich sehr für die Erhaltung konkurrierender Dienste, ganz abgesehen davon, daß man auf diese Weise zu einer besseren personellen Ausstattung kommt.

Kulenkampff: Herr Bauer, dem ist zuzustimmen, bloß dazu habe ich zu lange in der Administration gesessen, als daß ich in einer Region so ohne weiteres zulassen würde, daß in einem teuren Verfahren erst mal ein paar Jahre lang ausprobiert wird, wie die Konzepte sich gegeneinander abgrenzen können. Vom Inhalt her ist nichts dagegen einzuwenden, bloß würde ich sagen, es fehlt dann irgendwo doch die Festlegung der Aufgabenabgrenzung, damit das System im Ganzen ohne Reibungsverluste laufen kann.

Bauer: Ich denke, in einem überschaubaren Rahmen von 100 000 oder auch 150 000 Einwohnern ist das zu machen. Wir haben wirklich nicht nur auf den Einzelfall bezogene Kontakte, sondern institutionalisierte Berührungspunkte zwischen dem Sozialpsychiatrischen Dienst und der Klinik. Die kommen fast täglich auf die Stationen, ein Oberarzt macht Supervision im Sozialpsychiatrischen Dienst, der Sozialpsychiatrische Dienst seinerseits supervidiert andere, so daß eine enge personelle Verflechtung besteht. Alles in allem gute Voraussetzungen für abgesprochene Behandlungspläne, die ja gerade für die langfristige Therapie chronischer Patienten entscheidend sind.

Zillmer: Ich möchte also das, was Herr Crefeld gerade gesagt hat, noch ein bißchen verschärfen. Der Sozialpsychiatrische Dienst — ich kann das zwar konkret nur für Dortmund sagen, aber es gilt wohl auch für ganz Nordrhein-Westfalen — hat zu einem großen Teil Ordnungsfunktion. Wir haben manche Dienstabläufe, bei denen das Ordnungsamt federführendes Organ ist, so daß wir schlicht Ausführungsgehilfe des Ordnungsamtes sind. Und wir sind das absolut letzte Netz, das Leute auffangen muß, wenn andere Leute entweder keine Lust haben zu arbeiten — bei uns gibt es viele Nervenfachärzte, die sich einfach weigern, Hausbesuche zu machen —, oder viele Hausärzte, die auf einmal entdecken, daß sie von dem oder jenem keinen Krankenschein haben und daß er auf einmal nicht mehr ihr Patient ist. Wir machen also immer die Dreckarbeit und sind bei den Klientel auch immer das böse Amt, das dafür sorgt, daß sie entweder in die „Ballerburg", in die „Klapse", ins Landeskrankenhaus oder sonstwo hinkommen; schon dadurch ist überhaupt keine tragfähige Betreuungsarbeit möglich, von der mangelnden Personalausstattung einmal abgesehen. Das ist die Situation, in der wir hier in Nordrhein-Westfalen leben.

Kulenkampff: Herr Zillmer, die Frage ist nur, wie man das bewerten soll? Vielleicht wäre in einer Zukunftsperspektive utopisch denkbar, daß sich solche subsidiäre Arbeit erübrigt, weil Sie ein so gutes System in der Versorgung haben, daß derartige Dringlichkeitsfälle fast überhaupt nicht mehr auftreten oder jedenfalls geräuschlos abgewickelt werden können. Sicher bleibt es aber vorläufig so, daß der Sozialpsychiatrische Dienst in dieser Position allerdings notwendig ist. Und es ist natürlich eine Frage der Ausstattung, ob Sie neben den rein hoheitlichen Funktionen noch genügend Luft haben, um zusätzlich eine fortgesetzte Betreuung derer, die sich bei Ihnen eingefunden haben, in Ihrem Dienst zu etablieren — wie das m. E. in Bremen der Fall ist. Dort ist man durchaus in der Lage, neben den eingreifenden Tätigkeiten noch eine Menge anderer Dinge zu tun. Von der Gruppe bis zum „Klamottenkaffee" mit Einzelbesprechungen und Ansätzen zu soziotherapeutischen Unternehmungen ist dort vieles lokalisiert. Dann freilich entwickelt sich ein System, das dazu tendiert, subsidiäre Aktivitäten von der anderen, freigemeinnützigen Seite her nicht mehr hochkommen zu lassen. Darüber kann man verschiedener Meinung sein.

Wienberg: Ich bin Ihnen sehr dankbar, Herr Kulenkampff, für den Hinweis, daß es nicht in erster Linie um immer neue institutionelle Lösungen mit wieder neuen Einrichtungen gehen sollte, und ich hatte gestern bei einigen der Vorträge etwas die Befürchtung, daß sozusagen der Notstopfen als Modell mißverstanden werden könnte. Denn wenn die psychosoziale und psychiatrische Basisversorgung institutionell und personell ausreichend ausgestattet ist, dann können wir auch weitgehend auf institutionelle Sonderleistungen für Menschen in Krisen- und Notfallsituationen verzichten.

Bei der letzten Tagung des „Mannheimer Kreises" wurde aus Stuttgart berichtet, daß die Stadt z. Zt. drei Sozialpsychiatrische Dienste hat, die im Rahmen des Modellprogramms des Bundes finanziert werden. Diese Stadt mit 700 000 E. hat aber gleichzeitig 27 Erziehungsberatungsstellen mit sicherlich jeweils mehreren Mitarbeitern. Es wäre in dieser Situation fatal, wenn man sich jetzt dort einfach eine neue institutionelle Lösung überlegte. Vielmehr müßte man dahin kommen, das, was, an personeller institutioneller Kompetenz bereits vorhanden ist, neu und besser zu nutzen.

Wir machen in Bielefeld z. Zt. den Versuch, auf der Basis unserer PSAG in Zusammenarbeit mit städtischen und freien gemeinnützigen Trägern einen Krisendienst nachts und an Wochenenden sicherzustellen. Also keine neue Institution, sondern eine Verklammerung und Flexibilisierung der bestehenden Dienste. Da wird die eine oder andere Stelle zusätzlich nötig sein, um die Koordination zu gewährleisten. Aber Bielefeld ist wirklich ein Beispiel dafür, daß Regionen tendenziell übervorsorgt sein können mit psychosozialen und psychiatrischen Diensten und trotzdem das, was in Krisensituationen notwendig ist, von keiner Stelle verantwortlich wahrgenommen wird und die Patienten schließlich bei der Polizei und anschließend in der Klinik landen. Es geht in einer solchen Situation nicht darum, etwas neues zu tun, sondern alle an der Basisversorgung beteiligten mehr oder weniger sanft zu zwingen, sich diesem Problem zu stellen. Am Beispiel Bielefeld wird aber auch deutlich, wie schwer es ist, die niedergelassenen Nervenärzte in so ein Verbund-System einzubeziehen. Das ist uns bisher nicht gelungen, und das ganze Projekt droht an diesem Punkt zu scheitern, obwohl alle Parteien und die Verwaltung dahinterstehen und schon mehrere DM 100 000,– im kommunalen Haushalt für 1986 zur Verfügung stehen.

Schuler: Sie hatten eben gemeint, Herr Kulenkampff, daß es darum gehe, Abgrenzungen zu erreichen. Mir scheint genau das Umgekehrte notwendig zu sein. Abgrenzungen mögen finanztechnisch und verwaltungstechnisch notwendig sein, aber um der Klienten willen ist eher eine größere Kooperation notwendig. Die Kliniken sollten zu den sozialpsychiatrischen Diensten oder zum Bereich der psychosozialen Beratungsstellen durchlässiger werden und umgekehrt. Es sollten Brücken entstehen, die in die Klinik hinein und von der Klinik nach draußen führen. Denn hier fallen ja die meisten Krisensituationen ins Nichts, z. B. wenn einer aus der Klinik kommt und keine Bekleidung hat. Und dann kommt er halt wieder zurück. Dieser Drehtüreffekt ist doch m. E. das Grundproblem, das bewältigt werden müßte.

Kulenkampff: Sie haben mich mißverstanden. Ich meinte nicht Aufgabenabgrenzung im finanztechnischen Sinne, sondern ich bin der Ansicht, daß Sie eine Kooperation nur aufbauen können, wenn Sie wissen, was Ihr Partner tut; wenn Sie also überhaupt eine Struktur vorfinden, innerhalb derer Sie den Partner definieren können. Erst dann können Sie sagen: mit dem will ich kooperieren, der hat diese Aufgabe, der andere hat jene. Erst auf dem Hintergrund einer solchen Struktur kann sich eine sinnvolle Kooperation entwickeln, sonst wurschteln alle querbeet durch die Gegend.

Schwendy: Die Diskussion darüber, daß die vielen psychosozialen Beratungsdienste, die in den letzten 15 Jahren in der Bundesrepublik entstanden, sich mehr um die psychisch Kranken im engeren Sinn kümmern sollten, wird vielerorts geführt. Es kann einen ja auch neidisch machen, wenn man sieht, was da alles gewachsen ist im Gegensatz zu der geringen Zahl von Diensten, die speziell für psychisch Kranke im ambulanten Feld greifen. Dabei darf man nicht übersehen, daß man ohne Spezialdienste für Psychosekranke und die anderen Problemgruppen, also ohne Institutsambulanten und sozialpsychiatrische Dienste, wohl nicht auskommt. Nun meine Frage an Herrn Katschnig: Sie haben die Notfall-Klientel in drei Gruppen aufgeteilt — die akut-psychotisch Kranken, die chronisch Kranken (bei denen es mehr um Prävention und Nachsorge geht) und die Menschen, die somatische und psychosoziale Probleme haben. Verbinden Sie damit die Idee, daß es einmal spezielle Dienste für jede dieser drei Gruppen geben sollte?

Katschnig: Ich würde das Problem so sehen, daß es in den Tages- und Wochenzeiten, wo die allgemeinen Angebote verdünnt sind, eine eindeutige primäre Anlaufstelle geben müßte, die nicht nur für die Bevölkerung klar ist, sondern auch für alle Institutionen oder Personen im Vorfeld. Halb-Professionelle, Professionelle im medizinischen und außermedizinischen Bereich, die plötzlich konfrontiert werden mit einem Bedarf nach akuter, unaufschiebbarer oder vermeintlich unaufschiebbarer Hilfe sind oft so unter Druck, daß sie die adäquate Entscheidung über die Dringlichkeit der Situation nicht treffen können. Das führt dann eben oft dazu, daß von allgemeinmedizinischen Notdiensten schon am Telefon Leute abgewimmelt werden. Hier müßte eine klare Anlaufstelle, wie sie idealiter am Allgemein-Krankenhaus angesiedelt sein könnte, erreichbar sein, die eine Einschätzung der Dringlichkeit und eine Verteilung auf die im Hintergrund bereitstehenden Dienste vornehmen könnte. Das ist natürlich in absehbarer Zeit nicht an jedem Allgemeinkrankenhaus machbar.

Solange das nicht existiert, könnte man vielleicht mobile psychiatrische Hintergrunddienste organisieren, die von diesen Allgemein-Krankenhäusern gerufen werden könnten, wenn es notwendig ist. Aber im Krankenhaus würde zunächst einmal auf jeden Fall die somatische Komponente abgeklärt werden können. Es wäre auch denkbar, daß Ärzte aus einem sektorisierten psychosozialen Dienst, die für ein bestimmtes Gebiet zuständig sind und den Patienten möglicherweise schon kennen, einen Hintergrunddienst haben. Die könnten angerufen werden, wenn ein Notfall aus ihrem Sektor auftritt, und könnten aufgrund ihrer Kenntnis der Patienten die Kollegen im

Notdienst beraten oder einfach am Telefon mit den Patienten sprechen. Ich glaube, in diesem Bereich wird das Telefon noch viel zu wenig eingesetzt.

Was so die psychosozialen Krisen betrifft: Natürlich könnte man auch so ein Modell, wie Herr Wedler es geschildert hat, an die Allgemein-Krankenhäuser anhängen, so daß man dann über diesen primären Anlaufpunkt in irgendeiner Form alles in den Griff kriegen könnte.

Die spezialisierten Dienste und Einrichtungen haben in diesem Tagungsprogramm zunächst nicht deswegen eine große Rolle eingenommen, weil ich glaube, daß das die Lösung ist, sondern weil das einfach einmal die institutionelle Wirklichkeit ist. Es gab vielerorts lokale Initiativen und Leute, die bemerkt haben, daß ein Bedarf besteht, und die haben in Hamburg den mobilen Notdienst organisiert, in Wien ein Kriseninterventionszentrum und so weiter und so fort. Die Existenz solcher spezialisierter Einrichtungen ist eine Realität. Diese Spezialdienste waren historisch auch sehr wichtig, weil sie erste, sozusagen Speerspitzeneinrichtungen waren, die auf diesem Gebiet die ersten Erfahrungen gesammelt haben. Sie haben auch weiterhin eine wichtige Funktion, nämlich die der Lehre, der Ausbildung und der Supervision, wodurch sie ihr Know-how in diesen Bereichen weitergeben können. Ich glaube aber nicht, daß es auch die künftige Lösung sein kann, mehr und mehr Spezialeinrichtungen zu schaffen. Die Zukunft liegt meiner Meinung nach tatsächlich in einer Sektorisierung, aber mit Einbindung in das allgemeine medizinische Versorgungssystem: allein schon wegen der Akzeptanz durch die Bevölkerung und durch andere Zuweiser halte ich diese Strategie sozusagen für die via regia, um in Zukunft eine bessere Notfall- und Krisenversorgung zu kriegen.

Wedler: Ich möchte mich noch mal daran reiben, daß es für den allgemeinärztlichen Notdienst nicht möglich sein soll, in Krisensituationen auch akute psychosoziale Nothilfe zu leisten. Die zitierten zwei bis drei Herzinfarkte stehen ja doch nicht pausenlos an. Sie sind doch oft auch ein Stück Alibi, sich nun eben nicht psychosozialen Problemen abgeben zu müssen.

Ich nehme seit sechs, sieben Jahren an den Notfallseminaren teil, die die Landesärztekammer Hessen veranstaltet und die alle Ärzte, die am Notdienst teilnehmen, belegen müssen. Dort wird neben psychiatrischen Akutfällen auch eine Vorlesung über Krisenintervention angeboten. Und ich meine, an den Rückmeldungen in diesen Notfallseminaren bemerkt zu haben, daß die Notärzte im Laufe der Zeit doch sehr viel kompetenter geworden sind. Denn sie sind ja durchaus auch mit diesen Situationen konfrontiert und sind dankbar, etwas an die Hand zu bekommen, um damit besser umgehen zu können. Daher ist es sicherlich sinnvoll, auch die psychosoziale Krisenintervention in die Fortbildung für Notärzte mit aufzunehmen.

Kulenkampff: Das ist sicher richtig. Herr Nouverné hat sehr eindrucksvoll aus seinem Bereich geschildert, daß mit den niedergelassenen Ärzten eine sehr gute Zusammenarbeit möglich ist. Aber überwiegend scheint es wohl so zu sein, daß sich mangelnde Bereitschaft mit mangelnder Fortbildung und Kenntnis zu unterschiedlichen Verhaltensmustern vermischt, die von der Verweigerung der Mitarbeit bis zur Inkompetenz hin und her gehen. Sicher könnte man auf lange Sicht sehr viel mehr erreichen, vor allen Dingen, wenn sir die außerordentliche Anzahl von Ärzten in der freien Praxis mit einbinden, die wir künftig bekommen werden.

Bauer: Herr Wedler, ich kann das als Nachbar nicht bestätigen, daß die Kompetenz im allgemeinärztlichen Notdienst sehr gewachsen ist. Es gibt natürlich auch in Offenbach einen solchen Notdienst, und es gibt daneben diese große Poliklinik im Stadtkrankenhaus. Und da zeigt sich, daß 70% der psychiatrischen Notfälle direkt in diese Poliklinik und nur 4% über den ärztlichen Notdienst laufen. Das hat auch damit zu tun, daß die niedergelassenen Kollegen den Notdienst nicht mehr selbst fahren, das hat ja auch Herr Uchtenhagen aus Zürich berichtet. Sie lassen sich von jüngeren Kollegen, in der Regel von Klinikassistenten, vertreten, die dann die Patienten eben nicht aus der eigenen Praxis kennen.

In Zürich scheint dies deswegen halbwegs zu funktionieren, weil hier ein Selbstzuweisungsmechanismus greift: Man macht nachts Notdienst, bestellt den Patienten am nächsten Tag in die Praxis und hat dann einen Klienten mehr. Für die Assistenzärzte an der Klinik, die den allgemeinärztlichen Notdienst in den Großstädten fahren, ist das völlig egal. Die sind froh, wenn sie den Patienten am nächsten Tag nicht mehr sehen. Und denen ist es auch egal, ob da eine Kontinuität der Betreuung vorhanden ist oder nicht. Ich denke an ländliche Bereiche wie Sinsheim, wo die am Ort tätigen Allgemeinärzte oder Internisten den ärztlichen Notdienst noch selbst machen, ist das eine völlig andere Situation als dort, wo sie sich vertreten lassen. Und da helfen dann auch Weiterbildungsseminare der Landesärztekammer wenig.

Jacobi: Ich denke auch, daß die Forderung nach Weiterbildung in solchen Seminaren noch etwas zu wenig ist. Deswegen sehe ich einen Schwerpunkt in der Balint-Arbeit, die sowohl für die niedergelassenen Ärzte als auch für die Notfallärzte oder die im stationären Bereich tätigen Ärzte, übrigens auch die nicht-ärztlichen Mitarbeiter, doch ein wichtiges Instrument darstellt, um für diese Aufgaben zu sensibilisieren.

Es geht ja hier letztlich immer um Beziehungsprobleme; und wir haben mit der Balint-Arbeit sehr gute Erfahrungen gemacht. Denn die Probleme, Herr Bauer, die Sie so kritisch dargestellt haben, sind ja sicherlich vorhanden, aber das heißt doch nicht, daß wir den niedergelassenen Ärzten praktisch diese Aufgaben wegnehmen sollten, sondern wir müssen sie im Gegenteil ermutigen und motivieren, vor Ort diese Probleme lösen. Wir sollten doch diese Ressourcen, die nun wirklich nicht nur auf dem Land, sondern auch in der Kleinstadt und in der Großstadt vorhanden sind, mit Hilfe unseres Knowhow zu erschließen versuchen. Und hier, denke ich, sollten wir schon etwas genauer differenzieren, wo die Ängste, wo die Inkompetenzen und die Schwierigkeiten eigentlich liegen?

Katschnig: Wir haben ziemlich wenig über die Arbeitssituation derer diskutiert, die Notdienst tun. Die sind natürlich, wie überall in der Psychiatrie, letztlich das Rückgrat der Psychiatrischen Dienste. Nur organisatorische Strukturen und nur Stellen und nur Häuser zu schaffen oder nur Autos und Funkgeräte bereitzustellen, ist eben nicht alles. Deswegen ist die Frage nach der Arbeitssituation und dem Ausbildungsstand durchaus essentiell. Nur glaube ich, daß man diese Frage nicht mit einem allgemeinen Appell zur Weiterbildung oder mit Balint-Gruppen lösen kann. Denn die Situation derer, die in den Großstädten Notdienste tun, ist etwas, das diejenigen, die üblicherweise Balint-Gruppen anbieten, aus ihrem eigenen Erfahrungshintergrund tatsächlich nicht kennen. Die Supervision müßte mehr durch eine „Intervision" derer, die Notdienste fahren, ersetzt werden. Nur ist die Struktur der Notdienstarbeit so, daß man schon durch die Notdienste selbst so belastet ist, daß man keine Zeit mehr hat, sich zu treffen, um über Erfahrungen im Notdienst zu diskutieren.

Es gibt noch keinen Verhaltenskodex dafür, wie man sich in Notsituationen psychiatrischer Art wirklich richtig verhält, beispielsweise bei Aggressionen, die nicht selten auftreten, bei Entscheidungen über Zwangseinweisung usw. Denn es ist in Notdiensten ja doch immer wieder so, und dies wird oft zu einem Strukturproblem, daß eben die jüngeren Kollegen Dienst tun und die älteren, erfahreneren Kollegen ausscheiden, so daß es nur schwer zu einer Anreicherung eines Erfahrungsschatzes oder eben zu einem Verhaltenskodex kommen kann. Daher meine ich, daß da eher „Intervision" derer, die die Notdienste tun, als Supervision wichtig wären.

Kebbel: Ich habe den Eindruck, hier macht sich eine Verklärung breit: Die niedergelassenen Ärzte könnten im ambulanten Bereich alleine die Probleme akut und chronisch psychisch Kranker bewältigen. Sie könnten alleine den Sicherstellungsauftrag einlösen. Durch Fortbildung ließen sich die bestehenden Probleme bewältigen.

Ich glaube nicht daran. Die Realität sieht ganz anders aus: Wie Herr Bauer für Offenbach und ich für Bremen zeigte, laufen in den kritschen Zeiten rund 70% der Patienten am traditionellen Hilfssystem vorbei. Selbst am Tage erfolgen noch rund 30% aller Aufnahmen im psychiatrischen Krankenhaus nicht durch niedergelassene Ärzte.

Herr Katschnig denkt an eine Anlaufstelle an einem Allgemeinkrankenhaus. Aber auch in Wien — soweit ich informiert bin — laufen die meisten psychiatrischen Aufnahmen, also die Kernprobleme der Psychiatrie, am allgemeinen ärztlichen Notdienste als auch an den niedergelassenen Nervenärzten zu einem erheblichen Anteil vorbei. Aufgrund dessen richtete die Stadt Wien 1980 200 Stellen für einen SPsD, dort Psychosozialer Dienst genannt, ein. Seit 3 Jahren unterhält dieser Dienst auch einen Notdienst. Wurden bis 1980 noch rd. 90% aller Aufnahmen im psychiatrischen Krankenhaus zwangsweise untergebracht, gelang es durch die Einrichtung des Psychosozialen Dienstes diese Rate mittlerweile zumindest auf 50% zu senken. Das traditionelle Hilfssystem bedarf der Ergänzung durch spezielle Dienste die für einen Teil der akut und chronisch psychisch Kranken — für jene, die sich durch mangelndes Hilfesucheverhalten und besondere psychosoziale Störungen auszeichnen —, angemessene Hilfen vorhalten.

Frau Theisohn: Ich sehe das ähnlich wie Herr Kebbel. Ich verkenne nicht, daß ein Teil auch der psychiatrischen Notfälle durch Allgemeinärzte oder auch niedergelassene Psychiater gelöst wird. Aber es bleibt zumindest in der Großstadt, die ich übersehe, ein Prozentsatz an besonders schwer Gestörten, die einfach aus dieser Struktur völlig herausgefallen sind. Die werden seit Jahren von Psychiatrischen Diensten am Gesundheitsamt versorgt, aber leider auch nicht in der Form, wie es jetzt in Bremen wohl anläuft, daß man mit entsprechendem Personal nicht nur die Krise irgendwie administrativ löst und das Schlimmste zu verhindern versucht, sondern sich auch wirklich um die Wiedereingliederung dieser Leute bemühen kann. Da sehe ich die Schwierigkeit, denn leider arbeitet die Struktur, die man in so einer Stadtverwaltung gemeinhin vorfindet, einer solchen Arbeitsweise sehr entgegen. Und auch wenn es dann langsam gelingt, die Zahl der Mitarbeiter zu erhöhen, muß man sehr aufpassen, daß man nicht zunehmend ausschließlich verwaltungsmäßig denkt und um viertel vor fünf dankbar ist, daß man das Problem für heute jetzt los ist.

Jacobi: Dazu möchte ich noch einmal auf die Position des niedergelassenen Nervenarztes zu sprechen kommen und darauf, daß seine Position von der Psychiatriereform nicht auf diese Ressourcen hin untersucht wurde. Seine Position wird ja immer wieder als notwendig ergänzungsbedürftig durch ambulante Dienste beurteilt; abgesehen von Zeit- und Kompetenzmängel wird dies vom Krankheitsverhalten der Patienten her schon immer damit begründet, daß das psychiatrische Kernklientel an der Nervenarztpraxis „vorbeiläuft". Das „Vorbeilaufen" wurde in der Versorgungsplanung danach bemessen, daß der niedergelassene Nervenarzt — im Verhältnis zur großen Zahl seiner Patienten relativ wenige chronisch Kranke und akut einweisungsgefährdete Patienten sieht. Demgegenüber stellt im Patientengut der neuen Dienste diese Klientel konzeptionsgemäß natürlich den relativen Hauptanteil. Hinter dieser Art der statistischen Begründung möchte ich aber ein Fragezeichen setzen. Denn es fehlt bei diesen Berechnungen und Vergleichen immer der Bezug zur Zahl der Einwohner, die von einer Einrichtung versorgt wird. Dann könnte dieses Bild anders aussehen, und man sollte überdenken, ob die Praxis des niedergelassenen Nervenarztes Ressourcen anbieten könnte, die den chronisch Kranken und Einweisungsgefährdeten gerecht werden würde.

Kulenkampff: Über die Frage, daß sich die Klientel, um die es hier geht, in der Praxis, meinetwegen auch bezogen auf die Bevölkerung, in geringerem Maße antreffen läßt als sie in den Kliniken, darüber gibt es doch vorläufig noch keinen Streit.

Frau Jacobi: Das stimmt nicht ganz. Wir haben das aus den Untersuchungen, die dazu vorhanden sind, herausgestellt. Nervenarztstudien einerseits und Untersuchungen über institutionelle Dienste andererseits enthalten Statistiken, die einen zumindest ungefähren, größenordnungsmäßigen Vergleich auf Einwohnerbasis daraufhin zulassen; so ist anhand der Nervenarztstudien von Dilling und Weyerer sowie Hoheisel und Börgen einerseits sowie anhand der Ambulanz-Studien von Katschnig und Bauer andererseits bei genauerem Daten- bzw. Diagnosen-Vergleich festzustellen, daß Nervenarztpraxen im Verhältnis zu den dort verzeichneten Einwohnerzahlen einen immer noch größeren Zulauf von z. B. Psychosekranken/Schizophrenen pro Zeiteinheit haben. Mit der Akzeptanz dieser Praxen ist es also gar nicht unbedingt so schlecht gestellt. Im Gegensatz hierzu wurden denkbare Ressourcen zur Erhöhung der Versorgungskompetenz in diesen Praxen aber nie so recht in Betracht gezogen und in bezug auf die Bevölkerung nicht einmal untersucht, wie groß der Anteil der wirklich Schwerkranken, um die es hier ja geht, wirklich ist.

v. Cranach: Ich finde es ein bißchen schade, daß wir jetzt in dieses Scheingefecht geraten, wie wir den niedergelassenen Kollegen integrieren können. In Wirklichkeit haben wir mittlerweile doch Kooperationsformen gefunden: die niedergelassenen Nervenärzte wollen den Sicherstellungsauftrag gar nicht haben, sondern wollen eben ihren Bereich abdecken. In meiner Praxis erlebe ich es, daß uns die niedergelassenen Kollegen die schwierigen chronisch Kranken in die Institutionsambulanz mit dem Hinweis zuweisen, sie könnten die nicht versorgen. Und das ist auch gut so. In München, das völlig überversorgt ist mit niedergelassenen Kollegen und wo es trotzdem Notfälle und Krisen gibt, sagen die niedergelassenen Kollegen mit Offenheit und Klarheit, sie wollten keinen Notdienst machen. Das ist ja auch gut so, daß sie das so sagen; dann müssen das eben andere Leute machen.

Auch wenn die Statistiken zeigen, daß die niedergelassenen Nervenärzte auch viele schizophrene Patienten betreuen, dann sagt das doch noch nicht, daß dort tatsächlich die Betreuung der chronisch Kranken stattfindet, sondern daß sie vielleicht ihre Medikamente dort holen oder mal auftauchen, um zu sehen, ob der netter ist als die Leute im Dienst. Ich meine, daß wir die Situation eigentlich ein Stück gelöst haben und uns darüber nicht mehr zu streiten brauchen.

Jacobi: Wir haben doch nun festgestellt, daß die Nervenärzte und die Zunahme von niedergelassenen Ärzten, hochqualifizierter Psychotherapeuten, nicht in der Lage ist, die Versorgungsprobleme zu lösen. Wir haben zum zweiten festgestellt, daß eine Anhäufung von Diensten in einer Region auch nicht in der Lage ist, die Versorgung zu lösen. Und jetzt geht es doch um die Frage: Wie könnte es denn gehen? Und wir sind uns doch wohl einig, daß wir neben der traditionellen gesundheitlichen Versorgung nicht noch eine extra psychosoziale Versorgung etablieren können. Und jetzt geht es doch um die Verknüpfungen der Dienste der traditionellen gesundheitlichen

Versorgung mit unseren Spezialdiensten. Da sollten wir doch nicht kontrovers diskutieren, sondern uns wirklich über die Ursachen, warum das bisher nicht funktioniert hat, Gedanken machen. Es geht mir dabei gar nicht so sehr um die niedergelassenen Nervenärzte, sondern überhaupt um die niedergelassenen Ärzte in ihrer Hausarztfunktion, so wie ich das gestern abend versucht habe, deutlich zu machen, und um die Frage, wie sie in dieser Funktion von der Bevölkerung akzeptiert werden.

Katschnig: Wenn Sie schon eine Studie von mir über einen niedergelassenen Nervenarzt angesprochen haben, aus der hervorgeht, daß – statistisch gesehen – der Nervenarzt genauso viele oder sogar mehr Psychosen versorgt wie die psychosozialen Dienste, dann muß ich dem etwas Entscheidendes hinzufügen. Die Ärztekammern sind daran interessiert, einen staatlichen Gesundheitsdienst zu vermeiden. Und die Psychiatrie wäre sozusagen der erste Schritt zu einem staatlichen Gesundheitsdienst. Nun ist es aber tatsächlich so, daß bei der Klientel, die von Psychiatern versorgt werden muß, die Praxis des niedergelassenen Nervenarztes ziemlich sicher andere Patienten versorgt, als von psychosozialen Diensten versorgt werden. Zumindest war das dort so, wo Sie mich zitieren. In dieser Studie über eine ländliche Region in Niederösterreich wurde durch genaues Recherchieren festgestellt, daß der Nervenarzt ganz andere Psychosen als der psychosoziale Dienst versorgt, nämlich die ohne zusätzliche psychosoziale Probleme, ohne zusätzliche familiäre Probleme. Das waren einfach qualitativ andere, und man muß sagen, daß für die komplizierten Fälle von Psychosen dieser komplementäre Bereich einfach öffentlich mitorganisiert werden muß, und daß das Modell des privaten, einzelnen, niedergelassenen Arztes, selbst in einer Praxisgemeinschaft, hier nicht ausreicht. Sie sind da sicherlich auch ein einmaliges Modell, das man vermutlich nicht leicht nachahmen kann – ein „Wald-und-Wiesen-Nervenarzt" kann wohl ihren Enthusiasmus und ihre Energie nicht aufbringen.

Spengler: Unsere Erfahrung, zumindest in den großstädtischen Ballungsräumen, ist doch – genau wie Sie, Herr Katschnig, das gesagt haben –, daß sich der Notfall nicht immer daran hält, wann er auftritt, bei wem er auftritt und welche Versorgungsangebote da sind. Natürlich betreuen in Hamburg auch die Sozialpsychiatrischen Dienste tagsüber im Rahmen ihrer Möglichkeiten – so wie im Ruhrgebiet oder wie in Bremen – neben ihren administrativen Funktionen sehr viele Klienten, die mit ihren chronischen Psychosen nach der Entlassung aus dem Krankenhaus nach unserer Erfahrung nicht bei irgendeinem Hausarzt oder Nervenarzt angebunden werden können. Und natürlich gibt es eine ganz große Gruppe von Psychosekranken und Persönlichkeitsgestörten und vielen anderen, die bei Hausärzten und Nervenärzten auf lange Frist gut versorgt sind. Das verhindert aber nicht, daß genau diese dort gut Versorgten mitten in der Nacht plötzlich auf der Polizeiwache erscheinen, weil sie z. B. ihre Wohnung auseinandergenommen haben. Und genau dann entstehen auch Situationen, wo der Nervenarzt zu Hause nichts von diesem Notfall ahnt.

Frau Schottky: Wir können auch deshalb hier keine Patentlösung vorschlagen, weil die ganze Psychiatrie-Gesetzgebung ja nach Ländern unterschiedlich ist. Was Herr Kebbel berichtete, war für mich recht eindrucksvoll, nur kann ich das in Bayern nicht machen. Jedem sind einfach von seinem Bundesland her Grenzen gezogen. In Hessen gibt es vielleicht andere Lösungen, und wenn wir uns Gedanken darüber machen, müssen wir einfach länderbezogen für uns selbst überlegen, was können wir in unserem Bereich vor Ort am besten machen, was ist gesetzlich möglich, was dürfen wir und was dürfen wir nicht.

Für mich in meiner Situation ist die patientenbezogene Zusammenarbeit hilfreich bzw. die einzige Möglichkeit. Zusammenarbeit mit dem niedergelassenen Arzt, mit dem Nervenarzt, mit dem Krankenhaus, andererseits aber auch mit der Verwaltung bis hin zur Krankenkasse. Wir müssen uns bei jedem Patient neu überlegen, wo sind die Probleme und mit wem können wir zusammenarbeiten. Das ist ein Zwang, der für die Zusammenarbeit am Ort und auch fürs ganze Klima oft recht hilfreich ist, und manche gegenseitige Information hilft uns und auch dem anderen. Wenn ich z. B. mit einem Juristen zusammenarbeite, lerne ich von ihm im rechtlichen Bereich etwas dazu. Der niedergelassene Arzt ist froh, wenn ich ihm Hilfestellungen gebe aus dem psychiatrischen Bereich. Das sind so die Hilfen im Alltag, die man sich geben kann. Ich sehe ein, daß das keine Ideallösung ist, aber es bestärkt die Zusammenarbeit und den Kontakt untereinander, und den soll man nicht verachten, wenn man Spezialdienste fordert.

Kulenkampff: Frau Schottky, da sind wir alle einer Meinung, bloß ist es eine Täuschung, wenn Sie meinen, daß die länderspezifischen Entwicklungen ausschließlich mit gesetzlichen Bestimmungen zu tun haben. Vielmehr liegen ihnen politische Willensbildungen in den einzelnen Ländern zu Grunde. Sie können im Prinzip genauso einen sozialpsychiatrischen Dienst wie in Nordrhein-Westfalen etablieren. Kein Gesetz hindert Sie daran. Aber die Bayern haben eben andere gesundheitspolitische Auffassungen über die Art, wie sie Versorgung organisieren wollen.

Meine Damen und Herren, wir haben jetzt lange diskutiert und müssen nun leider zum Ende kommen. Ich danke denen, die hier sich so rege beteiligt haben. Ich finde das Thema nach wie vor brennend interessant, und hoffe, daß die Tagung sie ermutigt hat, überall weiterzumachen und günstige Lösungen zu finden.

Verzeichnis der Autoren und Diskussionsteilnehmer

Autoren und Moderatoren

Prof. Dr. M. BAUER, Leitender Arzt der Psychiatrischen Klinik des Stadtkrankenhauses Offenbach
Prof. Dr. K. BÖHME, Leitender Ärztlicher Direktor und Vorsitzender der Deutschen Gesellschaft für Selbstmordverhütung, AK Ochenzoll, Hamburg
Prof. Dr. G. BOSCH, Leiter der Abteilung für Sozialpsychiatrie der Freien Universität Berlin
Dr. Th. BRONISCH, Oberarzt am Max-Planck-Institut für Psychatrie, München
M. VON CRANACH, Leiter des Bezirkskrankenhauses Kaufbeuren
Prof. Dr. W. FEUERLEIN, Max-Planck-Institut für Psychiatrie, München
Prof. Dr. Dr. H. HÄFNER, Direktor des Zentralinstituts für Seelische Gesundheit, Mannheim
Dr. H. JACOBI, Nervenarzt, Sinsheim
Univ. Prof. Dr. H. KATSCHNIG, Leiter der Abteilung Sozialpsychiatrie an der Psychiatrischen Universitätsklinik, Wien
J. KEBBEL, Leitender Arzt des Sozialpsychiatrischen Dienstes am Hauptgesundheitsamt Bremen
Dr. Teresa KONIECZNA, Ludwig-Boltzmann-Institut für Sozialpsychiatrie, Wien
Prof. Dr. C. KULENKAMPFF, stellv. Vorsitzender der AKTION PSYCHISCH KRANKE e. V., Bonn
Dr. M. LINDNER, Arzt an der Kriseninterventionsstation am Krankenhaus am Urban, Berlin
Marianne MÜTZEL, Abteilungsärztin am Bezirkskrankenhaus Haar bei München
PD Dr. Ch. MUNDT, Leiter der Psychiatrischen Poliklinik der Psychiatrischen Universitätsklinik Heidelberg
Dr. K. NOUVERTNE, Psychotherapeut, Vorstand des Psychosozialen Trägervereins Solingen e. V., Dachverband Psychosozialer Hilfsvereinigung e. V.
W. PICARD, Vorsitzender der AKTION PSYCHISCH KRANKE e. V., Bonn
Dr. W. RÖSSLER, Arzt und Dipl. Psych., Leiter der Arbeitsgruppe Wissenschaftliche Begleitung des Landesprogramms zur Weiterentwicklung der außerstationären psychiatrischen Versorgung des Landes Baden-Württemberg, Zentralinstitut für seelische Gesundheit, Mannheim
W. SCHÖLZEL, Arzt, Psychiatrische Klinik des Stadtkrankenhauses Offenbach
Univ. Doz. Dr. G. SONNECK, Ärztlicher Leiter des Kriseninterventionszentrums, Wien

PD Dr. A. SPENGLER, Oberarzt der 1. Psychiatrischen Abteilung am Allgemeinen Krankenhaus Ochsenzoll, Hamburg
Dr. D. TROSTDORF, Oberarzt der Abteilung Klinische Psychiatrie im Zentrum Psychologische Medizin der Medizinischen Hochschule Hannover
Prof. A. UCHTENHAGEN, Direktor des Sozialpsychiatrischen Dienstes der Psychiatrischen Universitätsklinik, Zürich
PD Dr. H. WEDLER, Oberarzt an der I. Medizinischen Klinik der Städtischen Kliniken Darmstadt

Diskussionsteilnehmer

Dr. W. CREFELD, Leitender Arzt des Sozialpsychiatrischen Dienstes der Stadt Bochum
Ilse JACOBI, Diplom-Psychologin, Sinsheim
Frau Dr. H. MÜTHER-LANGE, Soziologin, Rheinische Landesklinik Langenfeld
Dr. J. NIEDER, Nervenarzt, Zentrum für Psychiatrie, Herten
W. OSCHLIES, Rentner, Hilfe für psychisch Kranke e. V., Köln
Dr. W. RÖSSLER, Arzt und Diplom-Psychologe, Zentralinstitut für Seelische Gesundheit, Mannheim
Frau Dr. L. SCHOTTKY, Ärztin der Psychiatrie und Neurologie, Leiterin des Staatl. Gesundheitsamtes Karlstadt
P. Dr. E. SCHULER, Leiter des Hauses Offene Tür Erlangen
A. SCHWENDY, Geschäftsführer, Dachverband Psychosozialer Hilfsvereinigungen e. V., Bonn
Frau Dr. J. THEISOHN, Psychiaterin, Psychiatrischer Dienst, Gesundheitsamt Köln
H.-J. WEBER, Arzt, Sozialpsychiatrischer Dienst Herford
MECHTHILD WEBER, Ärztin, Psychiatrisches Krankenhaus Heppenheim, Heusenstamm
G. WIENBERG, Diplom-Psychologe, Fachbereich Psychiatrie der von Bodelschwinghschen Anstalten, Bielefeld
ZILLMER, Gesundheitsamt Dortmund